KOREA MEDICAL
RESEARCH REPORT

한국의학
연구업적
보고서
2015

대한민국의학한림원
National Academy of Medicine of Korea

대한민국의학한림원 의학연구수준평가위원회

위원장   김선회   서울대학교 의과대학 외과학 교수
위 원   권오훈   한솔병원 내과 과장
         문우경   서울대학교 의과대학 영상의학 교수
         신애선   서울대학교 의과대학 예방의학 교수
         유기환   고려대학교 의과대학 소아청소년과학 교수
         윤영호   서울대학교 의과대학 가정의학 교수
         이용찬   연세대학교 의과대학 내과학 교수
         이춘실   숙명여자대학교 문헌정보학 교수
         정소나   가톨릭대학교 성의교정 도서관 사서
         정승용   서울대학교 의과대학 외과학 교수

XMLink   데이터베이스 검색, 데이터 정리 및 요약, 문헌조사
곽현아   행정지원

한국의학연구업적 보고서 2015

초 판 인 쇄 | 2017년 8월 5일 인쇄
초 판 발 행 | 2017년 8월 15일 발행

발 행 처 | 대한민국의학한림원
발 행 인 | 정남식
저   자 | 김선회, 권오훈, 문우경, 신애선, 유기환, 윤영호, 이용찬, 이춘실, 정소나, 정승용
편 집 인 | 대한민국의학한림원 의학연구수준평가위원회
            주소: 서울특별시 용산구 이촌로46길 33 (우: 04427)
            전화: 02-795-4030, 팩스: 0502-795-4030, http://namok.or.kr
표지디자인 | 인권앤파트너스
인쇄 · 판매 | XMLink
            주소: 서울시 마포구 마포대로 109 롯데캐슬프레지던트 101-1601 (우: 04146)
            전화: 02-704-7690, 팩스: 02-704-7691, https://www.xmlink.kr

© 2017 대한민국의학한림원

ISBN 978-89-967257-9-4
NAMOK-P19

정가 50,000원

후   원 | 대한의학회, 대한의사협회, 대한병원협회, 아이마켓코리아 (인터파크), 리인터내셔널법무법인,
            일진그룹, (주)미래도시건설, (주)타임즈코어

발간사

대한민국의학한림원은 국민건강증진과 의학발전에 기여할 목적으로 의학자와 연관학자 중 연구업적이 뛰어난 석학을 중심으로 2004년에 창립하였습니다. 의학한림원의 중요한 사업목적 중의 하나로서 우리나라 의학수준을 객관적으로 평가하고 이를 토대로 우리나라 의학발전을 위한 정책수립과 방향제시를 위한 근거를 마련하고자 "의학연구수준평가위원회"를 구성하였습니다.

의학한림원은 2007년과 2011년에 각각 「한국의학연구업적보고서 2006」과 「한국의학연구업적보고서 2010」를 출간한 바 있습니다. 이번에 3회째 발간하는 「한국의학연구업적보고서 2015」는 2010년부터 2014년까지의 국내학자들이 세계 유수의 학술지에 발표한 자료들을 총망라하여 면밀히 분석하고 이를 체계화한 집약본이라 할 수 있습니다. 이는 각 대학과 연구소에 우리나라의 의학 발전을 위한 전략적인 자료를 제공하는데 도움이 될 것으로 생각합니다.

저는 금번 3회 한국의학연구업적보고서를 발간할 수 있게 되어 의학한림원회원뿐만 아니라 이에 관련된 여러분들과 함께 기쁘게 생각합니다.

어려운 과정을 끝까지 완성시키기 위해 여러모로 수고하여 주신 의학연구수준평가위원회 김선회 위원장님을 위시한 권오훈, 문우경, 신애선, 유기환, 윤영호, 이용찬, 이춘실, 정소나, 정승용 위원님들의 열정과 각고의 노력에 깊은 감사를 드립니다. 위원님들의 성심과 헌신이 없었더라면 상상할 수 없는 작업이었고, 또한 이와 같은 훌륭한 결실을 거두기도 어려웠을 것이라고 생각합니다.

한국의학연구업적보고서의 시작부터 출간에 이르기까지 다방면으로 도와주신 대한의사협회, 대한의학회, 대한병원협회, 그리고 민간기업으로서 우리나라 의학의 발전을 위하여 공헌하여 주신 인터파크, 일진그룹, 리인터내셔널법무법인, 미래도시건설, 타임즈코어 등 관계자 여러분께 깊은 감사를 드립니다.

의학한림원은 향후에도 의학연구수준평가사업 외에 석학들의 전문가적 통찰을 바탕으로 우리나라 의학의 발전과 국민 보건 향상에 기여할 수 있는 정책계발과 제언을 위하여 지속적으로 노력할 것을 약속드립니다.

대한민국의학한림원

회장 정남식

서문

"한국의학연구업적
보고서 2015"를
펴내면서

세계에서 대한민국은 여러 부분에서 짧은 기간에 엄청난 발전을 이룩한 대표적인 나라로
인식되고 있다. 이런 급속한 발전은 다양한 과학과 산업 분야에서 한국인 특유의 독창성과
끈기가 발휘되면서 이루어낸 기적의 하나라고 평가 받기도 한다. 특히 전자 통신 등 일부
분야는 이미 전 세계의 첨단을 이끌고 있다고 알려져 있다. 그러면 한국의 의학 분야는
어느 정도 수준인가? 의학 분야에는 상당히 오랜 기간 자발적이든 의도적이든 우수한
인적 자원들이 집중 투자되었고, 사회적으로는 국민 건강 관련 과제들이 최우선 과제 중에
하나로 인식되어 온 지 오래이므로 국민들은 한국의 의학연구 수준과 의료기술 수준에
대한 많은 기대와 궁금증을 갖고 있을 것이다. 의학한림원은 이러한 질문에 답을 줘야 하는
가장 적절한 단체임을 인식하고 2000년대 초부터 '한국의학연구업적보고서'를 발간하기
시작하였다. 「한국의학연구업적보고서 2006」과 「한국의학연구업적보고서 2010」이
발간되었고 이번에는 2014년까지의 업적을 정리 분석한 「한국의학연구업적보고서
2015」를 편찬하게 되었다.

연구업적의 평가는 연구업적의 양과 질에 대해 일관된 척도로 과거와 현재를 비교하고,
선진 여러 나라와 한국을 비교함으로써 우리가 어떻게 발전해 왔고 세계와 비교하여
어느 정도 수준에 와 있는지 가늠할 수 있을 것이다. 또한 대내적으로는 각 분야 또는 각
연구기관의 연구업적을 비교 분석함으로써 한국의학연구의 흐름을 다각도에서 파악할 수
있을 것이다.

한국의 의학수준을 객관적 지표로 평가하기 위해서는 한국 연구기관에서 한국 의학자들이
국제학술지에 얼마나 많은 논문을 발표하였고 얼마나 훌륭한 논문을 발표하였는가를
조사하는 방법이 가장 효과적인 방법이다. 몇 가지 종류의 데이터베이스를 선택할 수
있었으나 과거 두 차례의 분석이 미국 Thomson Reuters (현 Clarivate Analytics)사에서
제공되는 Web of Science (Science Citation Index, SCI)의 데이터베이스를 활용하였기
때문에 일관성을 유지하기 위해 이번에도 이를 이용하였다. 이번 작업을 하는데 있어서
문제점은 첫째, 과거에 비해서 논문수가 엄청나게 증가하였기 때문에 데이터 수집과
분석에 부담이 상당히 클 것으로 예상되었고, 둘째, 의학한림원의 정체성의 확립을 위하여
치의학, 간호학 등의 분야가 추가되면서 대상 확대에 따른 분석의 어려움이 예상되었으며,
셋째, 2010년 업적집이 발간된 이후에 SCI 등재 학술지가 대폭 추가되었고, 이로 인하여
짧은 기간에 논문 발표 수가 급작스럽게 증가하게 됨으로써 역시 데이터 해석에 문제를
초래할 것이 예상되었다. 이러한 문제점들은 Clarivate Analytics사의 데이터분석
프로그램 (InCites)을 이용하여 일부 해결하고 위원들의 토의를 거쳐 독자들이 해석을
하는데 편리하도록 최대한 주석을 달아서 표시하도록 하였다.

작업 기간 동안 위원장으로서 위원들이 업무에 대한 충분한 이해를 하고 효율적으로 일을 추진하는데 다소 어려움이 있었음을 실토한다. 위원들 모두가 바쁜 본업을 하면서 이 일에 임하고 최선을 다해 준 것에 대해 깊은 감사의 말을 전하고 싶다.

이 업적집의 자료가 우리나라 의학연구의 현주소를 보여줄 뿐만 아니라 미래의 방향을 제시하고 그에 따른 지원의 방향과 규모를 결정하는데 도움이 되기를 바란다.

2017년 8월
대한민국의학한림원 의학연구수준평가위원회
위원장 김선회

목차

표 목차

그림 목차

부록 표 목차 (List of Appendix Tables)

이 연구에서 사용한 **SCI**의 **64**개 의학주제분야

ID	SCI subject category	
Biomedical Research		
002	Anatomy & Morphology	해부학 및 형태학
005	Biochemical Research Methods (1996-)	생화학 연구방법
006	Biochemistry & Molecular Biology	생화학 및 분자생물학
007	Biophysics	생물리학
009	Cell Biology (1994-)	세포생물학
010	Chemistry, Medicinal (1996-)	의약화학
	Chemistry, Clinical & Medicinal (1992-1996)	
014	Developmental Biology (1987-)	발생학
017	Engineering, Biomedical	의공학
019	Genetics & Heredity	유전학
026	Medical Ethics (2000-)	의료윤리학
027	Medical Informatics (1995-)	의료정보학
028	Medical Laboratory Technology	의학실험기술
030	Medicine, Legal (1989-)	법의학
031	Medicine, Research & Experimental	의학연구 및 실험
032	Microbiology	미생물학
034	Nutrition & Dietetics	영양학
040	Parasitology	기생충학
045	Physiology	생리학
060	Virology	바이러스학
063	Cell & Tissue Engineering	세포 및 조직공학
Clinical Medicine		
001	Allergy	알레르기학
003	Andrology (1975-)	남성의학
004	Anesthesiology	마취과학
008	Cardiac & Cardiovascular Systems (1996-)	심혈관학
	Cardiovascular System (-1995)	
011	Clinical Neurology (1992-)	임상신경학
012	Critical Care Medicine (2000-)	중환자의학
013	Dermatology (2004-)	피부과학
	Dermatology & Venereal Diseases (-2003)	
015	Emergency Medicine (2000-)	응급의학
	Emergency Medicine & Critical Care (1996-2000)	
016	Endocrinology & Metabolism	내분비학
018	Gastroenterology & Hepatology (1996-)	소화기학
	Gastroenterology (-1991)	
	Gastroenterology & Hepatology (1991-1996)	
020	Geriatrics & Gerontology	노인의학
021	Health Care Sciences & Services (1997-)	의료관리학
	Medical & Health Sciences (-1984)	
	Health Policy & Services (-1997)	

(continued)

ID	SCI subject category	
022	Hematology	혈액학
023	Immunology	면역학
024	Infectious Diseases (1991-)	감염질환
025	Integrative & Complementary Medicine (2000-)	통합보완의학
029	Medicine, General & Internal	의학 일반 및 내과학
033	Neurosciences	신경과학
035	Obstetrics & Gynecology	산부인과학
036	Oncology (1982-)	종양학
	Cancer (-1984)	
037	Ophthalmology	안과학
038	Orthopedics	정형외과학
039	Otorhinolaryngology	이비인후과학
041	Pathology	병리학
042	Pediatrics	소아과학
043	Peripheral Vascular Disease (1996-)	말초혈관질환
	Vascular Diseases (1994-1996)	
044	Pharmacology & Pharmacy	약리학 및 약학
046	Psychiatry	정신의학
047	Psychology*	심리학
048	Public, Environmental & Occupational Health	공중보건학, 환경보건학 및 산업보건학
	Hygiene & Public Health (-1984)	
	Public Health (1982-1996)	
049	Radiology, Nuclear Medicine & Medical Imaging (1996-)	영상의학 및 핵의학
	Radiology & Nuclear Medicine (-1996)	
	Neuroimaging	신경영상의학
050	Rehabilitation	재활의학
051	Reproductive Biology (1996-)	생식생물학
	Reproductive Systems (1992-1996)	
052	Respiratory System	호흡기학
053	Rheumatology	류마티스학
054	Substance Abuse (1982-)	약물중독학
055	Surgery	외과학
056	Toxicology	독성학
057	Transplantation (1994-)	이식학
058	Tropical Medicine	열대의학
059	Urology & Nephrology	비뇨기과학 및 신장학
061	Dentistry, Oral Surgery & Medicine	치과학
062	Nursing	간호학
064	Primary Health Care	일차보건의료

*NSF *S&EI* 에서는 Broad Field로 분류하였음.

Note: Years in parenthesis are the period when a subject category is used in SCI.

1

서론

KOREA MEDICAL
RESEARCH REPORT

한국의학
연구업적
보고서
2015

서론

1800년대 말에 천연두 예방을 위한 종두법의 도입과 본격적인 서양의학의 도입 이후
우리나라의 의학은 지속적으로 발전하였다. 특히 우리나라는 질병과 기근의 시대를
빠르게 극복하고 기대수명이 전 세계 최고 수준으로 향상되어 질병 양상의 변화에
대처해야 하는 도전을 맞이하고 있다.

의학연구 수준 평가에 가장 많이 활용되는 방법이 발표되는 의학분야 논문의 양과 질을
평가하는 것이다. 특히 「한국의학연구업적보고서 2006」과 「한국의학연구업적보고서
2010」에 의하면 1990년 이후 우리나라의 의학논문수는 기하급수적 성장을 하였다.
출간된 논문의 피인용지수를 산출할 수 있는 데이터베이스들이 다수 개발됨에 따라
논문수의 양적 지표뿐 아니라 피인용지수로 대변되는 질에 대한 평가도 가능하게
되었으며 이 또한 지속적으로 향상이 되고 있음이 「한국의학연구업적보고서 2010」에
제시된 바 있다.

「한국의학연구업적보고서 2015」에서는 2010년부터 2014년까지 5년간 발표된
한국의학논문을 기초의학 영역과 임상의학 영역의 64개 분야별로 논문수와 피인용지수를
분석하였다. 검색은 SCI 저널 데이터베이스를 기반으로 한 InCites 데이터베이스 (이하
InCites)를 사용하였고 검색은 2016년 9월 첫째 주 한 주 간 진행하였다. 한국의학논문은
지난 보고서와 동일하게 "한국의학기관에 재직 또는 소속된 교신저자의 논문"으로
정의하였다.

의학논문 발표 추세를 다른 학문영역과 비교하기 위하여 의학분야 논문이 전 과학 분야
논문에서 차지하는 상대적 점유율을 전 세계 및 주요 국가들에 대해 제시하였다. 의학 분야
내에서 기초의학 영역과 임상의학 영역의 64개 분야에 대한 결과도 제시하여 학문 분야별
추이를 파악할 수 있도록 하였다.

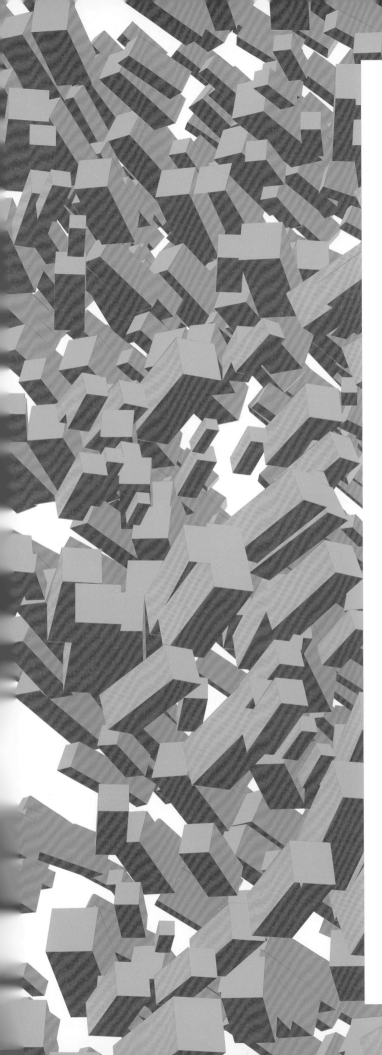

2

연구 방법

KOREA MEDICAL
RESEARCH REPORT

한국의학
연구업적
보고서
2015

연구 방법

대한민국의학한림원이 2007년과 2011년에 출판한「한국의학연구업적보고서 2006」과「한국의학연구업적보고서 2010」의 후속 보고서인「한국의학연구업적보고서 2015」에서는, 2010년부터 2014년까지 5년간 한국 SCI 의학논문 발표 실적과 SCI 피인용 현황을 분석하였다. 또한 한국 의학 학술연구 수준의 상대적 평가를 위하여 논문 발표 실적과 피인용 현황을 SCI 논문수 상위 20개국, 아시아 4개국 (A4), 그리고 선진 8개국 (G8)과 비교하고 물리학, 화학, 공학 등 과학의 다른 학문영역과도 비교하였다.

이 연구에서는 64개 의학분야별, 그리고 연도별 SCI 발표 논문수 (publication output)와 피인용횟수 (times cited)를 측정하기 위하여 이 연구에서는 InCites를 사용하였다. InCites는 Web of Science에 수록된 데이터를 토대로 한 연구성과 비교 분석 도구이다. 연구성과와 영향력을 측정하고 학술논문, 학술지, 기관, 사람, 지역간의 연구동향을 분석할 수 있는 웹 기반 연구분석 플랫폼으로 Clarivate Analytics사가 개발하여 2016년부터 서비스하기 시작하였다. InCites는 1980년부터 현재까지의 SCI 논문수 및 인용정보를 활용한 연구현황 분석이 가능하고 InCites Journal Citation Reports (JCR)와도 연동되어 있다. 이전에 발간된「한국의학연구업적보고서 2006」과「한국의학연구업적보고서 2010」에서는 Web of Science 자체를 검색에 사용하고, 검색 결과로 수집된 방대한 데이터를 정리 요약하는 수고를 하였으나, 이번 연구에서는 InCites를 사용함으로써 여러 변수들 (variables)을 메뉴 방식으로 직접 검색하고 해당 데이터를 표와 그림으로 즉시 처리할 수 있어서, 분석의 방법이 간단명료하여지고 데이터 분석에 많은 시간을 절약할 수 있었다.

2.1. 정의

2.1.1. 연구 대상 기간

「한국의학연구업적보고서 2010」이 1974년부터 2004년까지 한국의 국제적 수준의 의학 연구업적을 분석한「한국의학연구업적보고서 2006」의 후속 보고서로서 2005년부터 2009년까지 5년간을 분석하였듯이,「한국의학연구업적보고서 2015」에서는 2010년부터 2014년까지 최근 5년간의 의학 연구업적을 분석하였다. 연도별 SCI 발표 논문수를 측정하였고, 이 기간 중 발표된 논문이 2016년 8월말까지 인용된 피인용횟수를 검색하였다. 또한 2010년 이후 발표 논문과 그 이전 논문의 비교 연구를 위하여 필요에 따라 2005년부터 2014년 데이터를 InCites에서 재검색하여 비교하였다.

2.1.2. 의학 주제분야

「한국의학연구업적보고서 2010」에서는 당시 SCI가 사용하였던 170개의 주제분야
(Subject Category, SC) 중에서 19개 기초의학 (Biomedical Research) 영역과 41개
임상의학 (Clinical Medicine) 영역을 세부 의학주제분야로 선정하여 분석하였으나,
「한국의학연구업적보고서 2015」에서는 2016년 현재 SCI가 사용하는 177개의 주제분야
중에서 20개 기초의학 영역과 44개 임상의학 영역을 연구대상으로 하였다. 기초의학
영역에서는 세포 및 조직공학 (Cell & Tissue Engineering), 임상의학 영역에서는 치과학
(Dentistry, Oral Surgery & Medicine), 간호학 (Nursing)과 일차보건의료 (Primary
Health Care) 분야를 추가하였다 (이 연구에서 사용한 SCI의 64개 의학주제분야, p. xvi
참조). 학문이 발전하면서 새로운 주제분야가 등장하고 일부 주제분야의 명칭이 변경되는
것은 불가피한 일이다. 「한국의학연구업적보고서 2015」에서는 2016년 현재 SCI가
사용하는 177개의 주제분야에 새로이 포함된 일차보건의료 분야를 추가하였다. 또한 현재
SCI에서 학술지 분류에 사용 중인 모든 주제분야를 재검토하여 「한국의학연구업적보고서
2006」과 「한국의학연구업적보고서 2010」에는 포함하지 않았던 치과학 분야와 간호학
분야를 추가하는 결정을 하였고, 세포 및 조직공학의 경우 의학기관의 논문 포함여부를
확인하여 추가하였다.

부록 표 1 "S&EI와 SCI의 의학분야 주제분야명 비교"는 미국과학재단 (NSF)의
「Science and Engineering Indicators」(S&EI, 「과학과 공학 지표」)에서 사용하고
있는 학문영역 (broad field) 중 기초의학과 임상의학의 세부주제분야 (detailed
field)를 SCI 주제분야와 비교한 것이다. 그 중에서 001 등의 번호가 부여된 분야는 이
연구의 심층분석 대상으로 선정한 64개 의학주제분야이다. 「S&EI」에서 사용하고 있는
학문영역은 2008년 이후 기초의학이 생명과학 (Biological Sciences)으로, 임상의학이
의과학 (Medical Sciences)으로, 보건학 (Health Sciences)이 기타생명과학 (Other
Life Sciences)으로 변경되었다. 「한국의학연구업적보고서 2010」의 주제분야에 비하여
「한국의학연구업적보고서 2015」에 추가된 4개 분야의 경우, 「S&EI」에서는 치과학
분야를 임상의학으로 분류하고 있고, 간호학은 기타생명과학 (Other Life Sciences)으로
분류하고 있다. 「한국의학연구업적보고서 2015」에서는 일차보건의료 분야도 포함하여
임상의학으로 분류하였다. 단, 세포 및 조직공학은 기초의학으로 분류하였다. 수의학
(Veterinary Science)은 종전과 같이 포함하지 않았다. 통상적으로 국내에서는 약리학
및 약학 (Pharmacology & Pharmacy)은 기초의학으로 분류한다. 그러나 「S&EI」는
이 분야를 임상의학으로 분류하고 있어, 다른 자료들의 통합 비교를 위하여 이 분야를
미국과학재단 분류체계에 따라 임상의학으로 분류하였다.

SCI는 각 논문의 주제를 분석하여 논문별로 주제분야를 부여하는 것이 아니라, SCI
학술지에 주제분야를 부여하고 그 학술지에 실린 모든 논문을 그 주제분야 논문으로
일괄 분류한다. 그러므로 의과대학이나 병원 소속의 연구자가 다른 학문영역으로

주제분류되어 있는 학술지에 논문을 발표한 경우에는 의학논문으로 파악 할 수 없게 된다.
따라서 「한국의학연구업적보고서 2015」에서는 그런 논문은 연구대상에서 자동적으로
제외되는 셈이다. 반대로 의학분야로 주제분류되어 있는 학술지에 의과대학이나
병원 소속이 아닌 연구자의 논문이 발표되더라도 그 논문은 의학논문으로 간주된다.
「한국의학연구업적보고서 2015」에서는 이전 보고서에서 사용한 연구방법과 동일하게
선정된 64개 의학분야로 분류된 학술지에 실린 논문, 즉 "의학 논문"을 검색한 후,
의과대학과 병원 등 의학기관에서 발표한 "의학기관 발표 논문"만을 선별하여 추가 분석을
수행하였다.

SCI는 한 학술지에 여러 주제분야를 부여하기도 한다. 따라서 「한국의학연구업적보고서
2015」에 수록된 64개 의학 주제분야 논문수 및 피인용횟수의 합계는 한국의 실제 SCI
의학논문수와 피인용횟수보다 많게 표에 표시되므로 유의하여 사용하여야 할 것이다.

2.1.3. 과학기술 주제분야

한국 의학연구업적 수준의 상대적 위상과 그 변화를 평가하기 위해서는 과학의 다른
학문영역과 비교할 필요가 있다. SCI가 과학 전반을 다루는 데이터베이스이기 때문에,
SCI 한국의학논문을 검색하는 것과 동일한 방법으로 과학 학문영역별 논문검색을
수행하여 비교 자료를 수집할 수는 있을 것이다. 그러나 이것은 SCI 데이터베이스 거의
전체를 검색하여 분석한다는 것과 마찬가지이기 때문에, 그 비용과 노력의 규모가
사실상 수행 불가능한 수준이다. 따라서 「한국의학연구업적보고서 2015」에서는
「한국의학연구업적보고서 2010」과 마찬가지로 미국과학재단 (NSF)의 「S&E」 자료를
활용하여, 학문영역 간 SCI 논문 발표실적과 피인용도를 비교하였다. 「S&E」는 학문영역별
데이터만 제공하기 때문에, 「한국의학연구업적보고서 2015」에서는 의학분야와 다른
과학기술 분야의 비교는 생명과학 (Biological Sciences), 의과학 (Medical Sciences),
화학 (Chemistry)과 같이 학문영역 (broad field) 간의 비교만 하고, 유전학 (Genetics
& Heredity)과 유기화학 (Chemistry, Organic)의 비교처럼 다른 학문영역에 속하는
세부주제분야 간의 비교는 하지 못한다. 부록 표 2는 「S&E」에서 학문영역 분류에 사용한
세부주제분야를 SCI의 주제분야와 비교 정리한 표이다.

2.1.4. 연구 업적 비교 대상 국가

한국 연구 업적이 국제적으로 차지하는 상대적 위상을 비교 분석하기 위해 표 2-1-1에
나열된 21개국의 SCI 의학논문수 데이터를 수집하였다. InCites에서 2014년 국가별
SCI 논문수를 검색하여 2014년 SCI 전체 과학분야 논문수 상위 20개국 (T20)을
선정하였다. 결과적으로 「한국의학연구업적보고서 2015」에 선정된 상위 20개국은
「한국의학연구업적보고서 2010」과 동일하였으며, 순위의 변동만 발생하였다. 아시아의
주요 국가들과 한국의 위상을 비교하기 위하여 SCI 논문수 상위 20개국에 속하지 못하는

싱가포르 (Singapore)를 추가하여 총 21개국의 자료를 분석하였다. 일본은 아시아 4개국 (A4)에 포함시키지 않고 선진 8개국 (G8)에 포함하여 분석하였다.

2.1.5. 문헌 유형

「한국의학연구업적보고서 2015」에서는 SCI에 수록된 여러 가지 문헌 유형 중, 원저 (Article), 사설 (Editorial), 교신논문 (Letter), 단보논문 (Note), 종설 (Review)의 5가지를 연구 대상으로 하였다. 학술대회 초록 (Meeting Abstract와 Proceedings Paper)은 원저논문 (Original Research Article)으로 간주하지 않기 때문에 연구대상에 포함하지 않았다.

2.2. 검색 방법

2.2.1. SCI 논문수와 피인용횟수

「한국의학연구업적보고서 2015」에서는 한국 의학 학술연구 수준을 평가하기 위하여 한국에서 발표한 SCI 논문의 현황을 파악하고자 Web of Science의 SCI 논문이 연동되어 있는 InCites에서 모든 검색을 수행하였다.

유사한 분석 데이터를 발표하고 있는 한국 미래창조과학부 (현 과학기술정보통신부) 자료는 「국가별 인용 보고서」 (NCR)와 「국가별 과학 지표」 (NSI)를 활용하여 작성하고 있는데, 의학과 과학의 다른 분야를 비교할 준거가 될 만한 학문영역별 데이터를 제공하지는 않는다. 그러나 미국과학재단 (NSF)은 SCI의 주제분야를 활용하여 여러 가지 과학기술 논문 발표 실적 및 인용지표를 산출하고, 이러한 주제분야를 묶어서 학문영역별로 대분류하여, 국가 간 학문 간 비교 자료를 산출하여 「S&EI」에 수록하고 있다.

논문수 검색은 연도별로 제한하기 때문에 검색 시점이 문제가 되지는 않지만, 피인용횟수는 검색시점에 따라 달라진다. 이 문제점을 극복하기 위하여 「한국의학연구업적보고서 2015」의 분석대상인 한국 SCI 논문수 검색과 각 논문의 피인용횟수 측정은 2016년 9월 첫째 주 한 주 동안에 시행하였다.

InCites에서의 데이터 수집은 다음과 같이 수행하였다. InCites의 주제분야 (Research Areas)와 국가 (Regions) 메뉴를 사용하여 21개국의 64개 주제분야를 지정하고, "Time Period"로 2010년부터 2014년까지 출판연도를 지정하여 SCI 논문수를 검색한 후, 데이터를 내려받아 (downloading) Microsoft Excel 파일로 저장하였다.

InCites 검색과 별도로 2016년 9월 23일, Web of Science의 고급검색 (Advanced Search) 모드에서 국가명 (CU, Country)과 출판연도 (PY, Published Year)를 AND로

Table 2-1-1. Countries to compare research performance
연구 업적 비교 대상 국가

Country		T20		A4[‡]	G8[§]
Name	Code	2014[†]	2008[*]		
Republic of Korea	KOR	T12	T12	✓	
United States of America	USA	T1	T1		✓
China	CHN	T2	T2	✓	
United Kingdom of Great Britain	GBR	T3	T3		✓
Germany	DEU	T4	T4		✓
Japan	JPN	T5	T5		✓
France	FRA	T6	T6		✓
Canada	CAN	T7	T7		✓
Italy	ITA	T8	T8		✓
Australia	AUS	T9	T11		
India	IND	T10	T10		
Spain	ESP	T11	T9		
Netherlands	NLD	T13	T14		
Brazil	BRA	T14	T13		
Russian Federation	RUS	T15	T15		✓
Switzerland	CHE	T16	T17		
Turkey	TUR	T17	T18		
Taiwan	TWN	T18	T16	✓	
Sweden	SWE	T19	T20		
Poland	POL	T20	T19		
Singapore	SGP			✓	

[*]한국의학연구업적보고서 *2010*에서 선정한 2008년도 SCI 전체 과학분야 논문수 상위 20개국.
[†]InCites 2014년 국가별 SCI 논문수 검색 결과에 의한 SCI 전체 과학분야 논문수 상위 20개국.
[‡]Asia four countries (아시아 4개국).
[§]Group of eight economies (선진 8개국).

연산 조합하여 검색한 후 Analyze 기능을 이용하여 주제분야 (Subject Areas)로 구분하여 논문수를 측정하였다. 이렇게 만들어진 문헌집합을 "Output Records" 기능을 이용하여, 각 논문의 "Full Records"를 "Save to Tab delimited"로 지정하여 내려받아서 Microsoft Excel 파일로 저장하였다.

공저자들 1인 이상의 소속기관 주소가 "South Korea"인 논문 집합, 교신저자가 한국인이면서 교신저자의 소속기관 주소가 "South Korea"인 논문 집합, 교신저자의 소속기관 주소에 "Med", "Hosp", "Dent", "Nurs"가 기술되어 있는 한국의학기관인 논문 집합을 별도의 파일로 작성하여 검토하였다.

이와 같이 수집된 64개 의학분야별, 연도별 한국 의학분야 SCI 논문 집합의 서지정보 파일은, 본 연구의 각종 분석에 사용된 기본 파일이다. 표 2-1-1에 나열한 21개국에 대하여 마찬가지 방법으로 InCites 검색을 수행하여 64개 의학분야별, 연도별 논문수를 측정하였다.

「한국의학연구업적보고서 2015」에서 측정한 논문수는 2005년부터 2009년까지의 기간에 대하여 「한국의학연구업적보고서 2010」과 차이가 있었다. 이는 2008년 이후 한국 학술지 특히 의학분야의 학술지가 SCI, SCIE에 대거 등재되면서 일어난 현상이다. 또한

Web of Science에서 SCI 등재 이전 3년 동안의 논문을 추가로 소급 입력하여 적용해 주는 정책에 의해 한국 논문수는 해당 기간 동안 크게 증가하였다. 「한국의학연구업적보고서 2015」의 그림 3-1-1에 표시된 2005년-2009년 구간에서 두 그래프의 값에 대한 차이를 확인할 수 있다. 이와 같이 「한국의학연구업적보고서 2015」의 지난 41년간 추이를 보이는 모든 그래프의 2005년-2009년 구간에서 이러한 현상을 확인할 수 있다. 그럼에도 불구하고 전 세계 SCI 학술지의 전반적인 증가 그리고 그에 따른 논문수 팽창은 동일한 추세에 있기 때문에 한국 논문 점유율은 상대적으로 급속한 증가 추세에 있지는 않았다.

어떤 시점에서의 피인용횟수를 분석에 사용하게 되면, 먼저 발표된 논문은 누적 피인용횟수가 많고, 최근 발표된 논문들은 피인용횟수가 적을 수밖에 없다. 그러므로 단순히 누적 피인용횟수만 비교하면 논문의 피인용도를 정확히 분석하였다고 할 수 없을 것이다. 「한국의학연구업적보고서 2015」에서는 논문의 발표 연도에 따른 이러한 피인용횟수 비뚤림 현상 (bias)을 다음과 같은 방법으로 보완하였다. 각 분야의 연도별 피인용횟수 [T]를 논문 발표 후 경과기간 [Y]으로 나누는 방법 [T/Y], 각 분야의 연도별 피인용횟수 [T]를 논문수 [P]로 나누는 방법 [T/P], 연도별 피인용횟수 [T]를 논문 발표 후 경과기간 [Y]과 논문수 [P]로 나누는 방법 [T/Y/P]으로 64개 의학 분야의 피인용도를 분석하였다.

특히 기초의학 영역인 생화학 및 분자생물학 (Biochemistry & Molecular Biology), 기생충학 (Parasitology)과 임상의학 영역인 안과학 (Ophthalmology), 영상의학 및 핵의학 (Radiology, Nuclear Medicine & Medical Imaging)에 대하여는, 논문 발표 후 3년간의 피인용도를 「한국의학연구업적보고서 2010」의 방법과 동일하게 추적하여, 「한국의학연구업적보고서 2010」의 연구대상 기간 마지막 5년 (2005년-2009년)과 「한국의학연구업적보고서 2015」의 연구대상 기간 5년간 (2010년-2014년)의 피인용도의 증가 추이를 비교할 수 있도록 하였다 (부록 표 9). 논문 발표 후 5년간의 피인용도를 산출하면, 인용기간을 충분히 확보하는 장점이 있지만, SCI 영향력지표 (Impact Factor, IF) 산출기준과 근사한 값을 도출할 수 있도록 논문 발표 후 3년간의 피인용횟수를 이 분석에서는 측정하여 사용하였다.

한국 이외의 20개국에서 발표한 의학이 아닌 학문영역의 SCI 논문수와 피인용도 정보는, 미국과학재단 (NSF)의 「S&EI 2014」에 수록된 부록 (appendix table)에서 해당 국가의 정보를 발췌하였다 (http://www.nsf.gov/statistics/seind14/).

2.2.2. 한국의학기관 발표 논문

SCI 데이터베이스에서 주제분야명과 국가명을 사용하여 검색한 의학분야 논문 중에는 엄격한 의미에서 "한국의학논문"이라고 볼 수 없는 논문이 포함되게 된다. 첫 번째 이유는 의과대학이나 병원 등 의학기관이 발표한 논문이 아닌데 의학으로 분류된 학술지에 발표된 논문이고, 두 번째는 외국기관이 주도한 연구논문에 한국저자가 공저자로 참여한 경우이다.

「한국의학연구업적보고서 2006」에서는 60개 세부의학분야의 한국의학논문 모두를
저자의 소속기관에 따라 의과대학 (medical school 또는 medical college) 및 병원
(hospital)에서 발표한 "의학기관 발표 논문"과 그 외의 기관에서 발표한 "비의학기관 발표
논문"으로 분류하였다. 아울러 제1저자 (first author) 또는 교신저자 (corresponding
author, 레코드에 "reprint"로 표시되어 있는 저자)가 한국에 주소를 둔 경우에만
"한국기관 발표 논문"으로 분류하였다. 하지만 「한국의학연구업적보고서 2010」과
「한국의학연구업적보고서 2015」에서는 "한국의학논문"을 "한국의학기관에 재직
또는 소속된 교신저자의 논문"으로 정의하되, 각 분야별로 100편씩을 표본 추출하여
한국의학논문 여부를 판정하였다. 전수 조사 대신 표본 조사를 한 이유는, 2005년 이후
SCI 논문수가 더욱 급격히 증가하여 전수 조사의 어려움도 있지만, 각 분야별로 안정적
추론이 가능할 만큼 충분한 논문이 발표되었다고 판단하였기 때문이다. 연간 100편
미만의 SCI 논문이 발표된 몇 개 분야의 경우에는 전수 조사를 시행하였다.

2.2.3. 인용이 많이 된 논문

「한국의학연구업적보고서 2015」에서는 2010년부터 2014년까지 5년간 발표된 SCI
한국 의학논문 중에서 특히 인용이 많이 된 논문을 심층적으로 분석하여 그 특성을
고찰하였는데, 위에 설명한 정의에 맞는 한국의학기관 발표논문만을 대상으로 하였다.
이러한 논문 중에서 2016년 8월말까지 받은 인용이 100회 이상인 논문에 대하여는
의학주제분야별, 발표연도별 분포를 분석하였다. 또한 「한국의학연구업적보고서 2006」의
연구대상기간 시작연도인 1974년 이후 지금까지 피인용횟수가 가장 많은 상위 50편인
논문도 분석하였다 (부록 표 15).

Science나 Nature와 같은 학술지는 SCI에서 과학일반 (Multidisciplinary Sciences)으로
주제분야가 분류되어 있어서 그 학술지에 발표된 논문들은 의학분야의 논문이더라도
본 연구의 검색 대상에서 제외되는 문제점이 있다. 그래서 「한국의학연구업적보고서
2015」에서는 2014년도 JCR에 수록된 SCI 학술지의 영향력지표값이 20 이상인 학술지
48종 (표 2-2-1)에 발표된 "한국의학기관 발표 논문"을 조사하여, 세계적으로 영향력 있는
학술지에 발표한 한국 의학논문의 규모와 특징을 분석하였다.

「한국의학연구업적보고서 2006」에 의하면 30여 년 (1974년-2004년) 동안
영향력지표값 20 이상인 학술지에 한국의학기관에 소속된 제1저자나 교신저자가 발표한
논문이 26편이었으나, 「한국의학연구업적보고서 2010」에서는 5년 (2005년-2009년)
사이에 16편이나 증가하였다. 최근 5년 (2010년-2014년)에는 71편으로 훨씬 많은
수의 논문이 영향력지표값 20 이상의 학술지에 수록되고 있어 「한국의학연구업적보고서
2015」에서는 이를 분석하였다.

Table 2-2-1. Journals with 2014 SCI Journal Impact Factor is greater than 20
　　　　　2014년도 SCI 학술지 영향력지표값 20 이상인 학술지

Rank	Journal title	Subject category	Impact factor	2014 total cites	2014 articles
1	CA-A Cancer Journal for Clinicians	Oncology	144.800	18,594	26
2	New England Journal of Medicine	Medicine, General & Internal	55.873	268,652	353
3	Chemical Reviews	Chemistry, Multidisciplinary	46.568	137,600	281
4	Lancet	Medicine, General & Internal	45.217	185,361	271
5	Nature Reviews Drug Discovery	Biotechnology & Applied Microbiology; Pharmacology & Pharmacy	41.908	23,811	39
6	Nature Biotechnology	Biotechnology & Applied Microbiology	41.514	45,986	111
7	Nature	Multidisciplinary Sciences	41.456	617,363	862
8	Annual Review of Immunology	Immunology	39.327	16,750	22
9	Nature Reviews Molecular Cell Biology	Cell Biology	37.806	35,928	59
10	Nature Reviews Cancer	Oncology	37.400	39,868	61
11	Nature Reviews Genetics	Genetics & Heredity	36.978	29,388	59
12	Nature Materials	Chemistry, Physical; Materials Science, Multidisciplinary; Physics, Applied; Physics, Condensed Matter	36.503	64,622	153
13	JAMA-Journal of the American Medical Association	Medicine, General & Internal	35.289	126,479	228
14	Nature Reviews Immunology	Immunology	34.985	28,938	60
15	Nature Nanotechnology	Nanoscience & Nanotechnology; Materials Science, Multidisciplinary	34.048	34,387	142
16	Science	Multidisciplinary Sciences	33.611	557,558	828
17	Chemical Society Reviews	Chemistry, Multidisciplinary	33.383	81,907	380
18	Annual Review of Astronomy and Astrophysics	Astronomy & Astrophysics	33.346	8,462	14
19	Nature Photonics	Optics; Physics, Applied	32.386	23,499	130
20	Cell	Biochemistry & Molecular Biology; Cell Biology	32.242	201,108	436
21	Nature Methods	Biochemical Research Methods	32.072	32,342	156
22	Nature Reviews Neuroscience	Neurosciences	31.427	32,989	59
23	Annual Review of Biochemistry	Biochemistry & Molecular Biology	30.283	19,927	31
24	Reviews of Modern Physics	Physics, Multidisciplinary	29.604	39,402	35
25	Nature Genetics	Genetics & Heredity	29.352	85,481	192
26	Nature Medicine	Biochemistry & Molecular Biology; Cell Biology; Medicine, Research & Experimental	28.223	62,572	155
27	Progress in Materials Science	Materials Science, Multidisciplinary	27.417	8,475	23
28	Physiological Reviews	Physiology	27.324	24,528	31
29	Progress in Polymer Science	Polymer Science	26.932	19,454	64
30	Nature Chemistry	Chemistry, Multidisciplinary	25.325	16,973	133
31	Lancet Oncology	Oncology	24.690	24,861	169
32	Nature Reviews Microbiology	Microbiology	23.574	18,866	67
33	Cancer Cell	Oncology; Cell Biology	23.523	27,283	116
34	Annual Review of Plant Biology	Plant Sciences	23.300	16,494	28
35	Lancet Infectious Diseases	Infectious Diseases	22.433	13,161	104
36	Accounts of Chemical Research	Chemistry, Multidisciplinary	22.323	53,349	353
37	Cell Stem Cell	Cell & Tissue Engineering; Cell Biology	22.268	17,720	112
38	Trends in Cognitive Sciences	Behavioral Sciences; Neurosciences	21.965	20,396	60
39	Lancet Neurology	Clinical Neurology	21.896	19,384	93
40	Annual Review of Psychology	Psychology	21.810	13,101	27
41	Immunity	Immunology	21.561	37,232	149
42	Endocrine Reviews	Endocrinology & Metabolism	21.059	13,143	24
43	Advances in Physics	Physics, Condensed Matter	20.833	5,095	4
44	Behavioral and Brain Sciences	Behavioral Sciences; Neurosciences; Psychology, Biological	20.771	7,562	20
45	Energy & Environmental Science	Chemistry, Multidisciplinary; Energy & Fuels; Engineering, Chemical; Environmental Sciences	20.523	36,159	363
46	Nature Physics	Physics, Multidisciplinary	20.147	21,732	131
47	Physics Reports-Review Section of Physics Letters	Physics, Multidisciplinary	20.033	22,152	48
48	Nature Immunology	Immunology	20.004	35,403	121

Source: *InCites Journal Citation Reports 2014.*

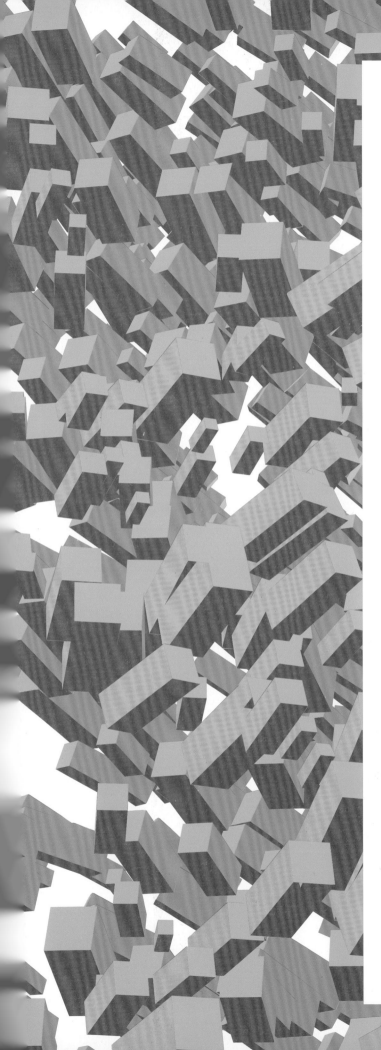

3

연구결과

KOREA MEDICAL
RESEARCH REPORT

한국의학
연구업적
보고서
2015

연구 결과

3.1. SCI 논문수 변화

3.1.1. 전 과학분야 SCI 논문수의 연도별 추이: 국가별 비교

전 세계 과학기술 전 분야의 SCI 논문수는 1974년 43만 건에서 2014년 293만 건으로 6.8배 증가하였다 (표 3-1-1, 그림 3-1-1). 이 중 학술대회 초록 (Meeting Abstract) 등을 제외한 연구논문은 1974년 35만 건에서 2014년 215만 건으로 6배 이상 증가하였다. InCites를 이용한 분석기간 내에서 비교를 하여도 2005년 172만여 건에서 2014년 약 293만 건으로 70% 이상 증가하였다. 한국 논문의 경우는 같은 기간에 34,752건에서 69,369건으로 두 배 이상 증가하였다.

한국은 1977년부터 SCI 논문을 발표하였고 한국 SCI 연구 논문이 전 세계 논문 중 차지하는 비율 (한국의 SCI 논문 점유율, percent share of SCI Korean articles)은 1996년 7,324건으로 1%를 넘어서 꾸준히 상승하여 2009년 37,014건으로 3.3%이었으며 2000년대 이후로는 2-2.5% 점유율을 유지하고 있다. 분석방법의 변화에 따른 수치의 변화를 고려할 때 완만하지만 꾸준히 증가하고 있는 것으로 보인다. 초록을 제외할 경우에는 한국 점유율이 약간 상승함을 알 수 있다.

그림 3-1-1에서 점선은 「한국의학연구업적보고서 2010」에 실린 자료이고 실선은 「한국의학연구업적보고서 2015」를 위해 InCites에서 추출한 자료이다. 2005년부터 2009년까지 기간에 대해 두 그래프의 값이 차이가 나는 데에는 두 가지 이유가 있다. 2008년 이후 한국 과학기술분야 학술지가 Web of Science에 대거 등재되면서 등재 이전 연도 논문을 소급해 줌에 따라 한국 과학기술분야 논문의 수가 크게 증가하였다. 논문수 증가에 비해 논문 점유율 (파란색)은 오히려 감소하였는데 이는 한국 과학기술분야 학술지뿐 아니라 전체적으로 Web of Science 등재 학술지 논문수 (빨간색)가 크게 증가함에 따라 상대적으로 한국의 논문 점유율이 하락한 것이다. 그럼에도 불구하고 2005년 이후에도 한국 과학기술분야 논문의 점유율은 꾸준히 증가하고 있다. 이후 「한국의학연구업적보고서 2015」에 제시된 한국의학논문수는 이전 보고서와의 비교를 위하여 2009년까지의 수치는 「한국의학연구업적보고서 2010」에 실린 수치를 그대로 제시하고 2010년 이후의 자료는 InCites에서 새로 추출한 자료를 제시하였다.

Table 3-1-1. SCI articles, world and Korea
전 세계와 한국의 SCI 논문수

Publication year[*]	All document types			Research articles[†]		
	World	Korea	% share of Korea[‡]	World	Korea	% share of Korea
1974	425,020	0	0.000	349,735	0	0.000
1975	427,825	0	0.000	341,135	0	0.000
1976	449,458	0	0.000	361,116	0	0.000
1977	532,208	34	0.006	430,004	26	0.006
1978	537,342	66	0.012	436,374	60	0.014
1979	555,543	113	0.020	445,604	95	0.021
1980	564,694	150	0.027	454,621	129	0.028
1981	587,485	268	0.046	475,496	247	0.052
1982	612,361	328	0.054	492,411	295	0.060
1983	660,171	455	0.069	530,589	405	0.076
1984	674,821	540	0.080	545,294	452	0.083
1985	694,036	687	0.099	550,544	601	0.109
1986	704,088	791	0.112	547,962	698	0.127
1987	716,849	1,043	0.145	560,019	913	0.163
1988	698,594	1,227	0.176	576,414	1,108	0.192
1989	658,685	1,567	0.238	607,440	1,428	0.235
1990	686,428	1,784	0.260	627,354	1,737	0.277
1991	706,087	2,328	0.330	645,404	2,155	0.334
1992	720,440	2,611	0.362	652,154	2,441	0.374
1993	761,459	3,484	0.458	666,898	3,263	0.489
1994	799,838	4,456	0.557	709,720	4,220	0.595
1995	858,970	6,574	0.765	745,598	5,965	0.800
1996	900,486	8,103	0.900	726,921	7,324	1.008
1997	939,113	10,186	1.085	736,211	8,951	1.216
1998	945,997	11,698	1.237	751,484	10,536	1.402
1999	977,359	13,746	1.406	767,283	12,396	1.616
2000	989,465	15,105	1.527	781,036	13,808	1.768
2001	980,840	17,507	1.785	780,999	16,006	2.049
2002	1,030,205	19,364	1.880	798,694	17,542	2.196
2003	1,072,862	22,642	2.110	836,739	20,641	2.472
2004	1,123,395	26,482	2.357	869,295	24,097	2.772
2005	1,194,288	29,083	2.435	919,321	26,187	2.849
2006	1,259,015	32,007	2.542	966,644	28,360	2.934
2007	1,325,176	33,419	2.522	1,010,714	29,105	2.880
2008	1,377,268	38,097	2.766	1,073,296	33,860	3.155
2009	1,408,679	42,074	2.987	1,108,165	37,014	3.340
2005	1,725,641	34,752	2.014	1,237,990	26,844	2.168
2006	1,953,647	39,939	2.044	1,323,511	29,241	2.209
2007	2,020,761	45,921	2.272	1,408,236	30,114	2.138
2008	2,166,729	48,054	2.218	1,524,152	34,947	2.293
2009	2,325,873	51,519	2.215	1,630,981	38,589	2.366
2010	2,353,546	53,344	2.267	1,725,696	42,554	2.466
2011	2,509,926	57,443	2.289	1,857,315	46,769	2.518
2012	2,672,280	64,240	2.404	1,939,648	50,928	2.626
2013	2,828,903	66,179	2.339	2,061,038	53,501	2.596
2014	2,927,844	69,369	2.369	2,149,455	56,388	2.623

[*]1974-2009 data are from *Korea Medical Research Report 2010*.
2005-2014 data are from InCites (Date of search: Oct 22, 2016).
[†]Article, editorial, letter, note, review.
[‡]% share of Korea = (Korea / world) × 100.

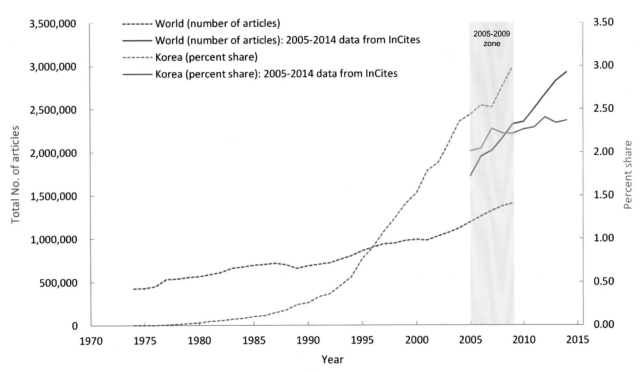

Fig. 3-1-1. The number of the world SCI articles in all fields and the percent share of SCI Korean articles.
전 세계 전 과학분야 SCI 논문수와 한국 SCI 논문 점유율의 변화

Source: 1974-2009 data are from *Korea Medical Research Report 2010*.
2005-2014 data are from InCites (Date of search: Oct 22, 2016).

미국과학재단 (NSF)의 「S&EI」에 의하면 1997년부터 2011년까지 발표된 총 SCI 논문수는 미국이 301만 건으로 2위인 일본의 80만 건보다 무려 3.8배에 달하였다 (표 3-1-2, 그림 3-1-2). 이 기간의 SCI 논문수는 미국, 일본, 영국, 독일, 중국이 세계 5위군을 구성하고 있으며, 한국은 22만 8천 건으로 12위를 기록하고 있다. 이는 「한국의학연구업적보고서 2010」의 14위에 비해서 상승한 실적이다.

과학분야의 1997년-2011년 SCI 논문수 변화를 보면 상위 5개국 중 중국의 논문수 증가가 두드러져 1997년 중국 논문의 점유율은 2.1%였으나 2011년에는 점유율이 10.9%까지 상승하였다. 한국도 이 기간에 약 4.4배의 논문수 증가를 보였으며 논문 점유율은 1997년 1.0%에서 2011년에는 3.1%로 상승하였다.

Table 3-1-2. S&E articles in all fields, top five counties and Asian four countries: 1997-2011
전 과학분야 **S&E** 논문수, 상위 **5**개국과 아시아 **4**개국: **1997-2011**

Country	1997	1998	1999	2000	2001	2002	2003	2004	2005	2006	2007	2008	2009	2010	2011	Total
All countries	588,488.0	602,430.0	610,203.0	630,459.0	629,386.0	638,381.0	661,789.6	688,691.0	710,294.0	740,417.0	758,603.0	783,358.8	788,728.0	799,598.9	827,704.9	10,458,532.2
South Korea	5,802.2	7,056.6	8,478.2	9,571.8	11,007.7	11,734.5	13,402.9	15,255.6	16,395.8	17,909.9	18,470.1	21,090.8	22,280.3	24,106.4	25,592.7	228,155.5
United States	189,751.9	190,431.4	188,004.1	192,745.6	190,597.4	190,496.1	196,463.7	202,105.8	205,565.0	209,278.5	209,916.4	212,907.6	208,755.3	209,542.1	212,394.2	3,008,955.1
Japan	51,462.4	53,838.3	55,273.8	57,101.2	56,081.7	56,346.5	57,231.2	56,538.4	55,527.3	54,469.4	52,910.6	51,842.0	49,631.9	47,043.1	47,105.7	802,403.5
United Kingdom	45,883.9	46,141.3	46,787.9	48,216.1	45,588.2	44,642.9	45,232.1	45,491.6	45,658.1	46,751.3	47,139.7	46,333.2	45,689.0	45,978.0	46,035.4	691,568.7
Germany	41,414.6	42,955.0	42,962.9	43,509.6	42,677.7	42,436.0	42,230.4	43,016.8	44,194.1	44,549.8	44,428.7	44,915.1	45,017.3	45,337.8	46,258.8	655,904.6
China	12,171.6	13,781.3	15,714.7	18,478.7	21,134.1	23,269.1	28,767.9	34,845.6	41,603.6	49,575.1	56,811.2	65,300.5	74,034.4	79,991.3	89,894.4	625,373.5
Taiwan	6,016.1	6,355.3	6,642.7	7,190.1	7,911.8	8,123.3	8,928.7	10,133.4	10,845.4	12,371.8	12,741.7	13,775.4	14,002.1	14,329.3	14,809.3	154,176.4
Singapore	1,338.5	1,584.2	1,897.2	2,361.0	2,434.3	2,631.9	2,939.4	3,384.3	3,611.2	3,838.0	3,793.3	4,069.3	4,187.8	4,377.3	4,542.8	46,990.5

한국을 제외한 나라는 전 과학분야 SCI 논문수에 따라 배열.
비교 대상 21개국의 자료는 부록 표 19 참조.

Note: Article counts are from the set of journals covered by the Science Citation Index (SCI) and Social Sciences Citation Index (SSCI). Articles are classified by their year of publication and are assigned to a region/country/economy on the basis of the institutional address(es) listed in the article. Articles are credited on a fractional-count basis (i.e., for articles with collaborating institutions from multiple countries/economies, each country/economy receives fractional credit on the basis of the proportion of its participating institutions). Detail may not add to total because of rounding.

Source: National Science Foundation. *Science and Engineering Indicators 2014*. Appendix table 5-26. S&E articles in all fields combined, by region/country/economy: 1997-2011.

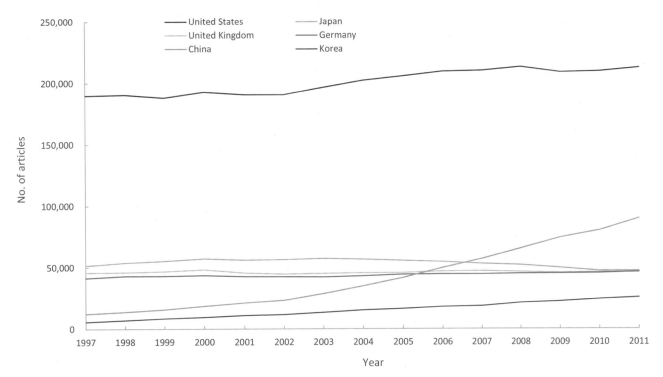

Fig. 3-1-2. SCI articles in all fields, top five countries and Korea: 1997-2011.
       전 과학분야 **SCI** 논문수 변화, 상위 **5**개국과 한국: **1997-2011**
Source: National Science Foundation. *Science and Engineering Indicators 2014*. Appendix table 5-26. S&E articles in all fields combined, by region/country/economy: 1997–2011.

2008년부터 2011년까지 출판된 SCI 논문수를 인구 백만 명 당 SCI 논문수로 표준화하여 분석하면 표 3-1-3과 같다. 인구 백만 명 당 SCI 논문수에서는 스위스 (5,033편), 스웨덴 (4,186편), 덴마크 (4,036편)가 상위 3개국을 형성하였다. 한국은 1,908편으로 22위를 차지하였다. 이는 「한국의학연구업적보고서 2010」의 26위보다 향상된 것이다. 「한국의학연구업적보고서 2010」에 비해 순위가 2위 이상 올라간 국가는 덴마크 (5위→3위), 노르웨이 (8위→4위), 싱가포르 (9위→6위), 아이슬란드 (13위→11위), 대만 (20위→17위)이며 낮아진 국가는 이스라엘 (3위→10위), 영국 (11위→13위), 오스트리아 (16위→19위), 이탈리아 (23위→25위), 일본 (24위→28위)이다. 대만과 싱가포르는 1997년부터 2011년까지 총 논문수가 각각 154,176편과 46,990편으로 228,155편인 한국보다 적지만, 인구수로 보정하면 2008년-2011년 자료에서 각각 2,466편과 3,623편으로, 1,908편으로 환산되는 한국보다 순위가 앞선다.

Table 3-1-3. Per capita output of S&E articles: 2008-2011
주요 국가의 인구 백만명당 **S&E** 논문수: 2008-2011

Rank	Country	Articles/million inhabitants	Rank	Country	Articles/million inhabitants
1	Switzerland	5,033.01	18	Slovenia	2,465.64
2	Sweden	4,186.86	19	Austria	2,394.24
3	Denmark	4,036.34	20	Germany	2,228.12
4	Norway	3,831.75	21	France	1,941.33
5	Finland	3,766.77	22	**South Korea**	1,908.95
6	Singapore	3,623.32	23	Spain	1,881.88
7	Netherlands	3,592.34	24	Greece	1,765.80
8	Australia	3,575.54	25	Italy	1,745.00
9	Canada	3,402.94	26	Czech Republic	1,587.28
10	Israel	3,365.53	27	Portugal	1,561.84
11	Iceland	3,292.63	28	Japan	1,546.72
12	New Zealand	3,119.58	29	Poland	770.24
13	United Kingdom	2,935.25	30	Turkey	420.49
14	Belgium	2,817.75	31	Russia	401.32
15	United States	2,693.21	32	Brazil	250.18
16	Ireland	2,505.69	33	China	231.33
17	Taiwan	2,466.91	34	India	0.84

인구 백만명당 S&E 논문수 = 논문수 (2008-2011) / 인구수 × 백만.
Source: National Science Foundation. *Science and Engineering Indicators 2014.*
U.S. Central Intelligence Agency. *The World Factbook 2011.*

3.1.2. 전 세계 SCI 논문수의 연도별 추이: 학문영역별 비교

전 세계의 학문영역별 논문 비율을 비교하여 보면 (표 3-1-4, 그림 3-1-3), 의과학 (Medical Sciences)과 생명과학 (Biological Sciences) 영역의 논문 비율이 타 학문영역에 비하여 현저히 높다. 2011년에는 의과학과 생명과학이 각각 전체 논문의 22.1%와 19.5%를 차지하고 있으며 이는 1997년의 24.6%와 24.1%에 비해서 다소 감소한 비율이다. 동일 기간에 화학 (Chemistry)과 공학 (Engineering)은 점유율이 각각 12.2%와 7.4%에서 13.9%와 10.7%로 꾸준히 증가하고 있다.

표 3-1-5와 그림 3-1-4는 전 세계 국가 중 주요 21개국의 2011년도 학문영역별 논문 비율을 보여준다. 전 세계적으로 의과학이 22.1%로서 가장 높으며 생명과학, 화학이 그 뒤를 따르고 있다. 21개 국가 중에서 중국, 인도, 러시아, 폴란드, 싱가포르를 제외하면 이러한 학문영역별 분포는 유사하게 나타나고 있다. 한국 의과학 분야와 생명과학 분야는 전 세계 주요 국가 평균 22.1%, 19.5%에 못 미치는 19.8%와 16.0%로 선진국 대부분 나라에서 이 두 분야가 차지하는 비율에 비해 낮은 수준이다. 반면 한국에서는 공학 분야가 전 세계 주요 국가 평균 10.7%의 2배 가까이 되는 21.2%로 상대적으로 높은 비율을 차지하고 있다.

Table 3-1-4. Percent share of worldwide SCI articles by field: 1997-2011
전 세계 학문영역별 SCI 논문 비율: 1997-2011

Broad field	1997	1998	1999	2000	2001	2002	2003	2004	2005	2006	2007	2008	2009	2010	2011
Agricultural Sciences	2.1	2.1	2.0	2.1	2.0	2.2	2.1	2.1	2.1	2.2	2.4	2.3	2.3	2.3	2.3
Astronomy	1.2	1.3	1.3	1.2	1.3	1.2	1.3	1.3	1.2	1.2	1.2	1.2	1.3	1.2	1.3
Biological Sciences	24.1	24.2	23.7	23.3	23.0	22.9	22.6	22.4	22.0	21.3	21.0	20.4	20.0	20.0	19.5
Chemistry	12.2	12.2	12.3	12.0	12.2	12.2	12.3	12.7	12.6	12.7	12.6	12.6	13.0	13.4	13.9
Computer Sciences	0.7	0.8	0.8	0.9	0.9	0.9	0.9	0.9	0.9	1.0	1.0	1.0	1.0	1.1	1.1
Engineering	7.4	7.6	8.0	8.5	8.6	8.6	8.8	9.2	9.6	9.7	9.5	9.8	10.1	10.2	10.7
Geosciences	4.8	5.0	4.9	5.0	5.3	5.2	5.3	5.2	5.2	5.4	5.4	5.6	5.7	5.6	5.6
Mathematics	1.8	1.8	2.0	2.2	2.2	2.1	2.2	2.1	2.1	2.2	2.3	2.3	2.4	2.3	2.2
Medical Sciences	24.6	24.6	24.5	24.6	24.3	24.0	24.0	23.6	23.6	23.2	23.0	22.8	22.7	22.6	22.1
Other Life Sciences	0.8	0.8	0.8	0.8	0.8	0.8	0.8	0.8	0.9	1.0	1.1	1.2	1.2	1.2	1.2
Physics	14.3	14.0	14.1	13.7	13.7	14.1	14.0	14.0	14.0	14.2	14.0	13.9	13.6	13.2	13.1
Psychology	2.5	2.4	2.4	2.3	2.3	2.3	2.3	2.3	2.3	2.4	2.6	2.8	2.7	2.7	2.8

Source: National Science Foundation. *Science and Engineering Indicators 2014.*

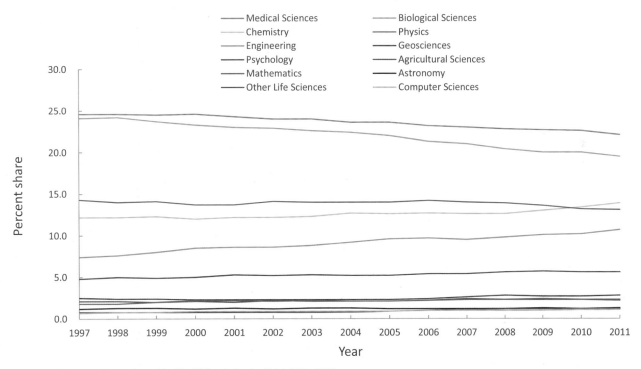

Fig. 3-1-3. Percent share of worldwide SCI articles by field: 1997-2011.
전 세계 학문영역별 SCI 논문 비율: 1997-2011

Source: National Science Foundation. *Science and Engineering Indicators 2014.*

Table 3-1-5. Percent share of SCI articles by field, 21 countries: 2011
21개국의 학문영역별 SCI 논문 비율: 2011

Rank	Country	All fields	Medical Sciences	Biological Sciences	Physics	Chemistry	Engineering	Geosciences	Psychology	Agricultural Sciences	Mathematics	Astronomy	Other Life Sciences	Computer Sciences
	World	827,705	22.1	19.5	13.1	13.9	10.7	5.6	2.8	2.3	2.2	1.3	1.2	1.1
1	United States	212,394	28.3	23.3	8.6	8.2	7.1	5.5	4.8	1.6	1.9	1.4	2.2	1.1
2	China	89,894	10.6	14.8	19.4	24.9	16.9	4.8	0.4	2.1	2.6	0.6	0.2	1.7
3	Japan	47,106	21.3	20.7	18.2	17.3	11.0	4.2	0.8	2.4	1.5	1.0	0.2	0.3
4	Germany	46,259	24.6	18.8	15.8	14.5	8.1	4.6	3.1	1.7	2.3	1.8	0.3	0.8
5	United Kingdom	46,035	26.7	19.7	9.4	8.9	7.2	5.6	4.8	1.1	2.0	1.8	2.3	0.9
6	France	31,686	18.9	19.1	15.9	14.0	10.7	6.9	1.5	1.8	4.6	1.9	0.3	1.4
7	Canada	29,114	25.3	20.2	7.3	8.9	10.3	7.9	4.9	3.0	1.9	0.9	2.1	1.3
8	Italy	26,503	27.6	18.2	12.7	11.7	10.1	5.7	1.7	2.9	2.9	2.2	0.5	1.1
9	South Korea	25,593	19.8	16.0	16.9	16.0	21.2	2.9	0.6	2.0	1.3	0.4	0.4	1.2
10	Spain	22,910	18.4	19.6	10.5	16.4	10.5	7.3	1.8	5.4	2.7	1.5	0.5	1.6
11	India	22,481	9.5	17.0	17.9	27.5	16.8	4.7	0.2	2.3	1.1	1.3	0.1	0.7
12	Australia	20,603	25.8	21.4	6.4	8.4	8.3	9.0	4.8	3.2	1.2	1.3	2.9	0.9
13	Netherlands	15,508	35.8	19.0	7.2	7.2	6.2	4.0	6.5	2.0	1.0	1.3	2.0	1.0
14	Taiwan	14,809	18.0	13.6	16.9	14.3	20.5	4.2	1.8	2.3	1.3	0.4	1.6	2.3
15	Russia	14,151	3.7	6.6	36.9	29.9	7.5	6.7	0.9	0.1	3.3	2.6	0.0	0.1
16	Brazil	13,148	24.8	26.4	11.1	12.3	8.2	5.8	0.8	4.6	2.0	0.9	0.7	0.6
17	Switzerland	10,019	25.9	21.6	12.4	12.1	8.0	6.8	2.8	1.5	1.7	1.2	0.7	1.1
18	Sweden	9,473	29.9	20.6	10.0	8.6	9.2	5.1	2.6	1.8	1.5	0.9	3.0	0.8
19	Turkey	8,328	28.6	12.1	9.6	14.3	15.9	5.4	1.6	4.0	1.9	0.5	1.3	1.5
20	Poland	7,564	12.1	17.0	21.8	22.6	10.0	4.3	1.1	2.9	4.4	1.5	0.2	0.8
21	Singapore	4,543	11.5	14.2	19.3	22.1	21.5	2.0	1.5	0.4	1.5	0.0	0.6	2.5

Source: National Science Foundation. *Science and Engineering Indicators 2014.*

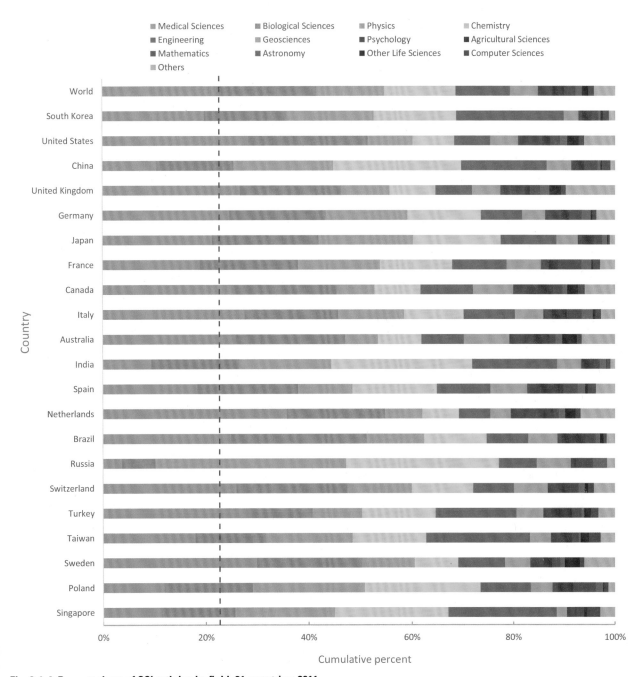

Fig. 3-1-4. Percent share of SCI articles by field, 21 countries: 2011.
        21개국의 학문영역별 논문 비율: 2011

한국을 제외한 나라는 2014년도 전 학문분야 SCI 논문수에 따라 배열.

Source: National Science Foundation. *Science and Engineering Indicators 2014.*

3.1.3. 학문영역별 한국 SCI 논문 비율의 연도별 변화

각 학문영역별로 1997년부터 2011년까지 한국 SCI 논문의 점유율 추세를 보면 (표 3-1-6, 그림 3-1-5), 의과학 (Medical Sciences)이 9.6%에서 19.8%로 2배 이상 상승하였고 생명과학 (Biological Sciences)이 12.4%에서 16%로 상승한 반면, 화학 (Chemistry)이 22.6%에서 16%로, 물리학 (Physics)이 28.5%에서 16.9%로 감소하였다. 공학 (Engineering)은 1997년 19%에서 2005년 24.5%까지 상승한 이후로는 점유율이 감소하여 2011년에 21.2%였다. 의과학과 생명과학 두 영역의 논문은 2011년에 전체 논문의 35.8%를 차지하고 있다.

Table 3-1-6. Percent share of SCI articles by field: 1997-2011, Korea
　　　　학문영역별 한국 SCI 논문 비율: 1997-2011

Broad field	1997	1998	1999	2000	2001	2002	2003	2004	2005	2006	2007	2008	2009	2010	2011
Medical Sciences	9.6	10.4	11.6	13.5	13.8	12.9	13.0	12.9	15.8	16.2	17.6	17.9	19.0	20.1	19.8
Physics	28.5	26.5	26.8	22.3	23.7	23.1	22.2	22.1	19.3	20.7	20.9	19.8	19.8	17.5	16.9
Engineering	19.0	19.4	19.6	21.7	20.6	20.8	21.6	22.6	24.5	23.0	19.8	21.6	21.0	21.0	21.2
Biological Sciences	12.4	15.4	14.8	16.2	14.9	15.9	16.7	17.2	17.2	16.6	17.1	15.4	15.3	15.6	16.0
Chemistry	22.6	20.6	19.7	18.3	17.7	18.2	17.0	16.2	14.6	14.7	15.2	15.4	14.9	15.8	16.0
Geosciences	2.1	2.2	1.7	2.2	3.1	3.2	3.1	3.5	2.9	2.9	2.8	2.8	3.0	3.0	2.9
Mathematics	1.6	1.7	1.6	1.9	1.7	1.6	1.7	1.5	1.5	1.5	1.7	1.5	1.5	1.2	1.3

SCI 논문 비율 (%) = (해당 학문영역의 논문수 / 전 학문영역의 논문수) × 100.
Source: National Science Foundation. *Science and Engineering Indicators 2014.*

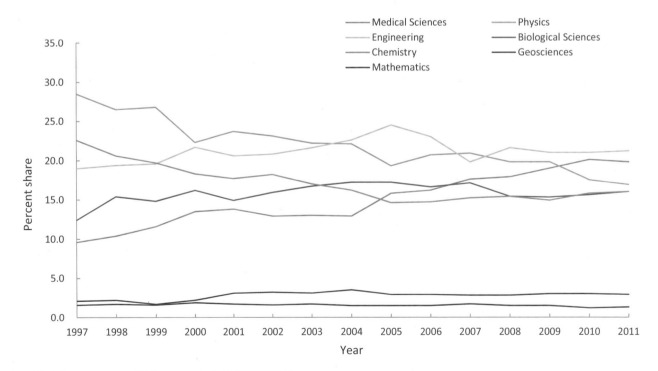

Fig. 3-1-5. Percent share of SCI articles by field: 1997-2011, Korea.
　　　학문영역별 한국 **SCI** 논문 비율: **1997-2011**

SCI 논문 비율 (%) = (해당 학문영역의 논문수 / 전 학문영역의 논문수) × 100.
Source: National Science Foundation. *Science and Engineering Indicators 2014.*

3.1.4. SCI 의학논문수의 연도별 추이

한국에서 2010년부터 2014년까지 발표한 SCI 논문수를 64개 의학 주제분야별로 부록 표 3에 수록하고, 그 논문이 받은 피인용횟수는 부록 표 4에 수록하였다. 그리고 의학 주제분야별 논문수의 국가간 비교를 위하여 2014년도 한국을 제외한 SCI 논문수 상위 20개국 및 아시아 4개국, G8 국가 등 모두 21개국의 2010년부터 2014년까지 SCI 논문수를 부록 표 5에 수록하였다. 부록 표 6은 64개 의학주제분야에 대하여 2010년부터 2014년까지 전 세계 학자들이 발표한 SCI 논문수를 수록하여, 한국 SCI 논문수 (부록 표 3)와 비교가 가능하도록 하였다.

1974년부터 2014년까지 발표된 SCI 한국의학논문의 수는 모두 310,062편이다. 그러나 이 합계는 학술지가 하나 이상의 주제분야에 중복 분류되기 때문에 실제 발표 논문수보다 많다. 중복을 제거하면 241,010편이다 (표 3-1-7). 마찬가지로 이 논문들이 받은 피인용횟수는 2,046,484회이지만, 중복을 제외하면 1,617,675회이다 (표 3-1-8). 발표 논문 숫자는 매년 꾸준히 증가하고 있어 2014년에는 기초의학 논문이 9,626편, 임상의학 논문이 21,595편 출간되었다. 임상의학 논문 발표 숫자는 기초의학에 비해 2배 이상인 반면 피인용횟수는 1974년-2014년 누적으로 기초의학 논문이 672,977회, 임상의학 논문은 944,698회로 기초의학 논문이 상대적으로 더 많이 인용이 되었음을 알 수 있다.

국내 의학 분야의 SCI 논문수는 그림 3-1-6에서 보는 바와 같이 1990년대 이후부터 급속히 증가하는 추세가 최근까지 지속되고 있다.

Table 3-1-7. SCI Korean articles on biomedical research and clinical medicine: 1974-2014
기초의학, 임상의학 영역의 한국 SCI 논문수: 1974-2014

Publication year	Biomedical research		Clinical medicine		Year total	
	[P]	[P-D]	[P]	[P-D]	[P]	[P-D]
1974	-	-	-	-	0	0
1975	-	-	-	-	0	0
1976	-	-	-	-	0	0
1977	3	3	-	-	3	3
1978	5	4	10	9	15	13
1979	10	8	19	15	29	23
1980	14	11	29	23	43	34
1981	13	11	36	29	49	40
1982	22	20	36	32	58	52
1983	37	30	38	30	75	60
1984	53	49	77	67	130	116
1985	43	38	53	46	96	84
1986	40	35	53	44	93	79
1987	67	61	121	103	188	164
1988	60	48	137	115	197	163
1989	108	87	175	146	283	233
1990	128	99	208	175	336	274
1991	144	114	295	249	439	363
1992	182	150	368	287	550	437
1993	255	206	427	367	682	573
1994	359	293	636	496	995	789
1995	974	781	908	731	1,882	1,512
1996	1,297	1,069	1,285	989	2,582	2,058
1997	1,497	1,165	1,438	1,164	2,935	2,329
1998	1,756	1,390	2,142	1,646	3,898	3,036
1999	2,056	1,628	2,714	2,181	4,770	3,809
2000	2,433	1,878	3,396	2,709	5,829	4,587
2001	2,698	2,074	3,847	3,043	6,545	5,117
2002	3,108	2,369	3,988	3,175	7,096	5,544
2003	3,720	2,867	4,864	3,768	8,584	6,635
2004	4,257	3,207	5,755	4,384	10,012	7,591
2005	4,533	3,455	6,551	5,068	11,084	8,523
2006	4,913	3,782	7,247	5,615	12,160	9,397
2007	5,515	4,326	8,962	6,752	14,477	11,078
2008	6,409	5,037	10,460	7,991	16,869	13,028
2009	6,745	5,400	12,031	9,262	18,776	14,662
2010	9,625	7,688	21,353	15,988	30,978	23,676
2011	10,168	8,197	22,221	17,107	32,389	25,304
2012	11,221	9,144	25,488	19,760	36,709	28,904
2013	11,155	9,025	27,278	20,474	38,433	29,499
2014	11,669	9,626	28,124	21,595	39,793	31,221
Total	107,292	85,375	202,770	155,635	310,062	241,010

Note: 1974-2009 data are from *Korea Medical Research Report 2010*, Table 3-1-7.
　　　 2010-2014 data are from InCites (Date of search: Sep 12, 2016).
Abbreviations: [P], SCI에서 검색된 주제분야별 논문수의 단순 합계; [D], 중복된 논문수; [P-D], [P]에서 중복된 논문을 제거한 수.
[P], Sum of number of articles searched in all SCI subject categories; [D], The number of articles listed in duplicated subject categories; [P-D], [P] minus the number of articles listed in duplicated subject categories.

Table 3-1-8. Times cited of SCI Korean articles on biomedical research and clinical medicine: 1974-2014
기초의학, 임상의학 영역 한국 SCI 논문이 SCI에 인용된 횟수: 1974-2014

Publication year[*,†,‡]	Biomedical research		Clinical medicine		Year total	
	[T]	[T-D]	[T]	[T-D]	[T]	[T-D]
1974	0	0	0	0	0	0
1975	0	0	0	0	0	0
1976	0	0	0	0	0	0
1977	18	18	0	0	18	18
1978	88	67	45	39	133	106
1979	138	110	242	201	380	311
1980	268	199	325	238	593	437
1981	192	166	777	499	969	665
1982	341	318	567	527	908	845
1983	483	390	479	415	962	805
1984	495	425	631	587	1,126	1,012
1985	517	461	822	701	1,339	1,162
1986	483	458	905	782	1,388	1,240
1987	655	627	1,862	1,572	2,517	2,199
1988	846	704	1,826	1,547	2,672	2,251
1989	1,509	1,240	2,735	2,289	4,244	3,529
1990	3,939	2,673	3,211	2,876	7,150	5,549
1991	2,209	1,765	4,774	4,144	6,983	5,909
1992	2,963	2,257	5,597	4,547	8,560	6,804
1993	5,117	4,133	7,434	6,651	12,551	10,784
1994	6,585	5,084	9,532	7,790	16,117	12,874
1995	8,666	6,545	12,587	10,193	21,253	16,738
1996	12,012	9,567	14,421	11,908	26,433	21,475
1997	15,992	12,157	18,226	15,478	34,218	27,635
1998	19,185	14,589	23,026	18,792	42,211	33,381
1999	25,049	19,067	27,957	22,616	53,006	41,683
2000	26,719	20,303	31,560	25,971	58,279	46,274
2001	26,081	18,891	30,119	24,072	56,200	42,963
2002	24,272	17,765	23,111	18,956	47,383	36,721
2003	19,619	14,403	19,074	15,236	38,693	29,639
2004	12,662	9,145	10,592	8,384	23,254	17,529
2005	58,174	43,486	72,046	55,775	130,220	99,261
2006	49,288	36,772	59,549	47,083	108,837	83,855
2007	40,671	30,578	49,500	37,859	90,171	68,437
2008	26,241	20,321	36,237	27,975	62,478	48,296
2009	10,850	8,323	14,857	11,592	25,707	19,915
2010	129,462	104,086	193,045	151,537	322,507	255,623
2011	112,467	91,581	172,279	136,541	284,746	228,122
2012	105,481	85,944	156,540	125,405	262,021	211,349
2013	66,996	53,737	113,774	90,024	180,770	143,761
2014	42,250	34,622	67,237	53,896	109,487	88,518
Total	858,983	672,977	1,187,501	944,698	2,046,484	1,617,675

[*]1974-2004년은 논문 발표 이후 2006년 1월말까지 인용된 횟수. Times cited by end of January 2006.
[†]2005-2009년은 논문 발표 이후 2010년 8월말까지 인용된 횟수. Times cited by end of August 2010.
[‡]2010-2014년은 논문 발표 이후 2016년 9월말까지 인용된 횟수. Times cited by end of September 2016.
Note: 1974-2009 data are from *Korea Medical Research Report* 2010, Table 3-1-8.
2010-2014 data are from InCites (Date of search: Sep 12, 2016).
Abbreviations: [T], SCI에서 검색된 주제분야별 논문의 피인용횟수의 단순 합계; [D], 중복된 인용수; [T-D], [T]에서 중복된 인용을 제거한 수.
[T], Sum of times cited; [D], The number of citations in duplicated subject categories; [T-D], [T] minus the number of citations in duplicated subject categories.

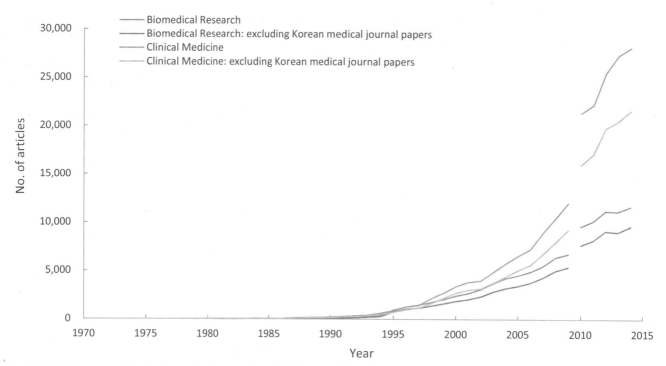

Fig. 3-1-6. SCI Korean articles in biomedical research and clinical medicine: 1974-2014, Korea.
한국 기초의학과 임상의학 영역 SCI 논문수의 변화: 1974-2014
Note: No. of articles after duplication is removed.
각 의학주제분야 간에 중복되는 논문수를 제거한 논문수 (Table 3-1-7의 [P-D]).
1974-2009 data are from *Korea Medical Research Report 2010*, Table 3-1-7.
2010-2014 data are from InCites (Date of search: Sep 12, 2016).

의학분야별로 발표 논문 편수를 살펴보았을 때에도 모든 분야에서 논문수의 양적
증가를 보인다 (표 3-1-9). 가장 많은 논문이 출간된 분야는 기초의학에서는 생화학 및
분자생물학, 세포생물학, 미생물학이며 임상의학에서는 약리학 및 약학, 종양학, 외과학,
임상신경학이다.

표 3-1-10은 전 세계 SCI 논문 중 한국 논문이 차지하는 비율이 높은 기초의학 영역 5개
분야의 연도별 점유율을 보여준다. SCI 논문 점유율이 가장 높은 분야는 세포 및 조직공학,
의약화학, 미생물학, 의공학, 의학실험기술이다. 세포 및 조직공학은 이번 분석에서 새로
추가된 분야로서 논문점유율이 5.7%로 가장 높았고, 의약화학 분야 논문의 점유율은
2005년-2014년에 5.5%였다.

마찬가지로 표 3-1-11은 한국 SCI 논문이 전 세계에서 차지하는 비율이 높은 순서로 31개
임상의학 영역의 분야를 연도별로 보여주고 있다. 점유율이 높은 분야는 통합보완의학,
피부과학, 이비인후과학 분야로 특히 통합보완의학 분야의 한국 논문 점유율은
2005년-2014년에 8.5%였다. 3% 이상을 점유한 임상의학 분야가 2005년-2009년에는
6개 분야에 불과하였으나 2010년-2014년에는 16개 분야로 확대되었다.

Table 3-1-9. SCI Korean articles by subject category: 1974-2014
한국 의학분야별 SCI 논문수의 변화: 1974-2014

ID	Subject category	1970s*	1980s	1990s	2000-2004	2005-2009	2010-2014	Total
Biomedical Research								
002	Anatomy & Morphology	0	9	34	82	128	273	526
005	Biochemical Research Methods	0	15	269	667	1,525	2,911	5,387
006	Biochemistry & Molecular Biology	6	122	2,889	5,085	7,702	13,722	29,526
007	Biophysics	3	42	585	1,214	2,133	3,416	7,393
009	Cell Biology	0	25	1,035	1,826	3,057	6,968	12,911
010	Chemistry, Medicinal	0	68	1,046	1,687	2,606	4,380	9,787
014	Developmental Biology	0	6	65	192	289	601	1,153
017	Engineering, Biomedical	0	31	150	438	1,282	3,273	5,174
019	Genetics & Heredity	2	38	537	965	1,435	2,632	5,609
026	Medical Ethics	-	-	-	2	4	14	20
027	Medical Informatics	-	-	13	67	126	358	564
028	Medical Laboratory Technology	0	5	46	176	496	930	1,653
030	Medicine, Legal	-	0	9	35	59	146	249
031	Medicine, Research & Experimental	0	13	297	788	1,457	3,626	6,181
032	Microbiology	2	40	1,179	2,014	3,514	4,556	11,305
034	Nutrition & Dietetics	1	9	96	288	866	2,182	3,442
040	Parasitology	2	4	51	115	279	621	1,072
045	Physiology	2	21	205	342	729	1,295	2,594
060	Virology	0	9	142	233	428	859	1,671
064	Cell & Tissue Engineering†	-	-	-	-	-	1,075	1,075
	Subtotal	18	457	8,648	16,216	28,115	53,838	107,292
Clinical Medicine								
001	Allergy	0	12	86	152	230	1,151	1,631
003	Andrology	1	1	7	29	39	92	169
004	Anesthesiology	0	1	54	137	318	723	1,233
008	Cardiac & Cardiovascular Systems	0	15	239	486	1,151	6,150	8,041
011	Clinical Neurology	-	-	338	967	2,984	7,929	12,218
012	Critical Care Medicine	-	-	-	57	160	750	967
013	Dermatology	4	63	387	575	1,205	3,773	6,007
015	Emergency Medicine	-	-	11	28	115	486	640
016	Endocrinology & Metabolism	1	13	253	536	1,109	3,407	5,319
018	Gastroenterology & Hepatology	0	13	269	597	1,551	6,224	8,654
020	Geriatrics & Gerontology	0	0	15	85	218	753	1,071
021	Health Care Sciences & Services	0	0	9	53	204	854	1,120
022	Hematology	2	8	119	417	810	2,365	3,721
023	Immunology	1	31	683	1,212	1,833	4,930	8,690
024	Infectious Diseases	-	-	94	265	606	1,435	2,400
025	Integrative & Complementary Medicine	-	-	-	181	410	1,606	2,197
029	Medicine, General & Internal	1	17	363	1,559	2,357	646	4,943
033	Neurosciences	2	37	702	1,522	2,586	6,118	10,967
035	Obstetrics & Gynecology	1	25	175	325	780	2,289	3,595
036	Oncology	0	44	580	1,345	3,353	11,424	16,746
037	Ophthalmology	0	6	184	333	680	1,956	3,159
038	Orthopedics	3	21	234	391	1,123	2,519	4,291
039	Otorhinolaryngology	0	7	148	269	790	1,520	2,734
041	Pathology	3	26	287	489	931	2,270	4,006
042	Pediatrics	0	16	233	317	671	1,364	2,601
043	Peripheral Vascular Disease	-	-	79	339	673	2,544	3,635
044	Pharmacology & Pharmacy	1	140	1,611	3,069	5,507	9,054	19,382
046	Psychiatry	0	8	81	282	767	2,765	3,903
047	Psychology	0	1	36	95	161	686	979

(continued)

Table 3-1-9. SCI Korean articles by subject category: 1974-2014 (continued)
한국 의학분야별 SCI 논문수의 변화: 1974-2014 (계속)

ID	Subject category	1970s*	1980s	1990s	2000-2004	2005-2009	2010-2014	Total
048	Public, Environmental & Occupational Health	2	20	178	378	711	2,088	3,377
049	Radiology, Nuclear Medicine & Medical Imaging	4	100	1,004	1,547	2,641	5,987	11,283
050	Rehabilitation	0	0	21	45	157	1,547	1,770
051	Reproductive Biology	0	4	106	234	460	1,332	2,136
052	Respiratory System	0	10	83	246	658	2,207	3,204
053	Rheumatology	0	0	43	173	416	1,568	2,200
054	Substance Abuse	0	0	4	13	35	215	267
055	Surgery	3	60	873	1,513	3,881	10,048	16,378
056	Toxicology	0	22	268	653	1,443	2,618	5,004
057	Transplantation	-	-	177	317	465	2,422	3,381
058	Tropical Medicine	0	11	34	46	69	209	369
059	Urology & Nephrology	0	23	353	573	993	3,088	5,030
061	Dentistry, Oral Surgery & Medicine[†]	-	-	-	-	-	2,143	2,143
062	Nursing[†]	-	-	-	-	-	1,192	1,192
063	Primary Health Care[†]	-	-	-	-	-	17	17
	Subtotal	29	755	10,421	21,850	45,251	124,464	202,770
Total		47	1,212	19,069	38,066	73,366	178,302	310,062

*1974-1979.
[†]*Korea Medical Research Report 2015*부터 새로 추가된 Subject category
Note: Data from Appendix Table 3 (p. 106).
Source: 1974-2009 data are from *Korea Medical Research Report 2010*, Table 3-1-9.
2010-2014 data are from InCites (Date of search: Sep 12, 2016).

Table 3-1-10. Percent share of Korea for top five subject categories of biomedical research area: 2005-2009 vs. 2010-2014
기초의학 상위 5개 분야 전 세계 SCI 논문 중 한국 논문 점유율 추이: 2005-2009 vs. 2010-2014

ID	Subject category	2005	2006	2007	2008	2009	2010	2011	2012	2013	2014	Average 2005-2009*	Average 2010-2014[†]	Average 2005-2014
063	Cell & Tissue Engineering[‡]	-	-	-	-	-	7.1	6.1	5.5	4.7	5.5	-	5.7	5.7
010	Chemistry, Medicinal	5.9	5	5.7	5.6	5.6	5.6	5.5	5.3	5.2	5.4	5.6	5.4	5.5
028	Medical Laboratory Technology	1.2	1.4	4.2	4.4	5	4.5	2.1	5.4	3.8	4.4	3.3	3.8	3.6
032	Microbiology	5.1	5.7	5.9	5.6	4.9	3.6	3.4	3.9	3.8	4	5.4	3.7	4.3
017	Engineering, Biomedical	2.6	2.7	3.6	4.3	5.2	3.2	3.4	3.6	3.4	3.7	3.8	3.5	3.6

*(SCI Korean articles in 2005-2009 / SCI worldwide articles in 2005-2009) × 100.
[†](SCI Korean articles in 2010-2014 / SCI worldwide articles in 2010-2014) × 100.
[‡]*Korea Medical Research Report 2015*부터 새로 추가된 Subject category.
Note: Data from Appendix Table 3 (p. 106).
Source: 2005-2009 data are from *Korea Medical Research Report 2010*, Appendix Tables 3 & 7-2.
2010-2014 data are from InCites (Date of search: Sep 12, 2016).

Table 3-1-11. Percent share of Korea for top 31 subject categories of clinical medicine area: 2005-2009 vs. 2010-2014
임상의학 상위 **31**개 분야 전 세계 **SCI** 논문 중 한국 논문 점유율 추이: **2005-2009 vs. 2010-2014**

ID	Subject category	2005	2006	2007	2008	2009	2010	2011	2012	2013	2014	Average 2005-2009[*]	Average 2010-2014[†]	Average 2005-2014
025	Integrative & Complementary Medicine	7.5	6.0	5.5	5.5	7.1	7.8	8.7	9.3	10.3	9.4	6.3	9.3	8.5
013	Dermatology	2.6	2.7	3.7	3.2	4.9	4.9	3.8	4.5	3.7	5.8	3.5	4.5	4.2
039	Otorhinolaryngology	2.1	3.4	3.1	4.3	4.0	3.4	4.0	4.9	5.0	5.0	3.4	4.5	4.1
018	Gastroenterology & Hepatology	1.6	2.3	2.7	3.3	3.7	3.6	3.7	4.2	3.7	4.5	2.8	4.0	3.7
061	Dentistry, Oral Surgery & Medicine[‡]	-	-	-	-	-	3.5	3.9	3.5	4.0	4.3	-	3.8	3.8
049	Radiology, Nuclear Medicine & Medical Imaging	3.2	3.1	3.5	4.1	3.8	3.6	3.4	3.4	3.9	4.3	3.6	3.7	3.7
038	Orthopedics	2.2	2.1	2.8	3.1	3.7	3.2	3.7	3.7	4.0	3.4	2.8	3.6	3.3
055	Surgery	1.2	1.5	2.4	2.4	3.0	3.2	3.4	3.7	3.8	3.9	2.2	3.6	3.0
044	Pharmacology & Pharmacy	3.5	3.3	3.4	4.0	4.1	3.5	3.4	3.8	3.3	3.4	3.7	3.5	3.6
056	Toxicology	3.5	2.7	3.1	3.5	4.4	4.1	3.4	3.3	3.7	2.9	3.5	3.5	3.5
001	Allergy	1.8	2.0	2.0	1.7	2.3	2.8	3.1	3.5	4.1	4.0	1.9	3.5	3.1
057	Transplantation	1.3	1.7	2.0	2.0	2.0	2.8	2.5	3.5	4.1	3.8	1.8	3.4	3.0
036	Oncology	1.9	2.2	2.3	2.7	3.4	3.2	3.1	3.2	3.4	3.2	2.5	3.2	3.0
037	Ophthalmology	0.8	1.3	1.5	1.8	2.4	2.5	2.5	3.1	3.6	4.0	1.6	3.2	2.5
050	Rehabilitation	1.2	1.0	0.7	1.3	1.7	1.4	2.4	3.1	4.1	4.0	1.2	3.1	2.7
011	Clinical Neurology	1.8	1.9	3.3	3.2	3.2	3.0	2.7	3.0	3.1	3.3	2.7	3.0	2.9
008	Cardiac & Cardiovascular Systems	1.2	1.2	1.2	1.5	1.7	2.3	2.7	3.0	2.7	2.6	1.4	2.7	2.3
041	Pathology	1.6	1.8	2.9	3.0	3.5	2.6	2.7	2.7	2.9	2.1	2.6	2.6	2.6
051	Reproductive Biology	2.1	1.7	2.6	2.4	2.3	2.8	3.1	2.3	2.8	2.2	2.2	2.6	2.5
059	Urology & Nephrology	1.8	1.8	1.8	1.7	2.3	2.5	2.5	2.6	2.5	2.9	1.9	2.6	2.4
023	Immunology	1.5	1.7	1.9	1.9	2.2	2.2	2.3	2.7	2.8	2.6	1.8	2.5	2.3
003	Andrology	2.4	2.0	1.8	1.7	2.7	2.4	2.6	2.6	1.7	2.8	2.1	2.4	2.3
053	Rheumatology	1.4	1.8	1.8	2.2	2.2	2.1	2.1	2.5	2.4	2.6	1.9	2.4	2.3
052	Respiratory System	1.3	1.6	1.5	1.8	2.2	2.4	1.8	2.0	2.3	2.7	1.7	2.2	2.1
016	Endocrinology & Metabolism	1.4	1.7	1.5	1.7	1.8	1.8	2.0	2.4	2.2	2.7	1.6	2.2	2.0
043	Peripheral Vascular Disease	1.2	1.2	1.3	1.5	1.6	1.9	2.0	2.0	2.4	2.8	1.4	2.2	2.0
062	Nursing[‡]	-	-	-	-	-	2.0	2.0	2.4	2.0	2.2	-	2.1	2.1
033	Neurosciences	1.6	1.6	1.7	1.9	1.8	2.3	1.7	2.2	2.0	2.2	1.7	2.1	2.0
035	Obstetrics & Gynecology	1.2	1.4	1.4	1.5	2.0	2.2	2.1	1.9	2.0	2.1	1.5	2.1	1.9
020	Geriatrics & Gerontology	1.4	1.2	1.0	1.3	1.4	1.0	1.6	1.5	3.5	1.9	1.3	2.0	1.8
004	Anesthesiology	0.9	0.9	1.2	1.4	1.7	1.5	1.9	2.0	2.3	2.0	1.2	2.0	1.7

[*](SCI Korean articles in 2005-2009 / SCI worldwide articles in 2005-2009) × 100.
[†](SCI Korean articles in 2010-2014 / SCI worldwide articles in 2010-2014) × 100.
[‡]*Korea Medical Research Report 2015*부터 새로 추가된 Subject category.
Note: Data from Appendix Table 3 (p. 106).
Source: 2005-2009 data are from *Korea Medical Research Report 2010*, Appendix Tables 3 & 7-2.
2010-2014 data are from InCites (Date of search: Sep 12, 2016).

3.1.4.1. 전 세계 기초의학 영역에서 분야별 SCI 논문수 추이

그림 3-1-7은 기초의학 영역에서 분야별 전 세계 SCI 논문수 합계의 41년간 연도별
추이와 기초의학 영역에서 분야별 한국 SCI 논문수를 기초의학 영역에서 분야별 전 세계
SCI 논문수로 나눈 한국 논문 점유율의 연도별 추이를 나타낸 것이다. 전 세계의 기초의학
SCI 논문수는 매년 꾸준히 증가하였다. 한국의 논문 점유율도 1990년대 중반 이후부터
급격히 상승하여 2010년 이후로는 3% 선을 유지하고 있다.

전 세계적으로 SCI 논문수가 가장 많은 기초의학 영역의 분야는 생화학 및 분자생물학
분야와 세포생물학 분야이다 (그림 3-1-8).

3.1.4.2. 한국 기초의학 영역에서 분야별 SCI 논문수 추이

SCI 데이터베이스에서 검색된 자료만으로는 기초의학으로 분류된 논문이 인체의 생리와
병리 현상 규명에 어느 정도 기여하고 있는지 또는 인체 질환의 진단, 치료 및 예방 기술
발전에 어느 정도 기여하는지 파악하기 어렵다. 따라서 의과대학이나 병원에 소속된
저자가 한 명 이상 포함되어 출판된 논문의 수, 즉 "의학기관 발표 논문의 수"를 함께
분석함으로써 이 한계를 어느 정도 극복하고자 하였다.

표 3-1-12 "기초의학 영역에서 분야별 SCI 한국 논문 중 의학기관 발표 논문의 비율"을
보면, 의학기관에서 발표한 논문의 비율은 1974년-2004년 40.8%, 2005년-2009년
36.1%, 2010년-2014년에는 32.5%로 꾸준히 감소하고 있다. 이러한 차이는 기존
보고서와 한국의학기관의 정의를 달리하였던 방법론의 차이에서도 기인하는데,
「한국의학연구업적보고서 2010」에서는 한국 논문 중 공저자 최소 1인 이상의
소속기관이 국내 의과대학이나 병원인 경우를 의학기관 발표 논문으로 하였으나
「한국의학연구업적보고서 2015」에서는 교신저자의 소속기관이 의학기관인 발표 논문을
기준으로 전수조사를 하였다.

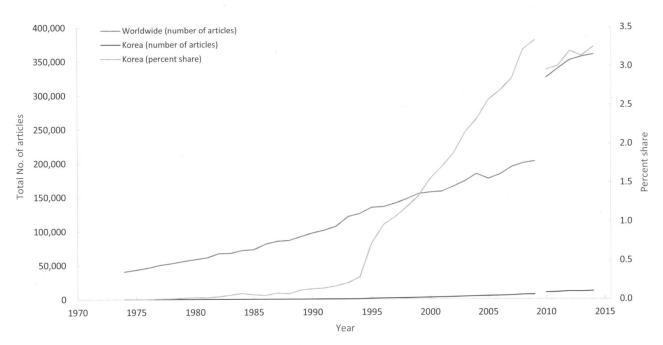

Fig. 3-1-7. Worldwide SCI articles, SCI Korean articles and their percent share in biomedical research area: 1974-2014.
전 세계 기초의학 영역 **SCI** 논문수와 한국 기초의학 **SCI** 논문 점유율의 변화: **1974-2014**
Note: Data from Appendix Table 3 (p. 106).

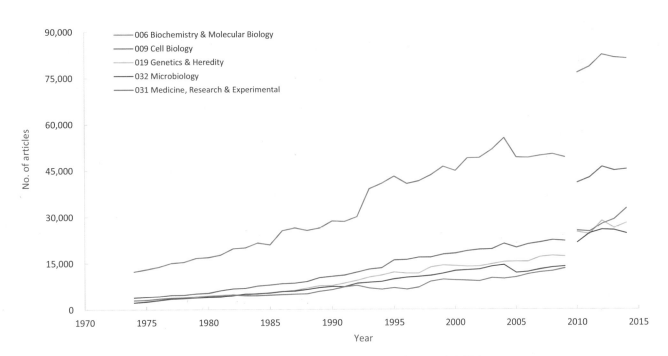

Fig. 3-1-8. SCI articles in the world top five subject categories of biomedical research area: 1974-2014.
기초의학 영역 중 전 세계 상위 **5**개 분야 **SCI** 논문수의 변화: **1974-2014**
Note: Data from Appendix Table 7 (p. 111).

Table 3-1-12. Percent share of SCI Korean articles of Korean medical institutions in biomedical research: 1974-2004 vs. 2005-2009 vs. 2010-2014
기초의학 영역에서 분야별 SCI 한국 논문 중 의학기관 발표 논문의 비율: 1974-2004 vs. 2005-2009 vs. 2010-2014

ID	Subject category	Percent share of SCI articles by Korean medical institutions (%)			No. of articles	
		1974-2004	2005-2009	2010-2014[*]	2010-2014	Estimated SCI Korean articles by Korean medical institutions[†]
002	Anatomy & Morphology	75.2	65.0	65.6	262	172
005	Biochemical Research Methods	24.8	16.0	14.8	2,673	396
006	Biochemistry & Molecular Biology	37.8	31.0	27.5	10,895	2,998
007	Biophysics	38.5	39.0	27.7	2,953	819
009	Cell Biology	48.2	46.0	39.1	4,780	1,869
010	Chemistry, Medicinal	27.6	20.0	23.8	3,794	904
014	Developmental Biology	54.0	29.0	34.4	366	126
017	Engineering, Biomedical	54.0	44.0	32.9	2,414	795
019	Genetics & Heredity	48.4	47.0	30.5	2,285	696
026	Medical Ethics	100.0	25.0[‡]	42.9[‡]	14	6
027	Medical Informatics	67.5	37.0	28.4	261	74
028	Medical Laboratory Technology	90.8	95.0	86.3	842	727
030	Medicine, Legal	72.7	42.4[‡]	36.6	145	53
031	Medicine, Research & Experimental	78.0	72.0	59.6	3,053	1,820
032	Microbiology	24.1	19.0	21.7	4,089	888
034	Nutrition & Dietetics	39.1	30.0	23.9	1,919	458
040	Parasitology	92.4	81.0	63.9	596	381
045	Physiology	73.9	60.0	47.9	1,216	583
060	Virology	50.0	42.0	39.8	783	312
063	Cell & Tissue Engineering[§]	-	-	52.0	817	425
Total		40.8	36.1	32.5	43,340	14,078

[*]기초의학 분야 SCI 한국 논문 중 교신저자의 소속기관 주소에 Med, Hosp, Dent 또는 Nurs가 들어간 한국의학기관 발표 논문의 비율.
[†]Rounded off to the nearest number.
[‡]The number of sample size is less than 100.
[§]*Korea Medical Research Report 2015*부터 새로 추가된 Subject category.
Source: 1974-2009 data are from *Korea Medical Research Report 2010*.
2010-2014 data are from Web of Science (Date of search: Sep 23, 2016).

2010년부터 2014년 사이에는 국내 의과대학이나 병원에 소속된 저자가 포함된 SCI 논문 비율이 높은 기초의학 분야는 의학실험기술 (86.3%), 해부학 및 형태학 (65.6%), 기생충학 (63.9%) 분야였다. 국내 의과대학이나 병원에 소속된 저자가 포함된 논문 비율이 25% 이하인 학문분야는 생화학 연구방법 (14.8%), 미생물학 (21.7%), 의약화학 (23.8%), 영양학 (23.9%) 분야였다.

기초의학 영역의 각 분야별 SCI 논문수에 따라 각 군에 5개의 분야가 속하도록 4개의 군으로 나누고 이들의 지난 41년간 SCI 논문수 추이를 관찰하였다 (표 3-1-13, 그림 3-1-9).

Table 3-1-13. Grouping of biomedical research areas by the number of SCI Korean articles: 1974-2014
한국 SCI 논문수에 의한 기초의학 영역에서 분야별 순위: 1974-2014

Group*	ID	Subject category	No. of articles				World share (%)							
			1974-2014	2000-2004	2005-2009	2010-2014	1974-2014	Rank†	2000-2004	Rank†	2005-2009	Rank†	2010-2014	Rank†
A	006	Biochemistry & Molecular Biology	29,526	5,085	7,702	13,722	1.9	7	2.0	5	3.1	6	3.4	6
	009	Cell Biology	12,911	2,014	3,514	6,968	2.7	7	1.9	6	2.8	7	3.2	8
	032	Microbiology	11,305	1,826	3,057	4,556	1.9	3	3.0	2	5.4	2	3.7	4
	010	Chemistry, Medicinal	9,787	1,687	2,606	4,380	3.8	2	6.0	1	5.6	1	5.4	2
	007	Biophysics	7,393	1,214	2,133	3,416	2.0	6	2.4	3	3.6	4	3.4	6
B	031	Medicine, Research & Experimental	6,181	965	1,435	3,626	1.2	10	1.6	7	2.4	8	2.6	11
	019	Genetics & Heredity	5,609	788	1,457	2,632	1.6	13	1.3	10	1.7	11	2.0	14
	005	Biochemical Research Methods	5,387	667	1,525	2,911	1.9	7	1.6	7	2.4	8	2.9	10
	017	Engineering, Biomedical	5,174	438	1,282	3,273	2.7	3	2.2	4	3.8	3	3.5	5
	034	Nutrition & Dietetics	3,442	342	729	2,182	0.7	10	1.0	12	2.4	8	3.1	9
C	045	Physiology	2,594	288	866	1,295	1.6	19	0.7	17	1.4	16	1.9	15
	060	Virology	1,671	233	428	859	1.0	15	1.0	12	1.5	14	1.8	17
	028	Medical Laboratory Technology	1,653	176	496	930	2.1	5	1.4	9	3.3	5	3.8	3
	014	Developmental Biology	1,153	192	289	601	1.0	15	1.0	12	1.4	16	1.9	15
	040	Parasitology	1,072	115	279	621	1.1	14	1.0	12	1.7	11	2.1	13
D	027	Medical Informatics	564	82	128	358	0.9	12	1.0	12	1.5	14	1.7	18
	002	Anatomy & Morphology	526	67	126	273	1.3	17	1.2	11	1.6	13	2.5	12
	030	Medicine, Legal	249	35	59	146	0.8	18	0.6	18	1.0	18	1.3	19
	026	Medical Ethics	20	2	4	14	0.2	20	0.1	19	0.1	19	0.2	20
	064	Cell & Tissue Engineering‡	1,075	-	-	1,075	5.7	1	-	-	-	-	5.7	1

No. of Korean medical journals in parenthesis.

*41년간 (1974-2014년)의 SCI 논문수에 따라 정렬한 후 5개 분야씩 임의적으로 나눈 분류.
Arbitrary grouping of subject categories by number of SCI articles published in 1974-2014.

†Rank는 기초의학 분야 20개 분야에서의 순위.
Rank is determined within 20 categories of biomedical research field.

‡*Korea Medical Research Report 2015*부터 새로 추가된 Subject category.

Note: Data from Appendix Table 3 (p. 106).

Source: 1974-2009 data are from *Korea Medical Research Report 2010*.
2010-2014 data are from InCites (Date of search: Sep 12, 2016).

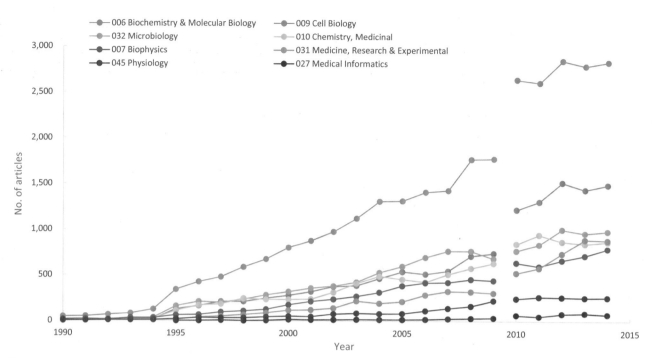

Fig. 3-1-9. SCI Korean articles of biomedical research area: 1990-2014.
　　　　한국 SCI 논문수 증가추이: **1990-2014**; 기초의학 영역
Note: 기초의학 영역 Group A 5개 분야와 Group B, C, D의 첫 번째 분야.
　　　Data from Appendix Table 3 (p. 106).

1974년부터 2014년까지 SCI 논문수가 가장 많은 A군에 속한 분야 (그림 3-1-10)는
생화학 및 분자생물학 (29,526편), 세포생물학 (12,911편), 미생물학 (11,305편),
의약화학 (9,787편), 생물리학 (7,393편)이다. 각 분야별로 해당 분야의 전 세계
SCI 논문 중 한국 SCI 논문이 차지하는 비율로 계산하면,「한국의학연구업적보고서
2015」에 새로 추가된 세포 및 조직공학 분야가 5.7%로 가장 높은 점유율을 보였다.
2000년-2009년에는 의약화학과 미생물학이 각각 1, 2위의 높은 점유율을 보였으나
2010년 이후로는 세포 및 조직공학, 의약화학, 의학실험기술 순으로 높은 점유율을
보였다.

B군에 속한 분야 (그림 3-1-11)는 의학연구 및 실험, 유전학, 생화학 연구방법, 의공학,
영양학 분야이다. B군에서는 의학연구 및 실험 분야의 논문수가 가장 많았으며, 각
분야별로 해당 분야의 전 세계 SCI 논문 중 한국 SCI 논문의 수가 차지하는 비율로
계산하면 의공학 분야가 가장 높았다.

C군에 속한 분야 (그림 3-1-12)는 생리학, 바이러스학, 의학실험기술, 발생학 그리고
기생충학 분야이다. C군에서는 생리학 분야의 논문이 가장 많았다. 각 분야별로 해당
분야의 전 세계 SCI 논문 중 한국 SCI 논문의 수가 차지하는 비율로 계산하면 의학실험기술
분야가 가장 높은 비율을 차지하였다.

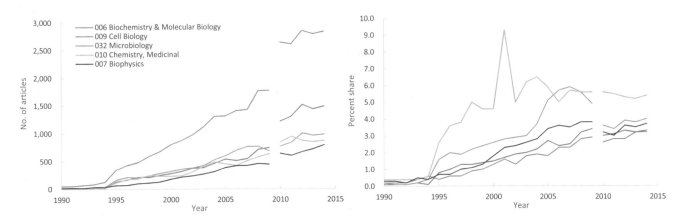

Fig. 3-1-10. SCI Korean articles and their world percent share: 1990-2014, biomedical research, Group A.
1990-2014년간 기초의학 A군에 속한 분야의 SCI 한국 논문수 증가 추이와 전 세계 대비 한국 논문 점유율의 변화
Note: Data from Appendix Table 3 (p. 106).

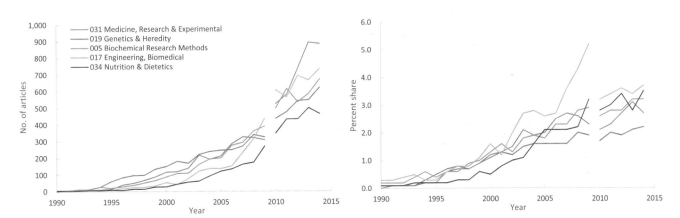

Fig. 3-1-11. SCI Korean articles and their world percent share: 1990-2014, biomedical research, Group B.
1990-2014년간 기초의학 B군에 속한 분야의 SCI 한국 논문수 증가 추이와 전 세계 대비 한국 논문 점유율의 변화
Note: Data from Appendix Table 3 (p. 106).

D군에 속한 분야 (그림 3-1-13)는 의료정보학, 해부학 및 형태학, 법의학, 의료윤리학, 세포 및 조직공학 분야이다. 이 분야 중에서는 이번에 새로 추가된 세포 및 조직공학 분야가 가장 많은 논문을 출판하였으며, 각 분야별로 해당 분야의 전 세계 SCI 논문 중 한국 SCI 논문의 수가 차지하는 비율로 계산하여도 세포 및 조직공학 분야가 가장 높은 비율을 차지하였다.

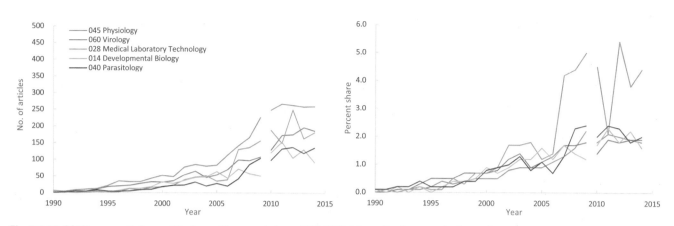

Fig. 3-1-12. SCI Korean articles and their world percent share: 1990-2014, biomedical research, Group C.
1990-2014년간 기초의학 **C**군에 속한 분야의 **SCI** 한국 논문수 증가 추이와 전 세계 대비 한국 논문 점유율의 변화
Note: Data from Appendix Table 3 (p. 106).

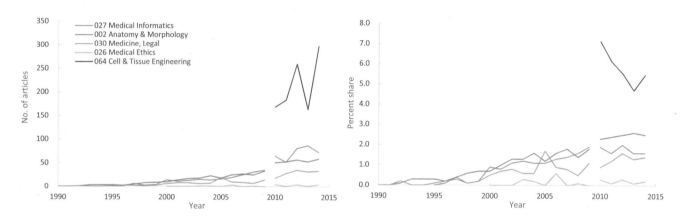

Fig. 3-1-13. SCI Korean articles and their world percent share: 1990-2014, biomedical research, Group D.
1990-2014년간 기초의학 **D**군에 속한 분야의 **SCI** 한국 논문수 증가 추이와 전 세계 대비 한국 논문 점유율의 변화
Note: Data from Appendix Table 3 (p. 106).

3.1.4.3. **전 세계 임상의학 영역에서 분야별 SCI 논문수 추이**

전 세계의 임상의학 영역에서 분야별 SCI 논문수는 1974년 이후 꾸준히 증가하고 있다. 한국 임상의학 SCI 논문의 점유율도 1990년대 중반 이후 급격히 증가하여 2014년에는 2.8%에 이르고 있다 (그림 3-1-14).

전 세계적으로 2010년-2014년에 SCI 논문수가 가장 많은 임상의학 영역의 분야는 종양학, 신경과학, 외과학, 약리학 및 약학 분야이며 의학 일반 및 내과학 분야를 제외한 주요 분야의 논문수는 계속 증가하고 있다 (그림 3-1-15).

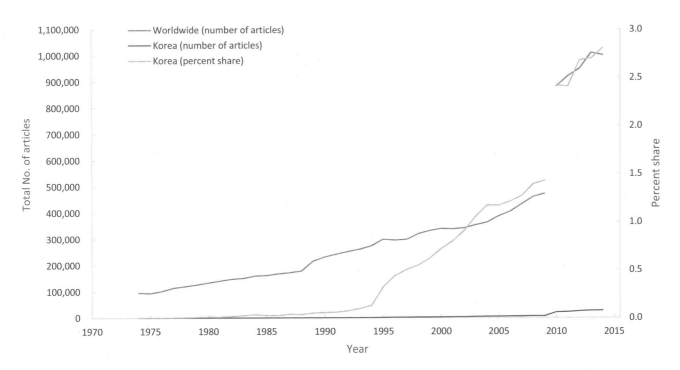

Fig. 3-1-14. Worldwide SCI articles, SCI Korean articles and their percent share in clinical medicine area: 1974-2014.
전 세계 임상의학 영역 **SCI** 논문수와 한국 임상의학 **SCI** 논문 점유율의 변화: **1974-2014**

Note: Data from Appendix Table 3 (p. 106).
Source: 1974-2009 data are from *Korea Medical Research Report 2010.*

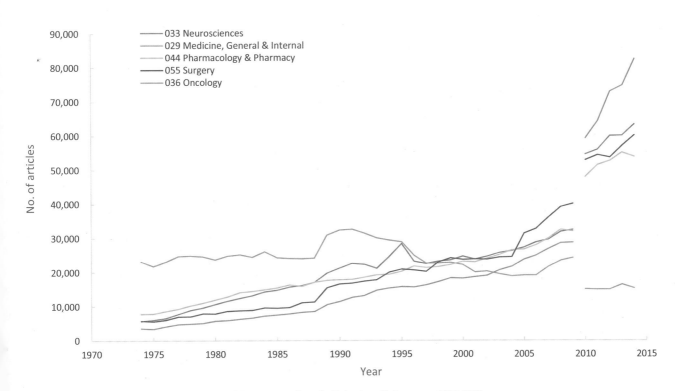

Fig. 3-1-15. SCI articles in the world top five subject categories of clinical medicine area: 1974-2014.
임상의학 영역 중 전 세계 상위 **5**개 분야 **SCI** 논문수의 변화: **1974-2014**

Note: Data from Appendix Table 3 (p. 106).

3.1.4.4. 한국 임상의학 영역에서 분야별 SCI 논문수 추이

표 3-1-14는 임상의학 논문의 공저자 중 1인 이상의 소속기관이 국내 의과대학이나 병원인 논문의 비율을 나타낸 것이다. 2010년-2014년에 임상의학 영역은 69.6%의 논문이 의과대학이나 병원에서 출간되어 기초의학 영역 (표 3-1-12)의 32.5%에 비해 두 배 이상 높다. 의과대학과 병원에서 출간된 논문의 비율은 1974년-2004년의 82.7%에서 2005년-2009년에는 80.6%, 2010년-2014년에는 69.6%로 감소하였다. 그러나 이러한 차이는 기존 보고서와 한국의학기관의 정의를 달리하였던 방법론의 차이에서도 기인하는데, 「한국의학연구업적보고서 2010」에서는 한국 논문 중 공저자 최소 1인 이상의 소속기관이 국내 의과대학이나 병원인 경우를 의학기관 발표 논문으로 하였으나 「한국의학연구업적보고서 2015」에서는 교신저자의 소속기관이 의학기관인 발표 논문을 기준으로 전수조사를 하였다. 이에 따라 2010년-2014년에 의학기관에서 발표한 논문의 비중이 90%가 넘는 분야는 마취과학 (90.5%)이 유일하여, 2005년-2009년에 22개의 분야에서 90% 이상의 논문을 의학기관에서 발표한 것과 대비된다. 국내 의과대학이나 병원에 소속된 저자가 포함된 논문의 비율이 가장 낮은 분야는 「한국의학연구업적보고서 2015」에 처음 의학분야로 포함된 간호학 (11.8%)과 치과학 (27.5%)이다.

국내 임상의학 영역 중 의학기관에서 2010년-2014년 발표 논문수가 가장 많은 분야는 외과학으로 총 10,547편이 발표되었다. 그 뒤를 이어 약리학 및 약학 (7,457편)과 종양학 (6,859편) 분야에서 많은 논문을 발표하였다.

1974년-2014년 SCI 논문수에 따라 정렬한 후 5개 분야씩 임의적으로 임상의학 영역을 분류하였다 (표 3-1-15).

논문수로 나눈 임상의학 영역에서 가장 많은 수의 논문을 발표한 분야는 약리학 및 약학, 종양학, 외과학, 임상신경학, 영상의학 및 핵의학 분야이다. 반면 전 세계 SCI 논문에서 차지하는 한국 논문의 점유율이 가장 높은 분야는 통합보완의학으로, 논문수로는 1974년-2014년에 임상의학 43개 분야 중 29위였으나 점유율은 2010년-2014년에 9.3%에 달해 가장 높았다. 피부과학과 이비인후과학은 논문수로는 각각 10위와 20위였으나 점유율은 2010년-2014년에 4.5%로 공동 2위인 분야였다. 전 세계 논문에서 차지하는 점유율이 2010년-2014년에 4% 이상으로 성장한 분야는 이비인후과학, 피부과학, 소화기학 등이었다. 외과학, 영상의학 및 핵의학, 소화기학 분야는 논문수와 점유율에서 모두 10위 안에 들었다.

Table 3-1-14. Percent share of SCI Korean articles of Korean medical institutions in clinical medicine: 1974-2004 vs. 2005-2009 vs. 2010-2014
임상의학 영역에서 분야별 SCI 한국 논문 중 의학기관 발표 논문의 비율: **1974-2004 vs. 2005-2009 vs. 2010-2014**

ID	Subject category	Percent share of SCI articles by Korean medical institutions (%)			No. of articles	
		1974-2004	2005-2009	2010-2014[*]	2010-2014	Estimated SCI Korean articles by Korean medical institutions[†]
001	Allergy	96.8	94.0	83.0	505	419
003	Andrology	89.5	71.8	79.8[‡]	84	67
004	Anesthesiology	99.0	96.0	90.5	598	541
008	Cardiac & Cardiovascular Systems	96.0	94.0	82.1	3,235	2,656
011	Clinical Neurology	97.6	98.0	87.1	5,359	4,669
012	Critical Care Medicine	93.0	95.0	81.0	469	380
013	Dermatology	96.3	93.0	88.0	2,292	2,016
015	Emergency Medicine	97.4	95.0	89.7	439	394
016	Endocrinology & Metabolism	82.2	69.0	62.7	2,150	1,348
018	Gastroenterology & Hepatology	98.1	97.0	86.2	3,439	2,963
020	Geriatrics & Gerontology	69.0	66.0	59.9	541	324
021	Health Care Sciences & Services	83.9	58.0	40.6	502	204
022	Hematology	91.9	89.0	73.4	1,253	920
023	Immunology	78.3	61.0	59.0	3,431	2,025
024	Infectious Diseases	84.1	74.0	66.8	1,256	839
025	Integrative & Complementary Medicine	79.6	28.0	58.9	1,588	935
029	Medicine, General & Internal	97.2	90.0	87.9	4,137	3,636
033	Neurosciences	87.8	79.0	59.1	4,055	2,396
035	Obstetrics & Gynecology	96.4	96.0	84.7	1,434	1,214
036	Oncology	87.6	88.0	69.3	6,859	4,752
037	Ophthalmology	96.4	97.0	88.5	1,828	1,618
038	Orthopedics	95.5	96.0	89.0	2,382	2,120
039	Otorhinolaryngology	98.6	99.0	89.9	1,460	1,312
041	Pathology	88.1	93.0	85.2	1,563	1,331
042	Pediatrics	97.5	95.0	84.0	1,103	927
043	Peripheral Vascular Disease	92.8	95.0	74.8	1,218	911
044	Pharmacology & Pharmacy	42.4	43.0	41.1	7,457	3,068
046	Psychiatry	94.3	86.0	76.5	1,340	1,025
047	Psychology	50.8	68.0	44.3	404	179
048	Public, Environmental & Occupational Health	67.1	56.0	33.7	1,375	463
049	Radiology, Nuclear Medicine & Medical Imaging	91.2	94.0	77.3	4,665	3,607
050	Rehabilitation	90.9	77.0	38.6	1,380	532
051	Reproductive Biology	67.2	56.0	57.1	662	378
052	Respiratory System	92.3	97.0	80.9	1,264	1,023
053	Rheumatology	99.1	97.0	81.9	725	594
054	Substance Abuse	76.5	80.0	45.8[‡]	83	38
055	Surgery	96.0	96.0	77.7	10,547	8,194
056	Toxicology	50.7	35.0	34.2	2,258	773
057	Transplantation	99.6	94.0	80.4	1,014	815
058	Tropical Medicine	89.0	59.4	41.4	181	75
059	Urology & Nephrology	96.7	92.0	83.1	1,707	1,419
061	Dentistry, Oral Surgery & Medicine[§]	-	-	27.5	2,028	558
062	Nursing[§]	-	-	11.8	1,130	133
064	Primary Health Care[§]	-	-	57.1[‡]	14	8
Total		82.7	80.6	69.6	91,414	63,799

[*] 임상의학 분야 SCI 한국 논문 중 교신저자의 소속기관 주소에 Med, Hosp, Dent 또는 Nurs가 들어간 한국의학기관 발표 논문의 비율.
[†] Rounded off the nearest number.
[‡] The number of sample size is less than 100.
[§] *Korea Medical Research Report 2015*부터 새로 추가된 Subject category.
Source: 1974-2009 data are from *Korea Medical Research Report 2010*.
2010-2014 data are from Web of Science (Date of search: Sep 23, 2016).

Table 3-1-15. Grouping of clinical medicine areas by the number of SCI Korean articles: 1974-2014
한국 SCI 논문수에 의한 임상의학 영역에서 분야별 순위: 1974-2014

Group*	ID	Subject category	No. of articles				World share (%)							
			1974-2014	2000-2004	2005-2009	2010-2014	1974-2014	Rank[†]	2000-2004	Rank[†]	2005-2009	Rank[†]	2010-2014	Rank[†]
E	044	Pharmacology & Pharmacy	19,382	3,069	5,507	9,054	2.1	8	2.5	2	3.7	2	3.5	9
	036	Oncology	16,746	1,345	3,353	11,424	2.0	14	1.4	9	2.5	11	3.2	13
	055	Surgery	16,378	1,513	3,881	10,048	1.8	15	1.3	16	2.2	12	3.6	7
	011	Clinical Neurology	12,218	967	2,984	7,929	2.3	5	1.1	20	2.7	9	3.0	16
	049	Radiology, Nuclear Medicine & Medical Imaging	11,283	1,547	2,641	5,987	2.3	5	2.5	2	3.6	3	3.7	6
F	033	Neurosciences	10,967	1,522	2,586	6,118	1.1	28	1.2	19	1.7	21	2.1	27
	023	Immunology	8,690	1,212	1,833	4,930	1.3	22	1.3	16	1.8	19	2.5	21
	018	Gastroenterology & Hepatology	8,654	597	1,551	6,224	2.3	5	1.4	9	2.8	7	4.0	4
	008	Cardiac & Cardiovascular Systems	8,041	486	1,151	6,150	1.3	22	0.7	29	1.4	26	2.7	17
	013	Dermatology	6,007	575	1,205	3,773	2.4	3	2.0	4	3.5	4	4.5	2
G	016	Endocrinology & Metabolism	5,319	536	1,109	3,407	1.2	26	0.9	23	1.6	23	2.2	24
	059	Urology & Nephrology	5,030	573	993	3,088	1.6	17	1.4	17	1.9	16	2.6	18
	056	Toxicology	5,004	653	1,443	2,618	2.1	8	1.9	5	3.5	4	3.5	9
	029	Medicine, General & Internal	4,943	1,559	2,357	646	0.5	41	1.5	7	2.2	7	0.8	42
	038	Orthopedics	4,291	391	1,123	2,519	2.1	8	1.4	9	2.8	9	3.6	7
H	041	Pathology	4,006	489	931	2,270	1.4	21	1.4	9	2.6	10	2.6	18
	046	Psychiatry	3,903	282	767	2,765	1.0	31	0.6	32	1.3	29	1.8	33
	022	Hematology	3,721	417	810	2,365	1.0	31	0.8	25	1.4	26	1.7	34
	043	Peripheral Vascular Disease	3,635	339	673	2,544	1.5	19	0.8	25	1.4	26	2.2	24
	035	Obstetrics & Gynecology	3,595	325	780	2,289	1.1	28	0.9	23	1.5	25	2.1	27
I	057	Transplantation	3,381	317	465	2,422	2.4	3	1.4	9	1.8	19	3.4	12
	048	Public, Environmental & Occupational Health	3,377	378	711	2,088	0.8	36	0.8	25	1.1	34	1.1	37
	052	Respiratory System	3,204	246	658	2,207	1.2	26	0.7	29	1.7	21	2.2	24
	037	Ophthalmology	3,159	333	680	1,956	1.3	22	1.0	22	1.6	23	3.2	13
	039	Otorhinolaryngology	2,734	269	790	1,520	2.1	8	1.4	9	3.4	6	4.5	2
J	042	Pediatrics	2,601	317	671	1,364	0.6	40	0.6	32	1.0	35	1.1	37
	024	Infectious Diseases	2,400	265	606	1,435	1.0	31	0.7	31	1.2	31	1.5	35
	053	Rheumatology	2,200	173	416	1,568	1.5	19	1.1	20	1.9	16	2.4	22
	025	Integrative & Complementary Medicine	2,197	181	410	1,606	8.2	1	6.0	1	6.3	1	9.3	1
	051	Reproductive Biology	2,136	234	460	1,332	1.6	17	1.3	16	2.2	12	2.6	18
K	050	Rehabilitation	1,770	45	157	1,547	2.1	8	0.5	37	1.2	31	3.1	15
	001	Allergy	1,631	152	230	1,151	1.8	15	1.5	7	1.9	16	3.5	9
	004	Anesthesiology	1,233	137	318	723	0.8	36	0.6	32	1.2	31	2.0	30
	021	Health Care Sciences & Services	1,120	53	204	854	0.7	38	0.3	39	0.8	37	1.0	40
	020	Geriatrics & Gerontology	1,071	85	218	753	1.1	28	0.8	28	1.3	25	2.0	30

(continued)

Table 3-1-15. Grouping of clinical medicine areas by the number of SCI Korean articles: 1974-2014 (continued)
한국 SCI 논문수에 의한 임상의학 영역에서 분야별 순위: 1974-2014 (계속)

Group[*]	ID	Subject category	No. of articles				World share (%)							
			1974-2014	2000-2004	2005-2009	2010-2014	1974-2014	Rank[†]	2000-2004	Rank[†]	2005-2009	Rank[†]	2010-2014	Rank[†]
L	047	Psychology	979	95	161	686	0.7	38	0.6	32	0.7	38	1.2	36
	012	Critical Care Medicine	967	57	160	750	0.9	35	0.4	38	0.7	38	1.1	37
	015	Emergency Medicine	640	28	115	486	1.0	31	0.2	40	0.9	36	1.9	32
	058	Tropical Medicine	369	46	69	209	0.5	41	0.6	32	0.6	40	1.0	40
	054	Substance Abuse	267	13	35	215	0.5	41	0.2	40	0.5	41	0.7	43
	003	Andrology	169	29	39	92	1.3	22	1.7	6	2.1	15	2.4	22
M[†]	061	Dentistry, Oral Surgery & Medicine	2,143	-	-	2,143	3.8	2	-	-	-	-	3.8	5
	062	Nursing	1,192	-	-	1192	2.1	8	-	-	-	-	2.1	27
	064	Primary Health Care	17	-	-	17	0.1	42	-	-	-	-	0.1	44

No. of Korean medical journals in parenthesis.
[*]41년간 (1974-2014년)의 SCI 논문수에 따라 정렬한 후 5개 분야에서 임의적으로 나눈 분류.
Arbitrary grouping of subject categories by number of SCI articles published in 1974-2014.
[†]Rank는 임상의학 영역 44개 분야에서의 순위. Rank is determined within 44 categories of biomedical research field.
[‡]Korea Medical Research Report 2015부터 새로 추가된 Subject category로, 1974-2009 데이터 없음. 따라서 새로운 그룹을 만들어 분류함.

Note: Data from Appendix Table 3 (p. 106).
Source: 1974-2009 data are from *Korea Medical Research Report 2010*.
　　　　2010-2014 data are from InCites (Date of search: Sep 12, 2016).

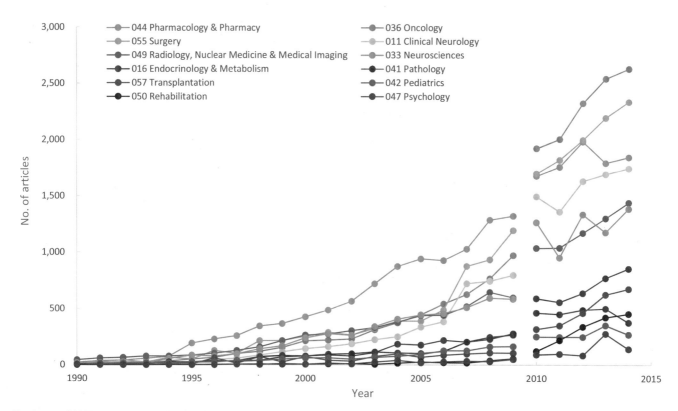

Fig. 3-1-16. SCI Korean articles of clinical medicine area: 1990-2014.
한국 SCI 논문수 증가추이: 1990-2014; 임상의학 영역
Note: 임상의학 영역 Group E 5개 분야와 Group F, G, H, I, J, K, L의 첫 번째 분야.
Data from Appendix Table 3 (p. 106).

임상의학의 거의 모든 주요 분야에서 1990년 이후 SCI 논문수는 꾸준히 증가하였다 (그림 3-1-16). 2009년까지 약리학 및 약학 논문수가 가장 많았으나 2010년 이후 종양학, 외과학, 약리학 및 약학, 임상신경학 순으로 논문이 많이 발표되었다.

임상의학 중 논문수가 가장 많은 5개 분야 (E군)의 논문수는 1990년 이후 꾸준히 증가하였고 점유율도 2010년까지 동반하여 상승하였다 (그림 3-1-17). 그러나 2010년 이후 외과학을 제외한 약리학 및 약학, 영상의학 및 핵의학, 종양학, 임상신경학 분야의 점유율 증가 추이는 주춤하였다.

그다음으로 많은 논문수를 보이는 F군에 속한 임상의학의 분야는 신경과학, 면역학, 소화기학, 심혈관학, 피부과학이다 (그림 3-1-18). F군에서는 논문수와 국내 SCI 논문의 점유율이 모두 급격하게 증가하고 있으며 특히 피부과학의 점유율 증가가 두드러진다.

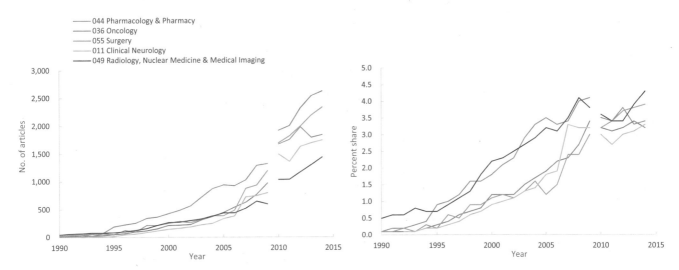

Fig. 3-1-17. SCI Korean articles and their world percent share: 1990-2014, clinical medicine, Group E.
        1990-2014년간 임상의학 **E**군에 속한 분야의 **SCI** 한국 논문수 증가 추이와 전 세계 대비 한국 논문 점유율의 변화
Note: Data from Appendix Table 3 (p. 106).

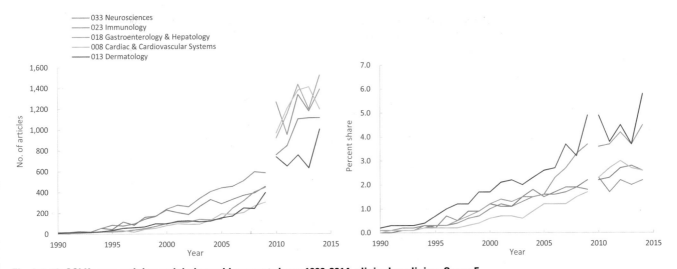

Fig. 3-1-18. SCI Korean articles and their world percent share: 1990-2014, clinical medicine, Group F.
        1990-2014년간 임상의학 **F**군에 속한 분야의 **SCI** 한국 논문수 증가 추이와 전 세계 대비 한국 논문 점유율의 변화
Note: Data from Appendix Table 3 (p. 106).

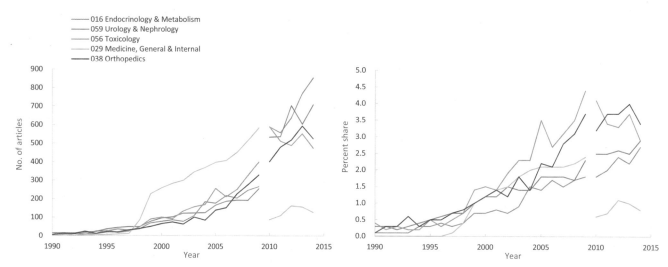

Fig. 3-1-19. SCI Korean articles and their world percent share: 1990-2014, clinical medicine, Group G.
　　　　1990-2014년간 임상의학 **G**군에 속한 분야의 **SCI** 한국 논문수 증가 추이와 전 세계 대비 한국 논문 점유율의 변화
Note: Data from Appendix Table 3 (p. 106).

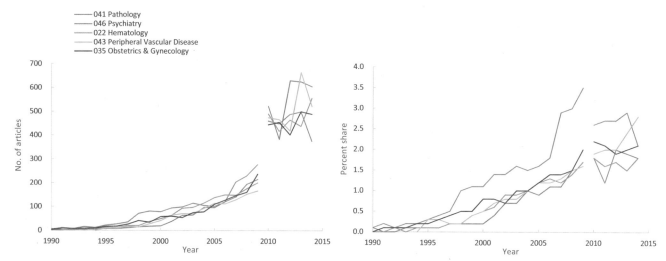

Fig. 3-1-20. SCI Korean articles and their world percent share: 1990-2014, clinical medicine, Group H.
　　　　1990-2014년간 임상의학 **H**군에 속한 분야의 **SCI** 한국 논문수 증가 추이와 전 세계 대비 한국 논문 점유율의 변화
Note: Data from Appendix Table 3 (p. 106).

G군에서는 의학 일반 및 내과학 분야를 제외한 내분비학, 비뇨기과학, 독성학, 정형외과학이 최근까지도 꾸준한 논문수와 점유율의 증가를 보이고 있다 (그림 3-1-19). 의학 일반 및 내과학 분야의 논문수가 감소한 것은 「한국의학연구업적보고서 2010」과 「한국의학연구업적보고서 2015」에서 사용한 데이터베이스와 논문 주제분야가 달라짐에 따른 결과로, 「한국의학연구업적보고서 2010」에서 "Multidisciplinary Sciences"와 "Medicine, General and Internal" 분야가 「한국의학연구업적보고서 2015」에서는 "Multidisciplinary" 분야로 분류되었다.

H군에 속한 분야들은 고른 SCI 논문수 증가를 보이며, 점유율은 병리학 분야가 가장 높았으나 최근 말초혈관질환 분야의 점유율 도약이 두드러진다 (그림 3-1-20).

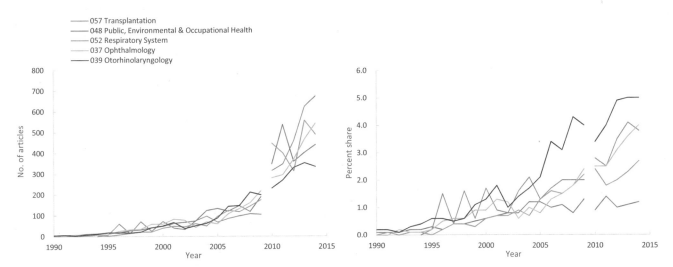

Fig. 3-1-21. SCI Korean articles and their world percent share: 1990-2014, clinical medicine, Group I.
  1990-2014년간 임상의학 **I**군에 속한 분야의 **SCI** 한국 논문수 증가 추이와 전 세계 대비 한국 논문 점유율의 변화
Note: Data from Appendix Table 3 (p. 106).

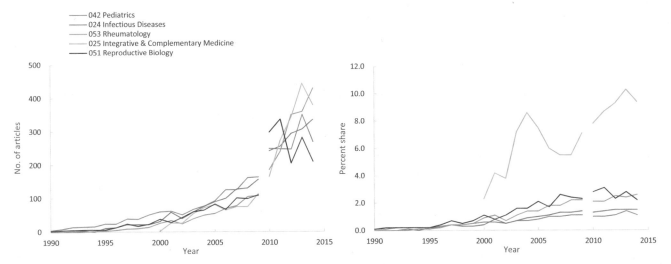

Fig. 3-1-22. SCI Korean articles and their world percent share: 1990-2014, clinical medicine, Group J.
  1990-2014년간 임상의학 **J**군에 속한 분야의 **SCI** 한국 논문수 증가 추이와 전 세계 대비 한국 논문 점유율의 변화
Note: Data from Appendix Table 3 (p. 106).

I군, J군, K군에 속한 분야들도 꾸준한 논문수와 점유율 증가를 보인다 (그림 3-1-21~23). 특히 통합보완의학 분야는 논문수에 비해 전 세계 SCI 논문 대비 국내 SCI 논문이 차지하는 비율에 있어서는 모든 분야들 중 가장 높은 수준을 보여준다.

남성의학 분야는 논문수는 적으나 점유율은 꾸준히 2-3% 선을 유지하고 있어 L군에 속한 분야 중에서는 비교적 높은 점유율을 보인다 (그림 3-1-24).

M군에는 「한국의학연구업적보고서 2015」에 처음 임상의학 영역으로 포함된 치과학, 간호학, 일차보건의료 분야가 포함되었다. 치과학 분야는 전 세계 논문 점유율도 4% 선으로 높은 편이다 (그림 3-1-25).

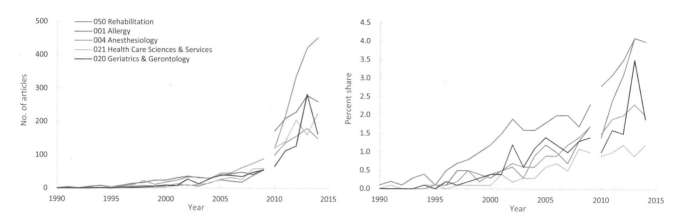

Fig. 3-1-23. SCI Korean articles and their world percent share: 1990-2014, clinical medicine, Group K.
　　　　1990-2014년간 임상의학 **K**군에 속한 분야의 **SCI** 한국 논문수 증가 추이와 전 세계 대비 한국 논문 점유율의 변화
Note: Data from Appendix Table 3 (p. 106).

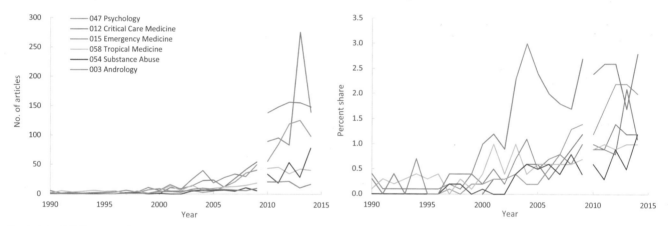

Fig. 3-1-24. SCI Korean articles and their world percent share: 1990-2014, clinical medicine, Group L.
　　　　1990-2014년간 임상의학 **L**군에 속한 분야의 **SCI** 한국 논문수 증가 추이와 전 세계 대비 한국 논문 점유율의 변화
Note: Data from Appendix Table 3 (p. 106).

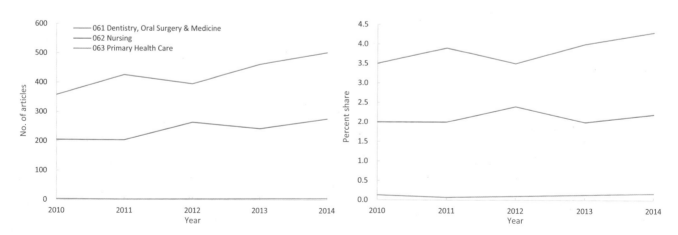

Fig. 3-1-25. SCI Korean articles and their world percent share: 2010-2014, clinical medicine, Group M.
　　　　2010-2014년간 임상의학 **M**군에 속한 분야의 **SCI** 한국 논문수 증가 추이와 전 세계 대비 한국 논문 점유율의 변화
Note: Data from Appendix Table 3 (p. 106).

3.1.5. 각 의학분야별 및 국가별 SCI 논문수 순위

부록 표 7 "의학분야별 SCI 논문 발표 상위 5개국과 한국의 순위: 2010-2014"는 64개 주제분야에 대해 2010년-2014년 출간논문에 대해 주제분야별 Countries Refocus Data를 각각 내려받아 통합하여 작성하였다.

통합보완의학을 제외한 63개 분야에서 미국이 1위를 차지하였고, 기초의학 영역에서는 중국과 영국이 각각 9개와 6개 분야에서 2위였다. 한국은 기초의학 중 의약화학 (7위)을 포함하여 9개 분야가 10위권 내로 논문을 출간하여 「한국의학연구업적보고서 2006」에서 단 1개의 분야가, 「한국의학연구업적보고서 2010」에서 6개 분야가 10위권 내에 들었던 것에 비해 양적인 성장을 보였다.

임상의학 분야에서는 중국이 1위인 통합보완의학 분야를 제외한 모든 분야에서 미국이 1위인 가운데 영국과 독일이 2-3위권이었다. 한국은 통합보완의학 (3위), 피부과학 (6위), 이비인후과학 (7위) 등 11개 분야가 10위권에 들었고 2개 분야를 제외한 전 분야가 20위권 안에 들었다. 「한국의학연구업적보고서 2006」에는 3개 분야가, 「한국의학연구업적보고서 2010」에는 5개의 분야가 10위권에 들었다.

3.1.5.1. 학문분야별 국가간 SCI 논문수 비교

부록 표 5 "의학분야별 21개국 SCI 논문수: 2010-2014"는 의학분야별 SCI 논문수를 국가별로 비교하기 위하여 2014년도 SCI 논문수에서 한국을 제외한 상위 20개국 및 「한국의학연구업적보고서 2010」에 포함된 아시아 4개국, G8 국가 등 21개국을 선정하였다. 21개 국가의 64개 분야 2010년-2014년 논문수 경향성 자료 (trend data)를 조사하여 분석하였다.

학문분야별 국가간 SCI 논문수 비교를 위해 한국 SCI 논문수를 기준으로 기초의학 상위 5개 분야인 생화학 및 분자생물학, 세포생물학, 미생물학, 의약화학, 의학연구 및 실험 분야와 임상의학 상위 5개 분야인 약리학 및 약학, 종양학, 외과학, 임상신경학, 소화기학 분야를 선정하였다. 분야별로 InCites에서 아시아 4개국과 G8 국가의 1980년-2014년과 2004년, 2009년, 2014년도의 논문 점유율을 제시하였다. 「한국의학연구업적보고서 2010」과 비교하였을 때 기초의학과 임상의학의 상위 5개 분야에 포함되었던 유전학, 생리학, 기생충학, 영상의학 및 핵의학, 신경과학, 의학 일반 및 내과학이 5위권에 포함되지 못하였으며 이들 분야에 대한 분석결과는 참고자료로 제시하였다.

아시아 4개국의 생화학 및 분자생물학 분야 논문수를 상대적으로 비교하였다 (그림 3-1-26). 임상의학 영역에 비해 기초의학 영역에서 중국의 점유율이 두드러지게 높다. 생화학 및 분자생물학에서도 중국은 2014년도에 72%의 점유율을 보이며 한국 (14%)보다 약 5배 많은 논문을 출간하였다.

G8 국가의 생화학 및 분자생물학 분야 SCI 논문수와 한국의 논문수를 상대적으로
비교하였다 (그림 3-1-27). 미국은 한국의 22배의 논문을 출간하며, 일본도 한국의 약
3.5배 많은 논문을 발표하고 있다. 한국의 점유율은 2%대에서 정체된 비율을 보이고 있다.

아시아 4개국의 세포생물학 분야 논문수를 상대적으로 비교하였다 (그림 3-1-28). 중국
논문의 비중이 점차 높아져 2004년에는 한국에 비해 3.6배 많은 논문을 출간하였으나
2014년에는 4.3배 많은 논문을 출간하였다.

G8 국가의 세포생물학 분야 SCI 논문수와 한국의 논문수를 상대적으로 비교하였다 (그림
3-1-29). 2014년에 미국의 논문은 한국의 약 13배이며 영국, 독일, 일본이 한국보다 약 2배
많은 논문을 발표하고 있다. 2004년에는 이들 3개국이 한국에 비해 약 3배 많은 논문을
발표하였으나 2009년, 2014년 점차적으로 그 격차가 줄어들었다.

아시아 4개국의 미생물학 분야 논문수를 상대적으로 비교하였다 (그림 3-1-30). 중국은
2004년에는 한국보다 약 2.2배 많은 논문을 발표하였으나 2014년에는 약 3.2배로
급속한 양적 성장을 보이고 있다.

G8 국가의 미생물학 분야 SCI 논문수와 한국의 논문수를 상대적으로 비교하였다 (그림
3-1-31). 2014년에 미국은 한국의 약 22배에 달하는 논문을 발표하였으며 러시아가
한국과 논문수가 비슷한 수준이다.

아시아 4개국의 의약화학 분야 논문수를 상대적으로 비교하였다 (그림 3-1-32).
2014년에 중국은 한국보다 약 1.7배 많은 논문을 발표하였다.

G8 국가의 의약화학 분야 SCI 논문수와 한국의 논문수를 상대적으로 비교하였다 (그림
3-1-33). 이 분야에서 최근 한국은 점유율 7%로 기초의학 영역 중 상대적으로 높은
점유율을 보인다. 이는 일본, 러시아보다 높은 수준이며 미국과의 격차도 약 6배 정도로
다른 분야에 비해 비교적 적다.

아시아 4개국의 의학연구 및 실험 분야의 SCI 논문수를 상대적으로 비교하였다 (그림 3-1-
34). 이 분야의 2014년 한국 SCI 논문수는 싱가포르와 대만에 비해서는 3배 이상 많으나
중국의 약 1/3 수준이다.

G8 국가의 의학연구 및 실험 분야 논문수와 한국의 논문수를 상대적으로 비교하였다
(그림 3-1-35). 이 분야에서는 미국에 이어 영국의 점유율이 다른 기초의학 영역의 분야에
비해 상대적으로 높다. 2014년에 미국은 한국의 약 13배, 영국은 6.3배, 일본은 3배의
논문을 발표하였다.

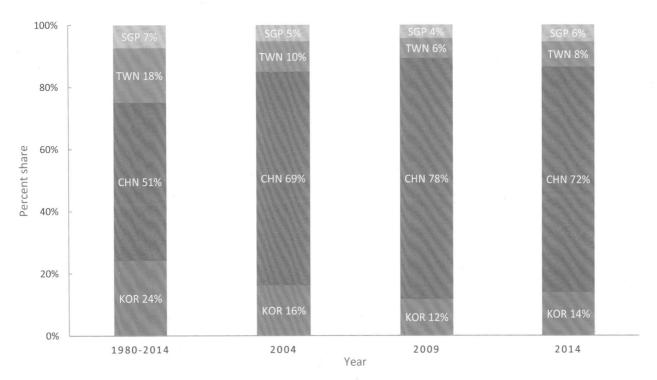

Fig. 3-1-26. Share of SCI articles of Asia four (A4) countries in Biochemistry & Molecular Biology: 1980-2014, 2004, 2009, 2014.
생화학 및 분자생물학 분야의 아시아 4개국 SCI 논문 점유율: 1980-2014, 2004, 2009, 2014
Note: Data from InCites dataset updated Sep 23, 2016. Includes Web of Science content indexed through Jul 29, 2016.

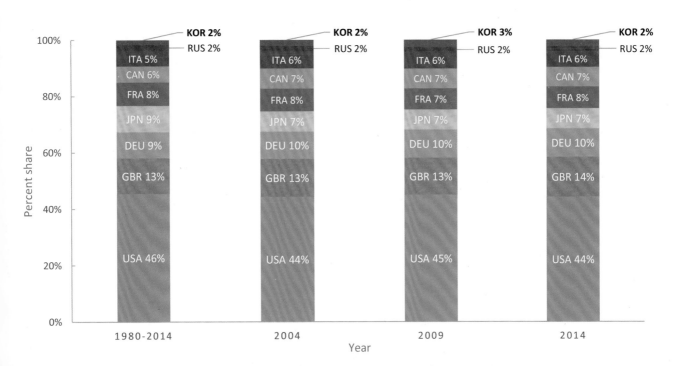

Fig. 3-1-27. Share of SCI articles of Korea and G8 countries in Biochemistry & Molecular Biology: 1980-2014, 2004, 2009, 2014.
생화학 및 분자생물학 분야의 한국과 G8 국가 SCI 논문 점유율: 1980-2014, 2004, 2009, 2014
Note: Data from InCites dataset updated Sep 23, 2016. Includes Web of Science content indexed through Jul 29, 2016.

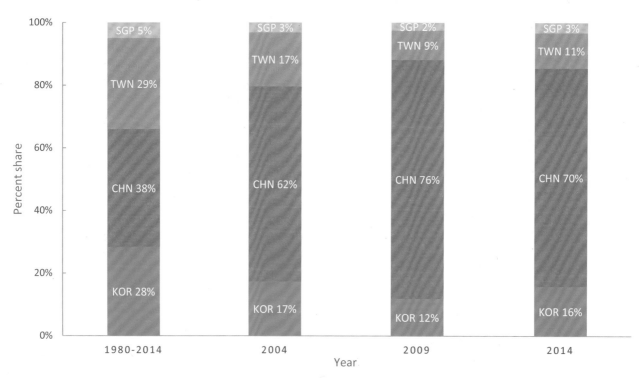

Fig. 3-1-28. Share of SCI articles of Asia four (A4) countries in Cell Biology: 1980-2014, 2004, 2009, 2014.
세포생물학 분야의 아시아 4개국 SCI 논문 점유율: 1980-2014, 2004, 2009, 2014
Note: Data from InCites dataset updated Sep 23, 2016. Includes Web of Science content indexed through Jul 29, 2016.

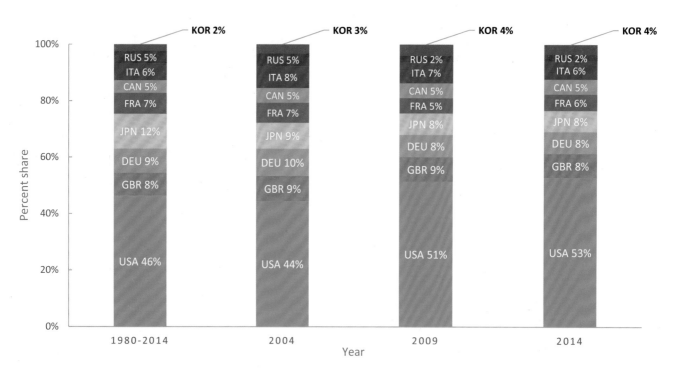

Fig. 3-1-29. Share of SCI articles of Korea and G8 countries in Cell Biology: 1980-2014, 2004, 2009, 2014.
세포생물학 분야의 한국과 G8 국가 SCI 논문 점유율: 1980-2014, 2004, 2009, 2014
Note: Data from InCites dataset updated Sep 23, 2016. Includes Web of Science content indexed through Jul 29, 2016.

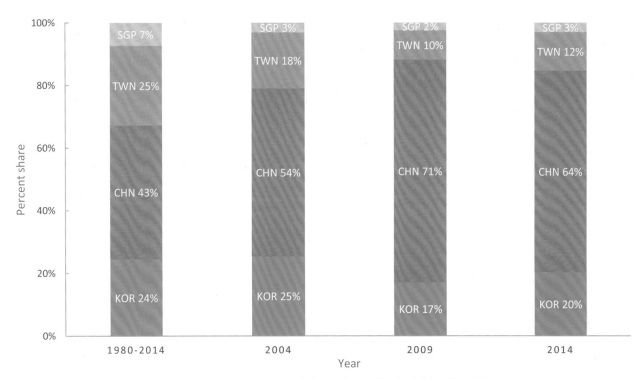

Fig. 3-1-30. Share of SCI articles of Asia four (A4) countries in Microbiology: 1980-2014, 2004, 2009, 2014.
미생물학 분야의 아시아 **4개국 SCI** 논문 점유율: **1980-2014, 2004, 2009, 2014**
Note: Data from InCites dataset updated Sep 23, 2016. Includes Web of Science content indexed through Jul 29, 2016.

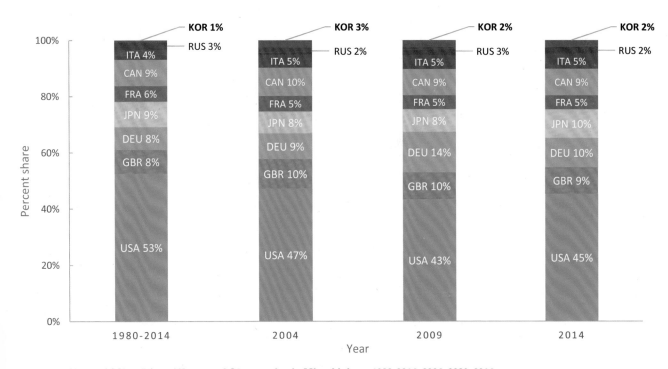

Fig. 3-1-31. Share of SCI articles of Korea and G8 countries in Microbiology: 1980-2014, 2004, 2009, 2014.
미생물학 분야의 한국과 **G8** 국가 **SCI** 논문 점유율: **1980-2014, 2004, 2009, 2014**
Note: Data from InCites dataset updated Sep 23, 2016. Includes Web of Science content indexed through Jul 29, 2016.

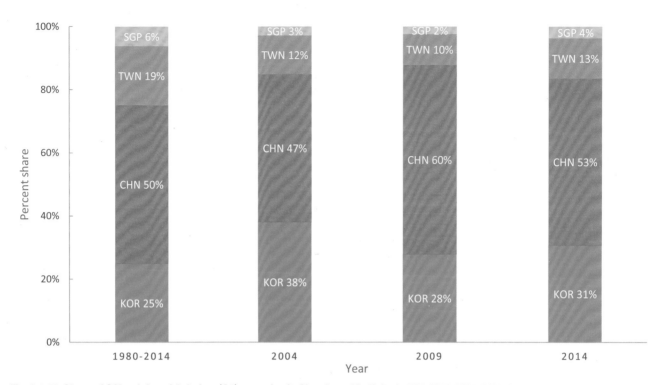

Fig. 3-1-32. Share of SCI articles of Asia four (A4) countries in Chemistry, Medicinal: 1980-2014, 2004, 2009, 2014.
          의약화학 분야의 아시아 4개국 SCI 논문 점유율: 1980-2014, 2004, 2009, 2014
Note: Data from InCites dataset updated Sep 23, 2016. Includes Web of Science content indexed through Jul 29, 2016.

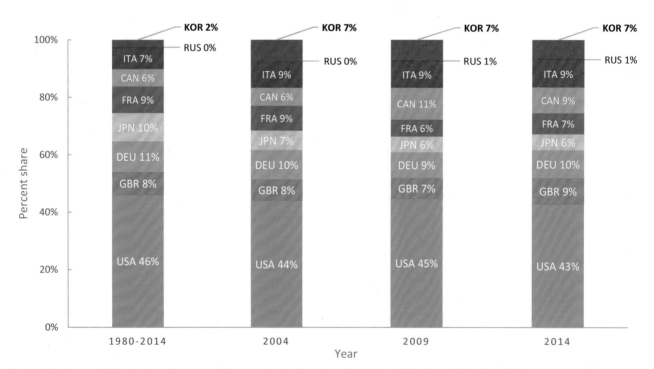

Fig. 3-1-33. Share of SCI articles of Korea and G8 countries in Chemistry, Medicinal: 1980-2014, 2004, 2009, 2014.
          의약화학 분야의 한국과 G8 국가 SCI 논문 점유율: 1980-2014, 2004, 2009, 2014
Note: Data from InCites dataset updated Sep 23, 2016. Includes Web of Science content indexed through Jul 29, 2016.

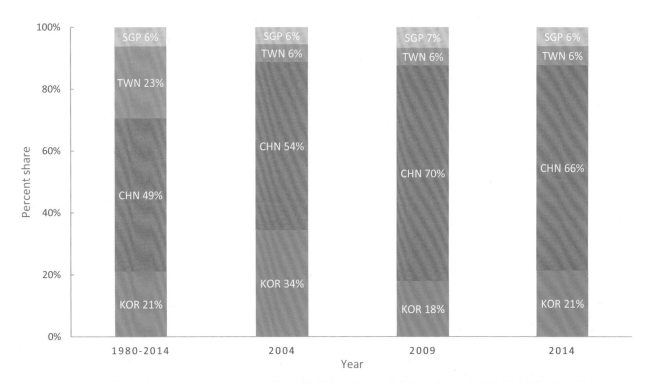

Fig. 3-1-34. Share of SCI articles of Asia four (A4) countries in Medicine, Research & Experimental: 1980-2014, 2004, 2009, 2014.
     의학연구 및 실험 분야의 아시아 4개국 SCI 논문 점유율: 1980-2014, 2004, 2009, 2014
Note: Data from InCites dataset updated Sep 23, 2016. Includes Web of Science content indexed through Jul 29, 2016.

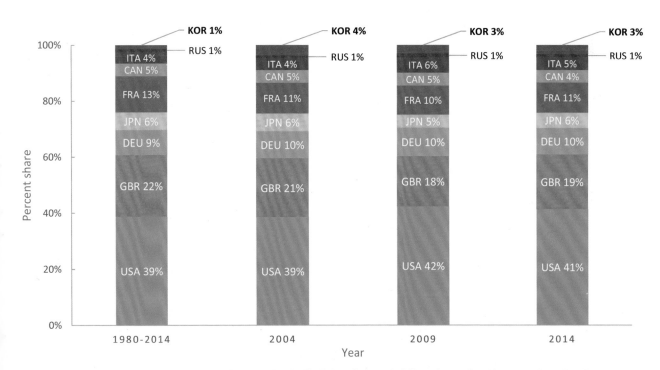

Fig. 3-1-35. Share of SCI articles of Korea and G8 countries in Medicine, Research & Experimental: 1980-2014, 2004, 2009, 2014.
     의학연구 및 실험 분야의 한국과 G8 국가 SCI 논문 점유율: 1980-2014, 2004, 2009, 2014
Note: Data from InCites dataset updated Sep 23, 2016. Includes Web of Science content indexed through Jul 29, 2016.

아시아 4개국의 약리학 및 약학 분야 SCI 논문수를 상대적으로 비교하면 중국이 최근에는 50%의 점유율을 보이며 그 비중이 꾸준히 증가하였음을 알 수 있다 (그림 3-1-36). 그 뒤를 이어 한국이 2014년 33%의 점유율을 보이는데, 이는 1980년-2014년 전 기간 누적 42%에 비해 낮아진 수치로 중국의 비중이 점차 높아진 것과 대비된다.

G8 국가의 약리학 및 약학 분야 논문수를 비교하면 미국이 1980년-2014년 43%로 가장 많은 논문을 출간하였다 (그림 3-1-37). 한국은 2014년에 5%의 점유율을 보이며 이는 이탈리아, 프랑스 (6%)와 비슷한 수준이다. G8 국가 중에서는 한국이 러시아보다 약 5배 많은 논문을 발표하였다.

아시아 4개국의 종양학 분야 SCI 논문수를 상대적으로 비교하였다 (그림 3-1-38). 이 분야에서는 대만의 점유율이 낮아지고 중국의 점유율이 높아져 2014년에는 46%로 가장 높은 점유율을 보였다. 한국이 그 뒤를 이어 35%의 점유율을 보였다.

G8 국가의 종양학 분야 논문수와 한국의 SCI 논문수를 상대적으로 비교하였다 (그림 3-1-39). 2014년에 이 분야에서 가장 많은 논문을 발표한 국가는 미국 (48%), 영국 (13%), 독일 (9%), 일본 (9%) 순이었으며 한국은 5%를 차지하여 러시아와 캐나다보다 많은 논문을 발표하였다.

아시아 4개국의 외과학 분야 SCI 논문수를 상대적으로 비교하였다 (그림 3-1-40). 2014년에 한국은 점유율 22%로 중국 (64%)에 이어 두 번째로 높았다. 1980년-2014년의 누적 점유율이 32%이었던 것에 비해서는 중국 논문의 비중이 높아지면서 상대적으로 한국을 비롯한 다른 아시아 국가 논문의 비중이 낮아졌음을 알 수 있다.

G8 국가의 외과학 분야 SCI 논문수와 한국의 SCI 논문수를 상대적으로 비교하였다 (그림 3-1-41). 한국 점유율은 2014년에 3%로 러시아를 제외한 다른 G8 국가보다 점유율이 낮았다.

아시아 4개국의 임상신경학 분야 SCI 논문수를 상대적으로 비교하였다 (그림 3-1-42). 한국의 1980년-2014년 누적점유율은 27%로 중국에 이어 두 번째로 높다.

G8 국가의 임상신경학 분야 SCI 논문수와 한국의 SCI 논문수를 상대적으로 비교하였다 (그림 3-1-43). 한국 점유율은 2004년 이후 꾸준히 4%선을 유지하고 있다.

아시아 4개국의 소화기학 분야 SCI 논문수를 상대적으로 비교하였다 (그림 3-1-44). 2014년에 한국은 점유율 21%로 중국 (46%)에 이어 두 번째로 높았다.

G8 국가의 소화기학 분야 SCI 논문수와 한국의 SCI 논문수를 상대적으로 비교하였다 (그림 3-1-45). 한국의 점유율은 2-3% 선이며 비교한 5개의 분야 중에서는 미국 논문의 비중이 2014년에 42%로 가장 낮은 편이고 영국 논문의 비중이 29%로 상대적으로 높은 편이었다.

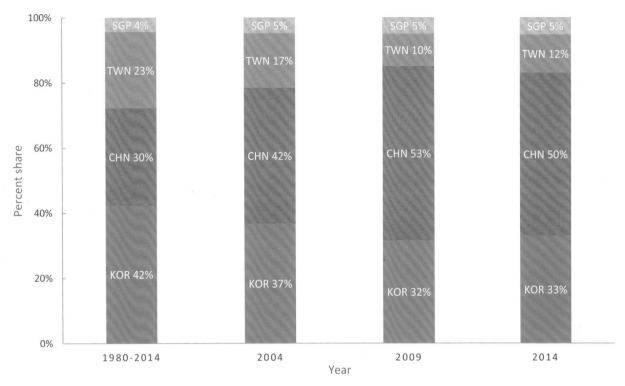

Fig. 3-1-36. Share of SCI articles of Asia four (A4) countries in Pharmacology & Pharmacy: 1980-2014, 2004, 2009, 2014.
약리학 및 약학 분야의 아시아 4개국 SCI 논문 점유율: 1980-2014, 2004, 2009, 2014
Note: Data from InCites dataset updated Sep 23, 2016. Includes Web of Science content indexed through Jul 29, 2016.

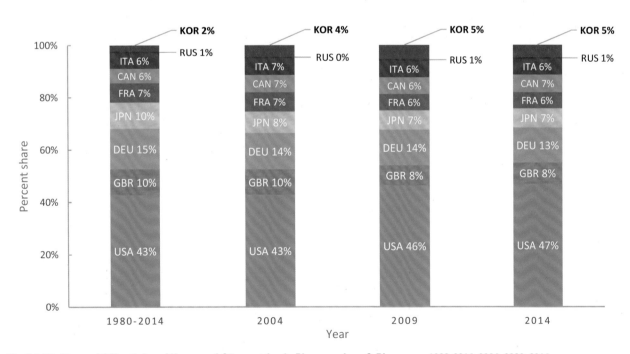

Fig. 3-1-37. Share of SCI articles of Korea and G8 countries in Pharmacology & Pharmacy: 1980-2014, 2004, 2009, 2014.
약리학 및 약학 분야의 한국과 G8 국가 SCI 논문 점유율: 1980-2014, 2004, 2009, 2014
Note: Data from InCites dataset updated Sep 23, 2016. Includes Web of Science content indexed through Jul 29, 2016.

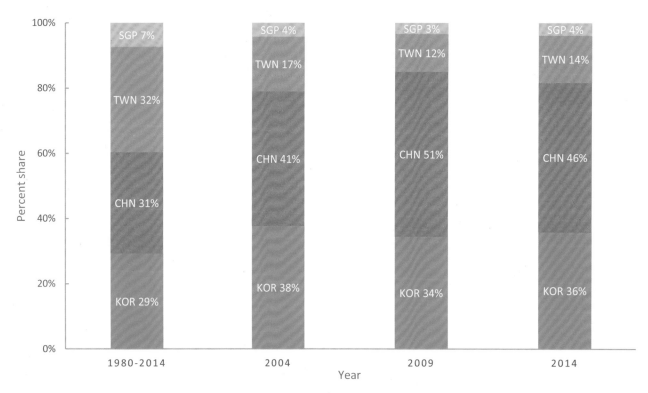

Fig. 3-1-38. Share of SCI articles of Asia four (A4) countries in Oncology: 1980-2014, 2004, 2009, 2014.
　　　　종양학 분야의 아시아 **4개국 SCI** 논문 점유율: **1980-2014, 2004, 2009, 2014**

Note: Data from InCites dataset updated Sep 23, 2016. Includes Web of Science content indexed through Jul 29, 2016.

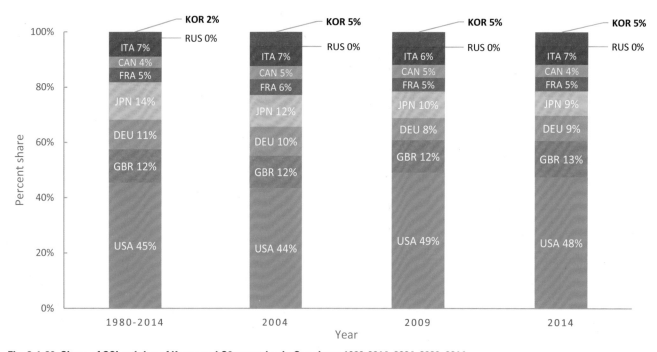

Fig. 3-1-39. Share of SCI articles of Korea and G8 countries in Oncology: 1980-2014, 2004, 2009, 2014.
　　　　종양학 분야의 한국과 **G8** 국가 **SCI** 논문 점유율: **1980-2014, 2004, 2009, 2014**

Note: Data from InCites dataset updated Sep 23, 2016. Includes Web of Science content indexed through Jul 29, 2016.

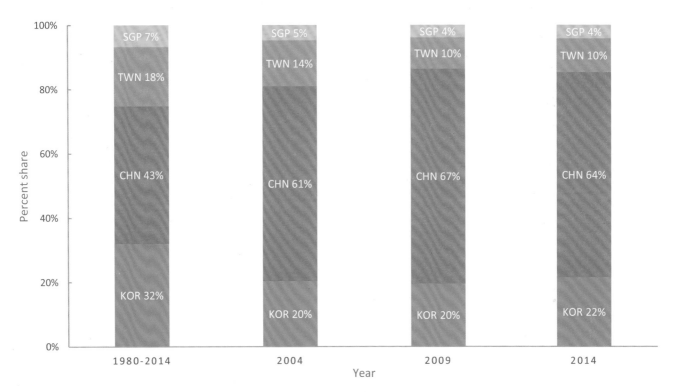

Fig. 3-1-40. Share of SCI articles of Asia four (A4) countries in Surgery: 1980-2014, 2004, 2009, 2014.
외과학 분야의 아시아 **4**개국 **SCI** 논문 점유율: **1980-2014, 2004, 2009, 2014**
Note: Data from InCites dataset updated Sep 23, 2016. Includes Web of Science content indexed through Jul 29, 2016.

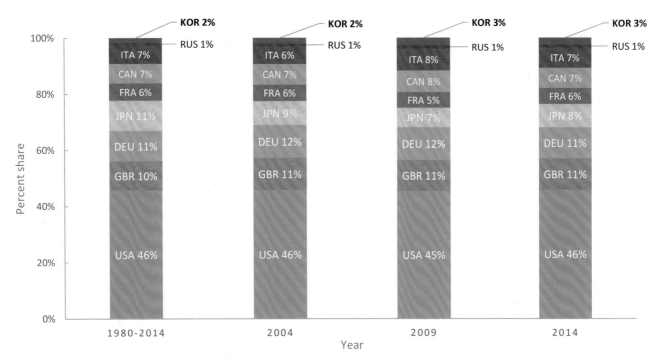

Fig. 3-1-41. Share of SCI articles of Korea and G8 countries in Surgery: 1980-2014, 2004, 2009, 2014.
외과학 분야의 한국과 **G8** 국가 **SCI** 논문 점유율: **1980-2014, 2004, 2009, 2014**
Note: Data from InCites dataset updated Sep 23, 2016. Includes Web of Science content indexed through Jul 29, 2016.

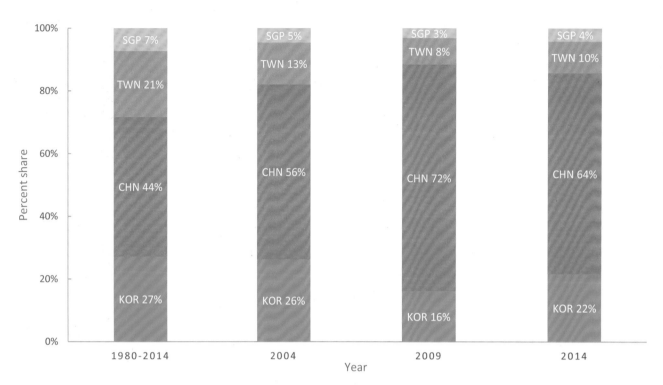

Fig. 3-1-42. Share of SCI articles of Asia four (A4) countries in Clinical Neurology: 1980-2014, 2004, 2009, 2014.
     임상신경학 분야의 아시아 4개국 SCI 논문 점유율: 1980-2014, 2004, 2009, 2014
Note: Data from InCites dataset updated Sep 23, 2016. Includes Web of Science content indexed through Jul 29, 2016.

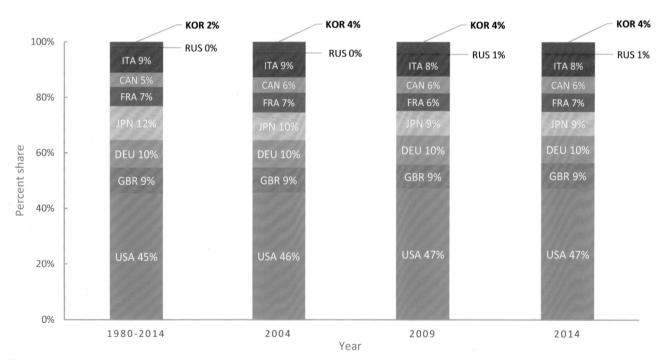

Fig. 3-1-43. Share of SCI articles of Korea and G8 countries in Clinical Neurology: 1980-2014, 2004, 2009, 2014.
     임상신경학 분야의 한국과 G8 국가 SCI 논문 점유율: 1980-2014, 2004, 2009, 2014
Note: Data from InCites dataset updated Sep 23, 2016. Includes Web of Science content indexed through Jul 29, 2016.

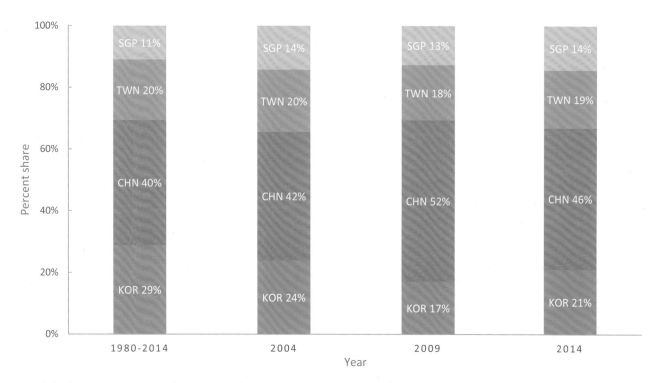

Fig. 3-1-44. Share of SCI articles of Asia four (A4) countries in Gastroenterology & Hepatology: 1980-2014, 2004, 2009, 2014.
소화기학 분야의 아시아 4개국 **SCI** 논문 점유율: **1980-2014, 2004, 2009, 2014**

Note: Data from InCites dataset updated Sep 23, 2016. Includes Web of Science content indexed through Jul 29, 2016.

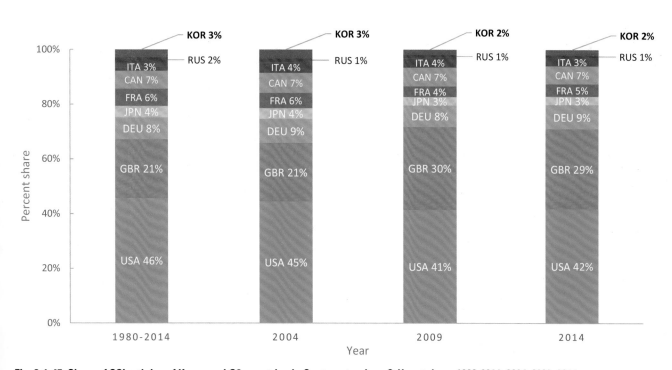

Fig. 3-1-45. Share of SCI articles of Korea and G8 countries in Gastroenterology & Hepatology: 1980-2014, 2004, 2009, 2014.
소화기학 분야의 한국과 **G8** 국가 **SCI** 논문 점유율: **1980-2014, 2004, 2009, 2014**

Note: Data from InCites dataset updated Sep 23, 2016. Includes Web of Science content indexed through Jul 29, 2016.

3.2. SCI 논문의 피인용도

과학자는 다른 과학자가 출판한 논문을 자신의 논문에 인용하여 자신이 제시한 자료의
객관성을 확보하고자 한다. 따라서 동료 과학자들의 논문에 많이 인용된다는 것, 즉
피인용횟수가 높은 논문은 해당 논문이 동료 과학자로부터 비교적 신뢰를 받고 객관성을
인정받고 있다는 점에서 그 논문의 질적 수준을 간접적으로 시사해 준다고 할 수
있으며 피인용횟수는 바로 그 논문의 영향력이라 할 수 있다.「한국의학연구업적보고서
2015」에서는 한국 논문의 피인용횟수를 분석하여 논문의 질적 우수성을 측정하고자
하였다.

3.2.1. 한국 의학분야 SCI 논문 피인용횟수 변화 추이

2005년-2014년에 발표된 기초의학, 임상의학 영역의 한국 SCI 논문수 중 각 의학 주제
간의 중복논문을 제거한 논문수 (표 3-1-7의 [P-D])와 중복논문이 받은 인용횟수를
제거한 인용횟수(표 3-1-8의 [T-D])를 그래프로 제시하였다 (그림 3-2-1).

출판된 지 5년이 지난 시점에서 피인용횟수가 조사된 2005년과 2010년 출판 논문들을
비교하면 기초의학 영역의 경우 출판 논문수는 1.8배 증가하였고 피인용횟수는 2.3배
증가하여 평균인용횟수가 높아졌다. 반면 임상의학 영역은 출판 논문수는 3.2배 증가한데
비해 피인용횟수는 2.7배 증가에 머물러 평균인용횟수는 다소 낮아져 대비를 보인다.

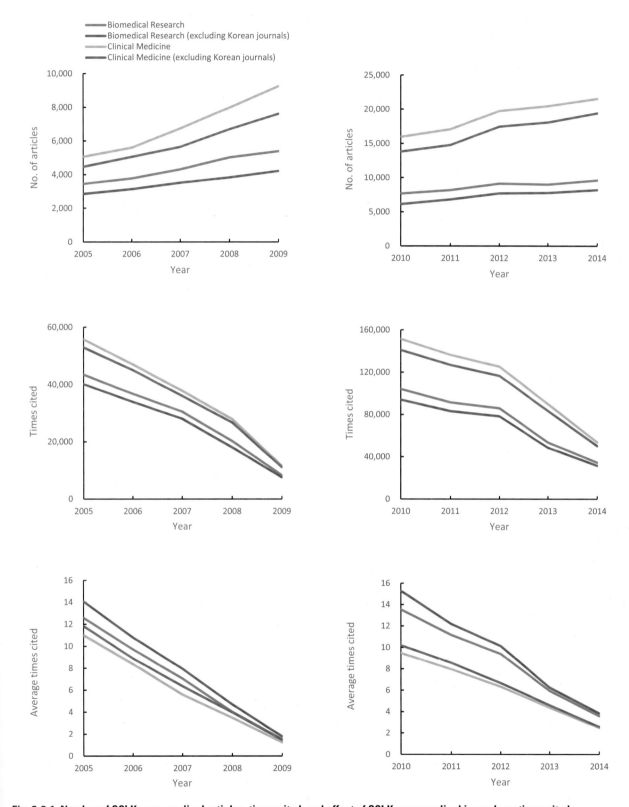

Fig. 3-2-1. Number of SCI Korean medical articles, times cited, and effect of SCI Korean medical journals on times cited.
SCI 한국의학논문수, 피인용횟수 및 한국의학학술지의 SCI 등재가 피인용에 미친 영향
각 의학 주제분야 간의 중복논문수를 제거한 논문수 (Table 3-1-7의 [P-D])와 중복논문이 받은 인용횟수를 제거한 인용횟수 (Table 3-1-8의 [T-D]).

3.2.2. 한국 기초의학 영역 SCI 논문의 피인용횟수 분석

3.2.2.1. 의학기관 발표 논문 (기초의학)이 받은 인용의 비율

표 3-2-1은 기초의학 영역에서 2010년부터 2014년까지 5년간 발표한 SCI 논문이 받은 인용 중에서 교신저자가 의과대학이나 병원에 소속된 논문이 받은 인용의 비율을 조사하고 그 이전 (1974년-2004년)의 인용 비율과 비교한 표이다. 20개 기초의학 분야를 전체적으로 보았을 때 한국 논문이 받은 인용 중 의학기관 발표 논문이 받은 인용비율의 평균치는 25.2%로 1974년-2004년의 48.3%, 2005년-2009년의 37.7%에서 꾸준히 감소하고 있다. 그러나 이러한 감소는 이전 보고서에서 2009년까지의 자료를 분석하였던 방법론과의 차이로도 설명이 될 수 있는데,「한국의학연구업적보고서 2010」에서는 한국 논문 중 공저자 최소 1인 이상의 소속기관이 의과대학이나 병원인 경우를 제시하였다. 의학기관 발표 논문 인용비율이 높은 분야는 의학실험기술 (77.6%)과 해부학 및 형태학 (68.6%)이다.

Table 3-2-1. Percent share of citations of SCI Korean articles by Korean medical institutions: 1974-2004 vs. 2005-2009 vs. 2010-2014, biomedical research

기초의학 영역에서 분야별 SCI 한국 논문이 받은 인용 중 의학기관 발표 논문이 받은 인용의 비율: 1974-2004 vs. 2005-2009 vs. 2010-2014

ID	Subject category	Citations of sample articles*	Percent share of citations (%)			2005-2009	
			1974-2004[†]	2005-2009[†]	2010-2014[‡]	Total citations	Estimated citations[§]
002	Anatomy & Morphology	1,116	64.1	47.8	68.6	1,116	766
005	Biochemical Research Methods	26,941	34.4	11.0	11.5	26,941	3,085
006	Biochemistry & Molecular Biology	118,065	45.9	33.8	21.7	118,065	25,586
007	Biophysics	29,349	42.4	31.1	22.5	29,349	6,598
009	Cell Biology	67,073	57.2	36.5	28.9	67,073	19,417
010	Chemistry, Medicinal	33,517	29.5	23.6	21.5	33,517	7,213
014	Developmental Biology	3,878	57.1	21.3	20.0	3,878	776
017	Engineering, Biomedical	28,244	43.0	17.5	23.9	28,244	6,739
019	Genetics & Heredity	31,073	56.6	68.7	20.2	31,073	6,288
026	Medical Ethics[‖]	87	0.0	0.0	36.8	87	32
027	Medical Informatics	1,876	71.8	35.1	23.4	1,876	439
028	Medical Laboratory Technology	3,887	95.4	98.5	77.6	3,887	3,015
030	Medicine, Legal	976	68.6	35.9	29.8	976	291
031	Medicine, Research & Experimental	29,934	79.0	65.8	46.2	29,934	13,833
032	Microbiology	37,405	35.1	16.2	19.2	37,405	7,166
034	Nutrition & Dietetics	17,758	32.3	26.2	20.7	17,758	3,670
040	Parasitology	5,176	92.0	69.4	42.2	5,176	2,184
045	Physiology	11,719	82.8	61.2	41.8	11,719	4,897
060	Virology	7,737	52.6	34.9	37.5	7,737	2,904
063	Cell & Tissue Engineering[¶]	8,594	-	-	45.7	8,594	3,927
Total		455,811	48.3	37.7	25.2	455,811	171,908

*100편의 논문을 표본추출하여 조사한 것이 아닌 전수조사하였기 때문에 2005-2009년 총 피인용횟수와 값이 동일함.
[†]1974-2009 Data are from *Korea Medical Research Report 2010*.
[‡]기초의학 분야 SCI 한국 논문 중 교신저자의 소속기관 주소에 Med, Hosp, Dent 또는 Nurs가 들어간 한국의학기관 발표 논문의 비율.
[§]Rounded off to the nearest number.
[‖]The number of sample size is less than 100.
[¶]*Korea Medical Research Report 2015*부터 새로 추가된 Subject category.

3.2.2.2. **각 분야별 논문수 증가율과 피인용 증가율 비교**

1974년부터 2014년까지 발표된 한국 기초의학 영역 논문들의 피인용횟수를
피인용횟수가 많은 분야부터 차례대로 나열한 후, 순서대로 5개 분야씩 군으로 나누어
표 3-2-2에 나열하였고 2005년-2009년 발표 논문과 2010년-2014년 발표 논문의
수와 피인용횟수를 비율로 제시하여 비교하였다. 피인용횟수가 가장 많은 분야는 생화학
및 분자생물학이며 2010년-2014년에 이전 5년에 비해 논문수는 1.8배, 피인용횟수는
2.1배 증가하였다. 피인용횟수 증가가 가장 두드러지는 분야는 의료정보학과
기생충학으로, 논문수는 각각 2.8배, 2.2배 증가하였으며 피인용횟수는 각각 5.7배, 5.2배
증가하였다. 의료윤리학 분야는 2010년-2014년 SCI 논문이 14편에 불과하지만 총
74회 인용이 되어 피인용횟수가 2005년-2009년에 비해 10.6배 상승하였다. 대부분의
분야에서 논문수 증가보다 피인용횟수가 더 많이 증가한 경향을 보였으나, 세포생물학
분야와 발생학 분야는 논문수 증가와 피인용횟수 증가폭이 비슷하거나, 피인용횟수
증가가 논문수 증가를 따라가지 못한 것으로 나타났다.

Table 3-2-2. SCI Korean articles and citations: 1974-2014, biomedical research
한국 기초의학 영역에서 분야별 SCI 논문수와 피인용횟수: **1974-2014**

Group[*]	ID	Subject category	No. of articles					Times cited				
			1974-2014	2000-2004	2005-2009	2010-2014	Ratio[†]	1974-2014[‡]	2000-2004	2005-2009	2010-2014	Ratio[†]
A	006	Biochemistry & Molecular Biology	29,526	5,085	7,702	13,722	1.8	262,173	42,032	58,361	120,977	2.1
	009	Cell Biology	12,911	1,826	3,057	6,968	2.3	121,510	16,186	28,257	64,645	2.3
	032	Microbiology	11,305	2,014	3,514	4,556	1.3	75,515	9,848	18,368	37,185	2.0
	019	Genetics & Heredity	5,609	965	1,435	2,632	1.8	62,423	6,861	10,387	37,914	3.7
	007	Biophysics	7,393	1,214	2,133	3,416	1.6	59,347	8,261	13,896	27,121	2.0
B	010	Chemistry, Medicinal	9,787	1,687	2,606	4,380	1.7	55,355	6,103	11,096	30,767	2.8
	031	Medicine, Research & Experimental	6,181	788	1,457	3,626	2.5	44,889	4,932	9,544	27,272	2.9
	005	Biochemical Research Methods	5,387	667	1,525	2,911	1.9	42,397	3,377	9,846	25,306	2.6
	017	Engineering, Biomedical	5,174	438	1,282	3,273	2.6	40,427	2,679	8,813	26,420	3.0
	034	Nutrition & Dietetics	3,442	288	866	2,182	2.5	23,596	1,336	4,493	16,551	3.7
C	045	Physiology	2,594	342	729	1,295	1.8	20,254	2,409	3,719	10,905	2.9
	060	Virology	1,671	233	428	859	2.0	14,947	1,610	2,858	7,547	2.6
	014	Developmental Biology	1,153	192	289	601	2.1	9,157	1,730	2,350	3,773	1.6
	040	Parasitology	1,072	115	279	621	2.2	6,717	353	943	4,888	5.2
	028	Medical Laboratory Technology	1,653	176	496	930	1.9	6,276	973	1,144	3,627	3.2
D	027	Medical Informatics	564	67	126	358	2.8	2,178	144	287	1,639	5.7
	002	Anatomy & Morphology	526	82	128	273	2.1	2,096	371	462	1,057	2.3
	030	Medicine, Legal	249	35	59	146	2.5	1440	148	295	881	3.0
	026	Medical Ethics	20	2	4	14	3.5	81	0	7	74	10.6
	063	Cell & Tissue Engineering[§]	1,075	-	-	1,075	-	8,107	-	-	8,107	-

[*] 41년간의 피인용횟수에 따라 정렬한 후 5개 분야씩 임의적으로 나눈 분류.
Arbitrary grouping of subject categories by times cited for 41 years (1974-2014).
[†] (2010-2014) / (2005-2009).
[‡] 1974-2004: times cited by the end of January, 2006; 2005-2009: times cited by the end of August, 2010; 2010-2014: times cited by the end of September, 2016.
[§] *Korea Medical Research Report 2015*부터 새로 추가된 Subject category.
Note: Data from Appendix Table 4 (p. 107).

피인용횟수가 가장 많은 A군에 속한 분야 (그림 3-2-2)는 생화학 및 분자생물학, 세포생물학, 미생물학, 유전학, 생물리학이다. 이 중 피인용지수 증가가 가장 두드러지는 분야는 유전학으로 2005년-2009년에 비해 2010년-2014년에 3.7배의 피인용지수 상승이 있었다.

B군에 속한 기초의학 영역의 분야 (그림 3-2-3)는 의약화학, 의학연구 및 실험, 생화학 연구방법, 의공학, 그리고 영양학 분야이다. B군에 속한 분야는 모두 2004년-2009년에 비해 논문수와 피인용횟수가 급속한 증가세를 보이고 있다.

C군에 속한 기초의학 영역의 분야 (그림 3-2-4)는 생리학, 바이러스학, 발생학, 기생충학, 의학실험기술 분야이다. 특히 기생충학 분야의 피인용횟수 증가 (5.2배)가 두드러진다. 의학실험기술 분야는 「한국의학연구업적보고서 2010」에서 출판논문수는 2.8배 증가하였으나 피인용횟수는 1.2배 증가에 그쳤는데 2010년 이후에는 논문수 증가 (1.9배)보다 높은 피인용횟수 증가 (3.2배)를 보였다.

D군에 속한 기초의학 영역의 분야 (그림 3-2-5)는 의료정보학, 해부학 및 형태학, 법의학, 의료윤리학, 세포 및 조직공학 분야이다. 의료정보학은 높은 피인용횟수 증가 (5.7배)를 보였으며 2005년 이후 처음 피인용되었던 의료윤리학분야는 2010년-2014년에는 74회 인용되어 10.6배의 피인용횟수 증가를 보였다.

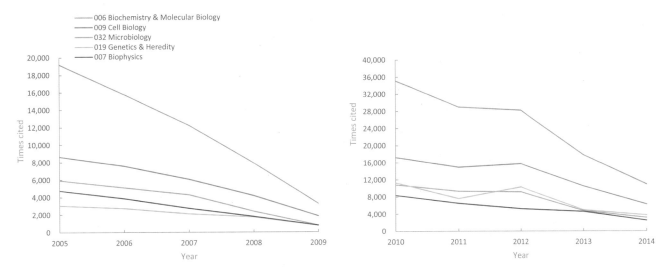

Fig. 3-2-2. Times cited of SCI Korean articles: biomedical research, Group A.
기초의학 **A**군에 속한 분야 논문의 **SCI** 피인용횟수 추이

Note: 2005-2009: times cited by the end of August, 2010; 2010-2014: times cited by the end of September, 2016.
Data from Appendix Table 4 (p. 107).

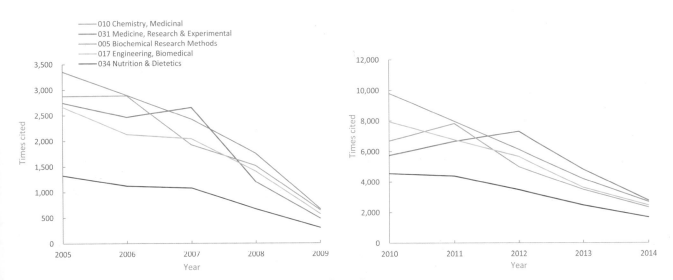

Fig. 3-2-3. Times cited of SCI Korean articles: biomedical research, Group B.
기초의학 **B**군에 속한 분야 논문의 **SCI** 피인용횟수 추이

Note: 2005-2009: times cited by the end of August, 2010; 2010-2014: times cited by the end of September, 2016.
Data from Appendix Table 4 (p. 107).

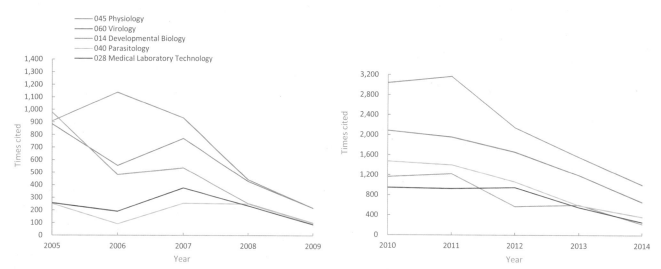

Fig. 3-2-4. Times cited of SCI Korean articles: biomedical research, Group C.
기초의학 **C**군에 속한 분야 논문의 **SCI** 피인용횟수 추이

Note: 2005-2009: times cited by the end of August, 2010; 2010-2014: times cited by the end of September, 2016.
Data from Appendix Table 4 (p. 107).

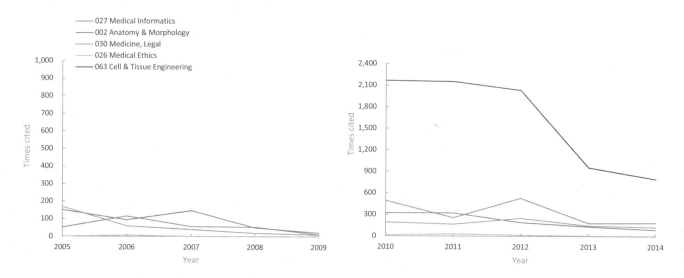

Fig. 3-2-5. Times cited of SCI Korean articles: biomedical research, Group D.
기초의학 **D**군에 속한 분야 논문의 **SCI** 피인용횟수 추이

Note: 2005-2009: times cited by the end of August, 2010; 2010-2014: times cited by the end of September, 2016.
Data from Appendix Table 4 (p. 107).

3.2.3. 한국 임상의학 영역 SCI 논문의 피인용횟수 분석

3.2.3.1. 의학기관 발표 논문 (임상의학)이 받은 인용의 비율

임상의학 영역에서 2010년부터 2014년까지 5년간 발표한 SCI 논문 중에서 교신저자가 의과대학이나 병원에 소속된 논문이 받은 인용의 비중을 조사하였다 (표 3-2-3). 2010년-2014년의 의학기관 논문 비중은 평균 56.3%로 2004년-2009년의 80.5%보다 낮아졌는데 이는 분석 방법론의 차이에서도 기인하는 것으로, 2009년 이전 자료는 공저자 1인 이상이 의학기관에 포함된 비율을 계산하였으나 2010년-2014년 자료에서는 교신저자가 의학기관에 속한 논문의 비율을 계산하였다. 의학기관에서 발표된 인용 논문의 비중이 가장 높은 분야는 정형외과학 (88.2%), 이비인후과학 (86.3%), 마취과학 (82.9%), 안과학 (82.6%), 피부과학 (80%)이었다. 의학기관 발표 인용 논문 비중이 가장 낮은 분야는 간호학 (12.4%), 치과학 (22.6%), 열대의학 (26.8%), 독성학 (29.6%)이었다.

3.2.3.2. 각 분야별 논문수 증가율과 피인용 증가율 비교

임상의학 영역의 각 분야를 지난 41년간 총 피인용횟수에 따라 정렬한 후, 순서대로 5개 분야씩 임의적으로 군을 나누고 2005년-2009년 발표 논문과 2010-2014년 발표 논문의 수와 피인용횟수를 비율로 제시하였다 (표 3-2-4). 2004년-2009년에 비해 논문수의 증가가 가장 두드러지는 분야는 재활의학 (9.9배), 약물중독학 (6.1배), 심혈관학 (5.3배), 이식학 (5.2배), 알레르기학 (5배)이다. 반면 의학 일반 및 내과학 분야는 유일하게 논문수 감소 (0.3배)를 보였다. 피인용횟수의 증가가 가장 두드러지는 분야는 재활의학 (13.9배), 응급의학 (12.5배)이다.

Table 3-2-3. Percent share of citations of SCI Korean articles by Korean medical institutions: 1974-2004 vs. 2005-2009 vs. 2010-2014, clinical medicine

임상의학 영역에서 분야별 SCI 한국 논문이 받은 인용 중 의학기관 발표 논문이 받은 인용의 비율: 1974-2004 vs. 2005-2009 vs. 2010-2014

ID	Subject category	Citations of sample articles[*]	Percent share of citations (%)			2005-2009	
			1974-2004[†]	2005-2009[†]	2010-2014[‡]	Total citations	Estimated citations[§]
001	Allergy	4,455	98.7	92.3	66.4	4,455	2,958
003	Andrology[‖]	463	91.2	64.9	67.8	463	314
004	Anesthesiology	3,564	99.9	87.3	82.9	3,564	2,956
008	Cardiac & Cardiovascular Systems	28,988	95.5	90.7	59.8	28,988	17,330
011	Clinical Neurology	35,337	97.6	95.7	77.0	35,337	27,212
012	Critical Care Medicine	5,153	91.5	92.8	68.2	5,153	3,512
013	Dermatology	10,448	97.4	93.0	80.0	10,448	8,354
015	Emergency Medicine	2,186	92.5	81.7	78.8	2,186	1,722
016	Endocrinology & Metabolism	29,169	83.0	72.2	48.4	29,169	14,129
018	Gastroenterology & Hepatology	34,098	97.2	96.9	67.9	34,098	23,138
020	Geriatrics & Gerontology	4,501	69.9	48.5	55.4	4,501	2,492
021	Health Care Sciences & Services	3,351	88.9	66.3	34.0	3,351	1,141
022	Hematology	15,585	92.5	81.9	49.1	15,585	7,647
023	Immunology	34,311	77.2	67.6	44.2	34,311	15,164
024	Infectious Diseases	11,741	83.1	72.1	55.8	11,741	6,556
025	Integrative & Complementary Medicine	10,513	74.7	39.7	53.0	10,513	5,576
029	Medicine, General & Internal	41,944	92.6	82.2	39.7	41,944	16,652
033	Neurosciences	44,075	91.5	73.3	45.9	44,075	20,230
035	Obstetrics & Gynecology	9,777	98.1	96.3	76.2	9,777	7,454
036	Oncology	86,670	88.3	88.6	53.8	86,670	46,627
037	Ophthalmology	13,515	96.3	98.5	82.6	13,515	11,169
038	Orthopedics	14,901	97.1	96.1	88.2	14,901	13,138
039	Otorhinolaryngology	6,389	97.6	97.6	86.3	6,389	5,516
041	Pathology	10,893	92.6	84.7	73.0	10,893	7,947
042	Pediatrics	5,259	98.3	89.3	77.5	5,259	4,076
043	Peripheral Vascular Disease	13,833	95.4	91.3	56.3	13,833	7,794
044	Pharmacology & Pharmacy	69,322	45.2	43.5	35.7	69,322	24,777
046	Psychiatry	11,498	97.0	89.9	65.0	11,498	7,474
047	Psychology	3,241	45.5	68.3	41.5	3,241	1,346
048	Public, Environmental & Occupational Health	10,724	82.3	55.3	30.4	10,724	3,261
049	Radiology, Nuclear Medicine & Medical Imaging	37,907	92.7	96.1	71.6	37,907	27,141
050	Rehabilitation	5,653	88.9	85.0	42.9	5,653	2,423
051	Reproductive Biology	5,723	74.2	54.8	51.5	5,723	2,946
052	Respiratory System	12,867	85.1	95.2	69.9	12,867	8,997
053	Rheumatology	7,831	99.7	95.6	55.3	7,831	4,329
054	Substance Abuse[‖]	493	78.6	90.1	37.5	493	185
055	Surgery	63,568	96.0	93.8	72.2	63,568	45,882
056	Toxicology	23,361	48.4	42.1	29.6	23,361	6,911
057	Transplantation	7,762	99.9	95.7	71.9	7,762	5,578
058	Tropical Medicine	1,938	96.9	55.1	26.8	1,938	520
059	Urology & Nephrology	12,183	96.2	87.3	70.6	12,183	8,596
061	Dentistry, Oral Surgery & Medicine[¶]	12,936	-	-	22.6	12,936	2,922
062	Nursing[¶]	3,227	-	-	12.4	3,227	400
064	Primary Health Care[¶]	60	-	-	36.7	60	22
Total		771,353	84.5	80.5	56.3	771,353	434,492

[*]100편의 논문을 표본추출하여 조사한 것이 아닌 전수조사하였기 때문에 2005-2009년 총 피인용횟수와 값이 동일함.
[†]1974-2009 Data are from *Korea Medical Research Report 2010*.
[‡]임상의학 분야 SCI 한국 논문 중 교신저자의 소속기관 주소에 Med, Hosp, Dent 또는 Nurs가 들어간 한국의학기관 발표 논문의 비율.
[§]Rounded off to the nearest number.
[‖]The number of sample size is less than 100.
[¶]*Korea Medical Research Report 2015*부터 새로 추가된 Subject category.

Table 3-2-4. SCI Korean articles and citations: 1974-2014, clinical medicine
한국 임상의학 영역에서 분야별 SCI 논문수와 피인용횟수: 1974-2014

Group*	ID	Subject category	No. of articles					Times cited				
			1974-2014	2000-2004	2005-2009	2010-2014	Ratio†	1974-2014‡	2000-2004	2005-2009	2010-2014§	Ratio†
E	036	Oncology	16,746	1,345	3,353	11,424	3.4	142,963	12,385	23,983	93,024	3.9
	044	Pharmacology & Pharmacy	19,382	3,069	5,507	9,054	1.6	124,245	14,581	29,391	64,078	2.2
	033	Neurosciences	10,967	1,522	2,586	6,118	2.4	87,488	10,275	18,742	45,088	2.4
	055	Surgery	16,378	1,513	3,881	10,048	2.6	71,288	5,121	11,431	46,453	2.2
	049	Radiology, Nuclear Medicine & Medical Imaging	11,283	1,547	2,641	5,987	2.3	70,145	7,049	12,374	35,563	2.9
F	023	Immunology	8,690	1,212	1,833	4,930	2.7	63,790	7,114	13,345	34,347	2.6
	011	Clinical Neurology	12,218	967	2,984	7,929	2.7	53,253	4,298	11,403	33,211	2.9
	016	Endocrinology & Metabolism	5,320	536	1,110	3,407	3.1	47,449	3,985	9,969	29,482	3.0
	018	Gastroenterology & Hepatology	8,654	597	1,551	6,224	4.0	47,102	3,779	7,480	32,474	4.3
	008	Cardiac & Cardiovascular Systems	8,041	486	1,151	6,150	5.3	45,051	2,955	8,085	29,829	3.7
G	056	Toxicology	5,004	653	1,443	2,618	1.8	33,802	3,401	5,890	21,626	3.7
	022	Hematology	3,721	417	810	2,365	2.9	29,113	3,189	7,792	15,803	2.0
	059	Urology & Nephrology	5,030	573	993	3,088	3.1	25,913	3,612	5,566	12,443	2.2
	043	Peripheral Vascular Disease	3,635	339	673	2,544	3.8	23,444	3,274	5,892	13,223	2.2
	048	Public, Environmental & Occupational Health	3,377	378	711	2,088	2.9	21,879	1,794	3,175	14,096	4.4
H	038	Orthopedics	4,291	391	1,123	2,519	2.2	21,538	1,467	3,833	13,421	3.5
	029	Medicine, General & Internal	4,943	1,559	2,357	646	0.3	20,199	4,198	9,664	3,384	0.4
	041	Pathology	4,006	489	931	2,270	2.4	19,822	2,947	3,442	10,058	2.9
	052	Respiratory System	3,204	246	658	2,207	3.4	19,594	1,226	3,990	13,241	3.3
	035	Obstetrics & Gynecology	3,595	325	780	2,289	2.9	18,799	2,137	3,032	9,172	3.0
I	046	Psychiatry	3,903	282	767	2,765	3.6	18,604	1,328	4,026	11,435	2.8
	024	Infectious Diseases	2,400	265	606	1,435	2.4	18,576	1,715	4,120	11,309	2.7
	037	Ophthalmology	3,159	333	680	1,956	2.9	18,352	1,826	2,087	12,314	5.9
	013	Dermatology	6,007	575	1,205	3,773	3.1	17,280	1,524	2,697	9,659	3.6
	053	Rheumatology	2,200	173	416	1,568	3.8	12,704	1,061	2,596	8,371	3.2
J	057	Transplantation	3,381	317	465	2,422	5.2	11,991	1,254	2,677	7,242	2.7
	025	Integrative & Complementary Medicine	2,197	181	410	1,606	3.9	11,628	443	1,637	9,548	5.8
	051	Reproductive Biology	2,136	234	460	1,332	2.9	11,483	1,711	2,402	5,451	2.3
	042	Pediatrics	2,601	317	671	1,364	2.0	9,967	1,060	2,048	5,057	2.5
	039	Otorhinolaryngology	2,734	269	790	1,520	1.9	9,812	841	1,893	5,888	3.1
K	001	Allergy	1,631	152	230	1,151	5.0	7,232	614	1,493	4,100	2.7
	012	Critical Care Medicine	967	57	160	750	4.7	6,314	307	1,105	4,902	4.4
	020	Geriatrics & Gerontology	1,071	85	218	753	3.5	6,193	440	1,435	4,097	2.9
	050	Rehabilitation	1,770	45	157	1,547	9.9	6,168	143	397	5,536	13.9
	004	Anesthesiology	1,233	137	318	723	2.3	5,411	459	987	3,358	3.4
L	021	Health Care Sciences & Services	1,120	53	204	854	4.2	3,749	116	544	2,971	5.5
	047	Psychology	979	95	161	686	4.3	3,513	431	718	2,045	2.8
	058	Tropical Medicine	369	46	69	209	3.0	2,964	193	323	1,847	5.7
	015	Emergency Medicine	640	28	115	486	4.2	2,426	70	164	2,050	12.5
	054	Substance Abuse	267	13	35	215	6.1	811	55	213	528	2.5
	003	Andrology	169	29	39	92	2.4	716	78	148	421	2.8
M‖	061	Dentistry, Oral Surgery & Medicine	-	-	-	2,143	-	-	-	-	11,793	-
	062	Nursing	-	-	-	1,192	-	-	-	-	2,866	-
	064	Primary Health Care	-	-	-	17	-	-	-	-	71	-

*41년간의 피인용횟수에 따라 정렬한 후 5개 분야씩 임의적으로 나눈 분류.
†(2010-2014 / 2005-2009).
‡1974-2009 data are from *Korea Medical Research Report 2010*, Table 3-2-5.
 2010-2014 data are from InCites (Date of search: Sep 12, 2016).
§2010-2014년은 발표이후 2016년 9월말까지 인용된 횟수.
‖*Korea Medical Research Report 2015*부터 새로 추가된 Subject category로, 1974-2009 데이터 없음. 따라서 새로운 그룹을 만들어 분류함.

피인용횟수가 가장 많은 E군에 속한 종양학, 약리학 및 약학, 신경과학, 외과학, 영상의학 및 핵의학 분야는 논문수 1.6배 증가를 보인 약리학 및 약학을 제외하고 논문수와 피인용횟수가 2배 이상 증가하였다 (그림 3-2-6). 특히 종양학 분야는 논문수와 피인용횟수에서 2009년까지는 약리학 및 약학에 이어 2위였으나 2010년-2014년에는 이전 5년보다 논문수 3.4배, 피인용횟수 3.9배의 증가를 보여 1위 분야가 되었다. 외과학은 「한국의학연구업적보고서 2010」에서 6위였으나 「한국의학연구업적보고서 2015」에서는 4위이다.

F군에 속한 분야 (그림 3-2-7)는 면역학, 임상신경학, 내분비학, 소화기학, 심혈관학 분야이다. 다섯 분야가 논문수와 피인용횟수에서 2.5배를 훨씬 상회하는 증가율을 보였는데 특히 심혈관학은 논문수에서는 5.3배의 증가를 보였으나 피인용횟수는 3.7배 증가하여 다른 분야들이 논문수 증가보다 피인용횟수 증가폭이 더 크거나 비슷한데 비해 대비된다.

G군에 속한 분야 (그림 3-2-8)는 독성학, 혈액학, 비뇨기과학 및 신장학, 말초혈관질환, 공중보건학, 환경보건학 및 산업보건학 분야이다. 독성학, 비뇨기과학 및 신장학, 말초혈관질환 분야는 피인용횟수 증가가 논문수 증가에 미치지 못하였으나 독성학, 공중보건학, 환경보건학 및 산업보건학은 논문수 증가보다 피인용횟수 증가폭이 더 컸다.

H군에 속한 임상의학 영역의 분야 (그림 3-2-9)는 정형외과학, 의학 일반 및 내과학, 병리학, 호흡기학, 산부인과학이다. 의학 일반 및 내과학 분야를 제외한 모든 분야에서 논문수와 피인용횟수 증가를 보였다.

I군에 속한 임상의학 영역의 분야 (그림 3-2-10)는 정신의학, 감염질환, 안과학, 피부과학, 류마티스학이다. 모든 분야에서 논문수는 2.4배 이상, 피인용횟수는 2.7배 이상 상승을 보였다.

J군에 속한 분야 (그림 3-2-11)는 이식학, 통합보완의학, 생식생물학, 소아과학, 이비인후과학이다. 이식학 분야의 논문수 증가가 5.2배로 두드러지나 피인용횟수 증가는 2.7배에 그쳤다. 반면 통합보완의학 분야는 논문수는 3.9배, 피인용횟수는 5.8배 증가하였다.

K군에 속한 임상의학 영역의 분야 (그림 3-2-12)는 알레르기학, 중환자학, 노인의학, 재활의학, 마취과학이다. 이들 분야는 2010년-2014년 논문수로는 700-1,500건에 불과하지만 논문수와 피인용횟수가 모두 급격히 증가하였다. 특히 재활의학 분야는 논문수 9.9배, 피인용횟수가 13.9배 증가하여 두드러진다.

L군에 속한 분야 (그림 3-2-13)는 의료관리학, 심리학, 열대의학, 응급의학, 약물중독학, 남성의학 분야이다. 응급의학은 논문수 4.2배, 피인용횟수 12.5배의 증가를 보였다.

M군에 속한 분야 (그림 3-2-14)는 「한국의학연구업적보고서 2015」에서 처음 추가된 치과학, 간호학, 일차보건의료이다. M군에서는 치과학 분야가 가장 많이 피인용되었다.

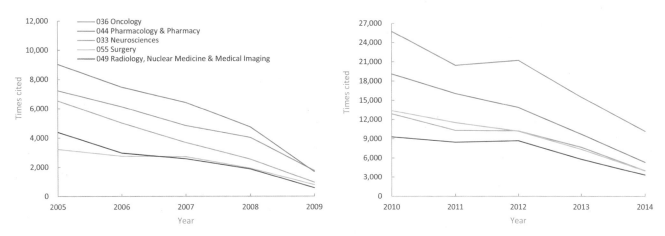

Fig. 3-2-6. Times cited of SCI Korean articles: clinical medicine, Group E.
임상의학 E군에 속한 분야 논문의 SCI 피인용횟수 추이

Note: 2005-2009: times cited by the end of August, 2010; 2010-2014: times cited by the end of September, 2016.
Data from Appendix Table 4 (p. 107).

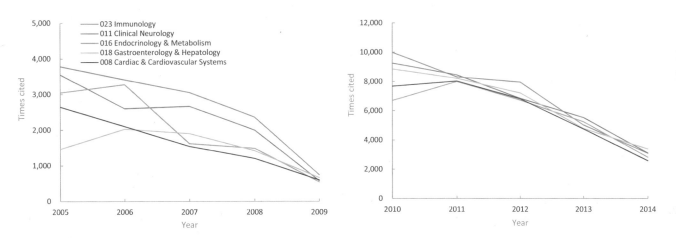

Fig. 3-2-7. Times cited of SCI Korean articles: clinical medicine, Group F.
임상의학 F군에 속한 분야 논문의 SCI 피인용횟수 추이

Note: 2005-2009: times cited by the end of August, 2010; 2010-2014: times cited by the end of September, 2016.
Data from Appendix Table 4 (p. 107).

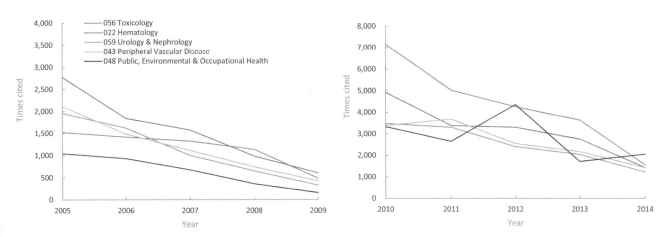

Fig. 3-2-8. Times cited of SCI Korean articles: clinical medicine, Group G.
임상의학 G군에 속한 분야 논문의 SCI 피인용횟수 추이

Note: 2005-2009: times cited by the end of August, 2010; 2010-2014: times cited by the end of September, 2016.
Data from Appendix Table 4 (p. 107).

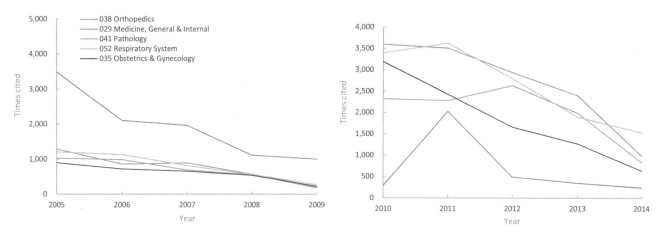

Fig. 3-2-9. Times cited of SCI Korean articles: clinical medicine, Group H.
　　　임상의학 **H**군에 속한 분야 논문의 **SCI** 피인용횟수 추이
Note: 2005-2009: times cited by the end of August, 2010; 2010-2014: times cited by the end of September, 2016.
　　　Data from Appendix Table 4 (p. 107).

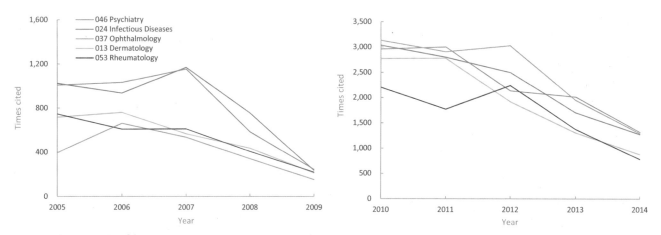

Fig. 3-2-10. Times cited of SCI Korean articles: clinical medicine, Group I.
　　　임상의학 **I**군에 속한 분야 논문의 **SCI** 피인용횟수 추이
Note: 2005-2009: times cited by the end of August, 2010; 2010-2014: times cited by the end of September, 2016.
　　　Data from Appendix Table 4 (p. 107).

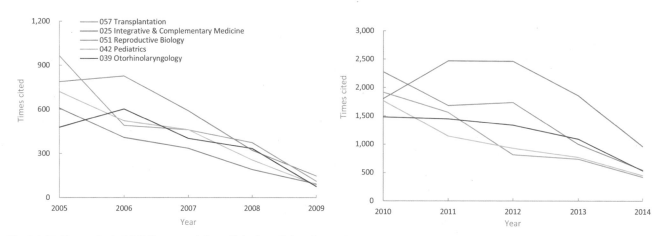

Fig. 3-2-11. Times cited of SCI Korean articles: clinical medicine, Group J.
　　　임상의학 **J**군에 속한 분야 논문의 **SCI** 피인용횟수 추이
Note: 2005-2009: times cited by the end of August, 2010; 2010-2014: times cited by the end of September, 2016.
　　　Data from Appendix Table 4 (p. 107).

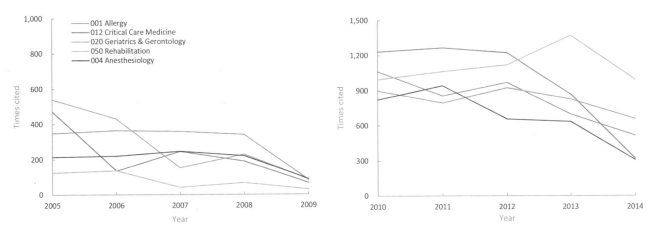

Fig. 3-2-12. Times cited of SCI Korean articles: clinical medicine, Group K.
임상의학 **K**군에 속한 분야 논문의 **SCI** 피인용횟수 추이

Note: 2005-2009: times cited by the end of August, 2010; 2010-2014: times cited by the end of September, 2016.
    Data from Appendix Table 4 (p. 107).

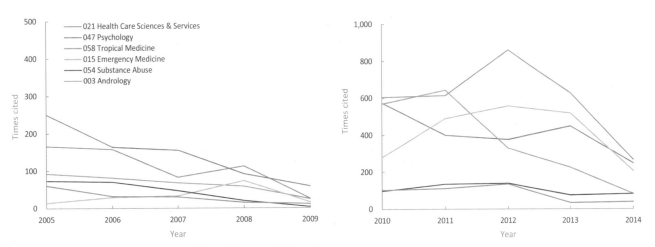

Fig. 3-2-13. Times cited of SCI Korean articles: clinical medicine, Group L.
임상의학 **L**군에 속한 분야 논문의 **SCI** 피인용횟수 추이

Note: 2005-2009: times cited by the end of August, 2010; 2010-2014: times cited by the end of September, 2016.
    Data from Appendix Table 4 (p. 107).

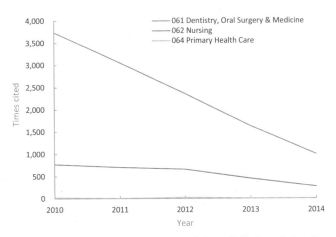

Fig. 3-2-14. Times cited of SCI Korean articles: clinical medicine, Group M.
임상의학 **M**군에 속한 분야 논문의 **SCI** 피인용횟수 추이

Note: 2005-2009: times cited by the end of August, 2010; 2010-2014: times cited by the end of September, 2016.
    Data from Appendix Table 4 (p. 107).

3.2.4. 의학분야별 SCI 평균피인용횟수 분석

부록 표 4에 수록된 각 분야별, 연도별 피인용횟수 데이터만으로 한국 SCI 논문의 피인용도를 설명하면, 논문 발표 후 검색이 수행된 시점까지 경과한 기간 (인용기간)에 따른 차이를 반영하지 못하는 문제점이 있다. 부록 표 8 "의학분야별 한국 논문의 SCI 피인용도 (2010-2014): 논문 한 편당 연평균 피인용도"는 이러한 비뚤림을 조정하기 위하여 2010년부터 2014년까지 발표된 SCI 한국의학논문이 2016년 9월말까지 받은 SCI 피인용횟수 [T]에 대하여, 논문수 [P]와 인용기간 [Y]을 반영하여 분석한 데이터이다. [T/P]는 논문 발표 후 2016년 9월말까지의 논문 한 편당 평균인용도이며, [T/Y]는 그 분야의 연평균 피인용도이고, [T/P/Y]는 논문 한 편의 연평균 피인용도이다.

표 3-2-5는 부록 표 8의 데이터 중에서 2010년부터 2014년까지 5년간 발표된 논문이 받은 총 피인용횟수를 그 기간 [Y]에 발표된 논문수 [P]로 나누어 표준화한 "5년 평균피인용도" 순위에 따라 64개 학문분야를 나열하고 2000년-2004년과 2005년-2009년에 발표된 논문의 5년 평균피인용도와 비교한 표이다. 최근 5년간 국내 의학논문 한 편당 피인용횟수가 가장 높은 분야는 유전학과 세포생물학으로, 각각 평균 14.4회와 9.3회 인용되었다. 그 외에 생화학 및 분자생물학, 바이러스학, 생화학 연구방법, 생리학, 미생물학, 의공학 분야가 평균 8회 이상 인용되었다. 기초의학 영역에서는 발생학을 제외한 모든 분야의 평균피인용도가 2005년-2009년에 비해 향상되었다.

임상의학 영역에서 평균피인용도가 가장 높은 분야는 열대의학 (8.8회), 내분비학 (8.7회), 독성학 (8.3회), 종양학 (8.1회)으로 평균 8회 이상 인용되었다. 기초의학에서는 대부분의 분야에서 평균피인용도가 향상된 것에 비해 임상의학 영역 중에서는 14개 분야에서 2005년-2009년에 비해 평균피인용도가 낮아졌다. 반면 응급의학, 독성학, 안과학은 평균피인용도가 2배 이상 상승하였다.

앞에서 설명한 논문 한 편당 평균피인용도, 각 분야의 연평균피인용도, 논문 한 편의 연평균피인용도나 5년 평균피인용도는, 엄밀하게는 각 발표연도별 논문이 받은 인용의 기간이 일정하게 반영되지 않는 문제점이 있다. 반면 부록 표 9에 제시된 출판 후 3년간의 피인용도는 출판 후 3년간의 인용만을 추적하여 산출한 것이기 때문에 각 연도별로 동일한 기간에 받은 인용을 비교할 수 있어서 피인용도의 변화추이를 정확하게 측정하는 지표이다. 「한국의학연구업적보고서 2015」에 사용한 InCites는 연도별 피인용횟수를 제공하지 않고 출판 이후 검색시점까지의 총 피인용횟수 정보만을 제공하고 있으므로, 출판 후 3년간의 피인용도는 Web of Science에서 검색하였다. 피인용을 측정하는 검색 과정이 복잡하기 때문에 「한국의학연구업적보고서 2015」에서는 제한적으로 생화학 및 분자생물학, 안과학, 기생충학, 영상의학 및 핵의학의 네 분야에 대해서만 분석하였고 「한국의학연구업적보고서 2010」에 실린 2005년-2009년 자료와 비교하였다. 2010년-2012년 3년 연평균피인용도 (T3/P/3)가 안과학과 영상의학 및 핵의학 분야는 꾸준히 상승하고 있었으나 기생충학 분야는 오히려 감소하였다.

Table 3-2-5. Five-year average citations by subject category: 2000-2014
각 분야별 5년 평균피인용도: 2000-2014

ID	Subject category	Times cited 5-year average			ID	Subject category	Times cited 5-year average		
		2000-2004*	2005-2009*	2010-2014†			2000-2004*	2005-2009*	2010-2014†
Biomedical Research									
019	Genetics & Heredity	7.1	7.2	14.4	034	Nutrition & Dietetics	4.6	5.2	7.6
009	Cell Biology	8.9	9.2	9.3	031	Medicine, Research & Experimental	6.3	6.6	7.5
006	Biochemistry & Molecular Biology	8.3	7.6	8.8	010	Chemistry, Medicinal	3.6	4.3	7.0
060	Virology	6.9	6.7	8.8	014	Developmental Biology	9.0	8.1	6.3
005	Biochemical Research Methods	5.1	6.5	8.7	030	Medicine, Legal	4.2	5.0	6.0
045	Physiology	7.0	5.1	8.4	026	Medical Ethics	0.0	1.7	5.3
032	Microbiology	4.9	5.2	8.2	027	Medical Informatics	2.2	2.3	4.6
017	Engineering, Biomedical	6.1	6.9	8.1	028	Medical Laboratory Technology	5.5	2.3	3.9
007	Biophysics	6.8	6.5	7.9	002	Anatomy & Morphology	4.5	3.6	3.9
040	Parasitology	3.1	3.4	7.9	063	Cell & Tissue Engineering‡	-	-	7.5
Clinical Medicine									
058	Tropical Medicine	4.2	4.7	8.8	008	Cardiac & Cardiovascular Systems	6.1	7.0	4.9
016	Endocrinology & Metabolism	7.4	9.0	8.7	004	Anesthesiology	3.4	3.1	4.6
056	Toxicology	5.2	4.1	8.3	055	Surgery	3.4	2.9	4.6
036	Oncology	9.2	7.2	8.1	003	Andrology	2.7	3.8	4.6
024	Infectious Diseases	6.5	6.8	7.9	041	Pathology	6.0	3.7	4.4
033	Neurosciences	6.8	7.2	7.4	015	Emergency Medicine	2.5	1.4	4.2
044	Pharmacology & Pharmacy	4.8	5.3	7.1	011	Clinical Neurology	4.4	3.8	4.2
023	Immunology	5.9	7.3	7.0	046	Psychiatry	4.7	5.2	4.1
048	Public, Environmental & Occupational Health	4.8	4.5	6.8	051	Reproductive Biology	7.3	5.2	4.1
022	Hematology	7.7	9.6	6.7	059	Urology & Nephrology	6.3	5.6	4.0
012	Critical Care Medicine	5.4	6.9	6.5	035	Obstetrics & Gynecology	6.6	3.9	4.0
037	Ophthalmology	5.5	3.1	6.3	039	Otorhinolaryngology	3.1	2.4	3.9
052	Respiratory System	5.0	6.1	6.0	042	Pediatrics	3.3	3.1	3.7
025	Integrative & Complementary Medicine	2.5	4.0	5.9	050	Rehabilitation	3.2	2.5	3.6
049	Radiology, Nuclear Medicine & Medical Imaging	4.6	4.7	5.9	001	Allergy	4.0	6.5	3.6
061	Dentistry, Oral Surgery & Medicine‡	-	-	5.5	021	Health Care Sciences & Services	2.2	2.7	3.5
020	Geriatrics & Gerontology	5.2	6.6	5.4	057	Transplantation	4.0	5.8	3.0
053	Rheumatology	6.1	6.2	5.3	047	Psychology	4.5	4.5	3.0
038	Orthopedics	3.8	3.4	5.3	013	Dermatology	2.7	2.2	2.6
029	Medicine, General & Internal	2.7	4.1	5.2	054	Substance Abuse	4.2	6.1	2.5
018	Gastroenterology & Hepatology	6.3	4.8	5.2	062	Nursing‡	-	-	2.4
043	Peripheral Vascular Disease	9.7	8.8	5.2	064	Primary Health Care‡	-	-	4.2

*1974-2009 data are from *Korea Medical Research Report 2010*, Table 3-2-5.
2010-2014 data are from InCites (Date of search: Sep 12, 2016).
†2010년부터 2014년까지 발표된 논문이 발표 후 2016년 9월말까지 받은 총 피인용횟수를 5년간 발표 논문수로 나눈 값.
Total times cited by the end of September 2016/divided by 5 years.
‡*Korea Medical Research Report 2015*부터 새로 추가된 Subject category로, 2000-2004, 2005-2009 데이터 없음.
Note: Data from Appendix Table 4 (p. 107).

3.2.5. 인용도가 높은 SCI 한국의학기관 발표 논문

2010년부터 2014년까지 발표된 64개 분야 논문 중 "한국의학기관 발표 논문"을 중심으로 인용도가 높은 논문을 분석하였다. 인용도가 높은 논문은 발표된 후 2016년 9월말까지 누적 피인용횟수가 50회 이상인 논문으로 정의하였고, 한국의학기관 발표 논문은 교신저자가 한국인이면서 한국 의과대학 또는 병원 등 의학기관 소속인 논문으로 정의하였다. 50회 이상 인용된 논문들을 대상으로 논문의 교신저자 한글 이름과 소속기관명을 하나씩 검토하였다. 한국의학기관논문 중 피인용횟수가 50회 이상인 논문은 총 480편이며, 이 중 피인용횟수 100회 이상에 해당하는 논문 79편을 부록 표 10 "100회 이상 인용된 SCI 한국의학논문 중 교신저자의 소속기관이 한국의학기관인 논문: 2010-2014"에 제시하였다. 이는 「한국의학연구업적보고서 2010」에서 50회 이상 인용된 논문이 122편이었던 것에 비해 4배 가까이 증가한 것이다.

조사 기간 중 발표된 한국의학논문 중 2016년 9월 현재 가장 많이 인용된 논문은 서울대학교 의과대학 내과학교실의 방영주 (Bang YJ) 등이 Lancet (2010년)에 게재한 "Trastuzumab in combination with chemotherapy versus chemotherapy alone for treatment of HER2-positive advanced gastric or gastro-oesophageal junction cancer (ToGA): a phase 3, open-label, randomised controlled trial"로 1,215회 인용되었다.

피인용 100회 이상인 SCI 논문을 4편 이상 발표한 한국기관은 모두 6곳으로, 서울대학교 21편, 울산대학교 12편, 성균관대학교 11편, 연세대학교 6편, 고려대학교와 가톨릭대학교 각각 4편을 발표하였다 (그림 3-2-15).

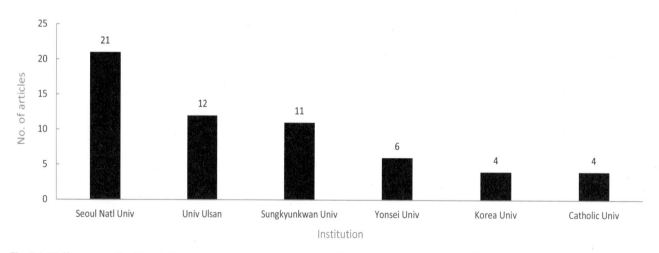

Fig. 3-2-15. Korean medical institutions which published more than 4 SCI articles cited more than 100 times: 2010-2014.
피인용 **100**회 이상인 **SCI** 논문을 **4**편 이상 발표한 한국의학기관: **2010-2014**
Note: 교신저자의 소속기관이 한국이면서 Med, Hosp, Dent 또는 Nurs라는 단어가 들어간 논문들 중 피인용횟수 100회 이상인 논문 79편으로 작업함.
Data from Appendix Table 10-1 (p. 120).

표 3-2-6은 상위 6개 대학에서 발표한 피인용 100회 이상 논문의 전공별 분포를 분석한 것이다. 서울대학교 의과대학의 피인용 100회 이상 논문 21편 중에서는 종양학이 4편, 심혈관학, 생화학 및 분자생물학 분야의 논문이 각 3편씩이었다. 울산대학교 의과대학의 피인용 100회 이상 논문 12편 중에서는 의학 일반 및 내과학, 종양학과 심혈관학 논문이 각 3편씩이었다. 성균관대학교 의과대학의 피인용 100회 이상 논문 11편 중에서는 종양학 분야 관련 논문이 6편으로 가장 많았다. 연세대학교 의과대학의 피인용 100회 이상 논문 6편과 고려대학교 의과대학 4편은 각각 9개와 5개의 학문분야에 한 편씩 분포하고 있다. 가톨릭대학교 의과대학의 피인용 100회 이상 4편 중 두 편은 안과학 논문이었다. 서울대학교 의과대학의 피인용 100회 이상 논문 21편 중에서는 종양학, 의학 일반 및 내과학, 내분비학, 심혈관학, 생화학 및 분자생물학 분야의 논문이 각 2편씩이었다.

Table 3-2-6. Distribution of SCI articles cited more than 100 times by specialty according to the institution
피인용 100회 이상 SCI 논문의 연구기관과 분야에 따른 분포

ID	Subject category	Seoul Natl Univ	Univ Ulsan	Sungkyunkwan Univ	Yonsei Univ	Catholic Univ	Korea Univ
005	Biomedical Research Method			1			
006	Biochemistry & Molecular Biology	3		2	1		
008	Cardiac & Cardiovascular System	3	3		1		
009	Cell Biology	2		3	1		
010	Chemistry, Medicinal			1			
011	Clinical Neurology			1			
012	Critical Care Medicine			1			
013	Dermatology						1
016	Endocrinology & Metabolism	2					
017	Engineering, Biomedical						1
018	Gastroenterology & Hepatology		1		1		
019	Genetic & Heredity	3			1		
022	Hematology	1		1			
024	Infectious Disease			1			
029	Medicine, General & Internal	2	3				
031	Medicine, Research & Experiment			1			1
032	Microbiology			1			
035	Obstetrics & Gynecology		1				
036	Oncology	4	3	6	1	1	1
037	Ophthalmology	1	1			2	1
041	Pathology					1	
043	Peripheral Vascular Disease	1		1			
044	Pharmacology & Pharmacy						
049	Radiology, Nuclear Medicine & Medical Imaging	2			1		
052	Respiratory System	1	1	1			
055	Surgery	1		1		1	
056	Toxicology	1					
060	Biotechnology & Applied Microbiology	1		1	1		
060	Virology	1					
063	Cell & Tissue Engineering			1	1		
Total		29	14	25	9	5	5

다분야 논문시 각 분야 모두 반영한 숫자임.

2010년부터 2014년의 5년간 발표 논문 중 100회 이상 인용된 논문의 피인용횟수를 연도별로 나열한 것으로, 과거 자료와의 비교를 위하여 왼쪽에는 2000년-2004년과 2005년-2009년의 자료를 같이 표시하였다 (표 3-2-7). 2010년-2014년에는 피인용횟수가 100회 이상인 논문이 79편으로, 2000년-2004년의 9편, 2005년-2009년의 19편에 비해 크게 증가하였다.

Table 3-2-7. Distribution of SCI articles by Korean medical institutions cited more than 100 times: by citations and year
피인용 **100**회 이상 **SCI** 한국의학기관 발표 논문의 분포: 피인용횟수별, 연도별

Times cited	2000-2004[*]	2005-2009[†]	2010-2014[‡]	2010	2011	2012	2013	2014
≥1,000			1	1				
350-359			1		1			
340-349		1						
330-339			1			1		
320-329								
310-319								
300-309								
290-299			1		1			
280-289			2	2				
260-269			1	1				
250-259			1	1				
240-249		1	2	1		1		
230-239								
220-229			1	1				
210-219			1				1	
200-209			2	1				1
190-199			1		1			
180-189		2	3		1	2		
170-179			2			2		
160-169		1						
150-159	1	1	5	2	2	1		
140-149	1	2	5	2	1	1	1	
130-139	3	2	10	3	4	2	1	
120-129	1	2	8	5	2	1		
110-119	2	4	14	9	2		3	
100-109	1	3	17	7	6	4		
Total	9	19	79	46	27	19	7	1

[*]2000-2004: times cited by the end of January, 2006.
[†]2005-2009: times cited by the end of August, 2010.
[‡]2010-2014: times cited by the end of September, 2016.
Note: 교신저자의 소속기관이 한국이면서 Med, Hosp, Dent 또는 Nurs라는 단어가 들어간 논문들 중 피인용횟수 100회 이상인 논문 79편으로 작업함.
　　　　Data from Appendix Table 10-1 (p. 120).

피인용횟수를 발표 후 경과기간으로 나누어, 발표 이후 매년 몇 회 인용되었는지를 보여주는 평균 피인용횟수를 보아도 2010년-2014년 발표 논문들이 위쪽, 즉 인용도가 높은 쪽으로 분포되어 있음을 알 수 있다 (표 3-2-8).

1980년-2009년에 100회 이상 인용된 논문과 2010년-2014년에 100회 이상 인용된 논문수를 부록 표 11 "피인용 100회 이상 SCI 한국의학논문의 분포: 주제분야별, 연도별"에 수록하였다. 100회 이상 인용된 2010년-2014년 논문은 모두 79편이지만 두 개 이상의 주제분야에 분류된 SCI 학술지에 게재된 논문이 있어 총 110편이다.

2009년까지는 100회 이상 인용된 논문을 가장 많이 발표한 분야가 생화학 및 분자생물학이었으나 2010년-2014년에는 100회 이상 인용 논문은 7편으로, 8편의 피인용횟수가 100회 이상인 SCI 논문을 발표한 세포생물학 분야보다 1편이 부족하였다 (표 3-2-9). 의공학, 유전학 분야는 2009년까지는 100회 이상 인용 논문이 전무하였으나 2010년-2014년에는 100회 이상 인용 논문을 5편씩 발표하는 도약을 이루었다.

임상의학 영역에서는 2009년 이전과 동일하게 종양학 분야가 가장 많은 21편의 100회 이상 인용 논문을 발표하였다 (표 3-2-10). 그 외에 심혈관학 (8편), 의학 일반 및 내과학 (5편), 안과학 (5편)이 5편 이상의 100회 이상 인용 논문을 발표하였다.

100회 이상 인용된 논문을 2편 이상 발표한 교신저자는 6명으로, 울산대학교 박승정 (Park SJ) 교수가 5편으로 가장 많았고 서울대학교 김효수 (Kim HS) 교수가 3편을 발표하였다 (그림 3-2-16).

Table 3-2-8. Distribution of SCI articles by Korean medical institutions cited more than 100 times: by average citations and year
피인용 100회 이상 SCI 한국의학기관 발표 논문의 분포: 평균피인용횟수별, 연도별

Average times cited	2000-2004*	2005-2009*	2010-2014†	2010	2011	2012	2013	2014
202.0-202.9			1	1				
⋮								
83.0-83.9		1						
82.0-82.9			1			1		
⋮								
70.0-70.9			1		1			
69.0-69.9	1	1						
⋮								
62.0-62.9						1		
⋮								
58.0-58.9			1			1		
⋮								
53.0-53.9			1			1		
⋮								
48.0-48.9			1				1	
47.0-47.9		1	2	2				
46.0-46.9			1			1		
45.0-45.9			1			1		
44.0-44.9			1				1	
43.0-43.9	1	1	3	1		2		
42.0-42.9			1	1				
41.0-41.9			2	1	1			
40.0-40.9								
39.0-39.9			1				1	
38.0-38.9			3		1	1	1	
37.0-37.9		1	2		1	1		
36.0-36.9		1	2	1			1	
35.0-35.9		1						
34.0-34.9		1	2	1		1		
33.0-33.9		1	1			1		
32.0-32.9								
31.0-31.9	1	3						
30.0-30.9		1	3			2	1	
29.0-29.9		2						
28.0-28.9		2	1			1		
27.0-27.9		1	2			2		
26.0-26.9		1	4			2	2	
25.0-25.9			6	2		2	2	
24.0-24.9		1	2	2				
23.0-23.9	2	2	1	1				
22.0-22.9	1	4	3	1		2		
21.0-21.9	1	3	4	2	2			
20.0-20.9	1	3	8	4	4			
19.0-19.9		3	8	5	3			
18.0-18.9	3	5	1	1				
17.0-17.9	1	8	5	5				
16.0-16.9	3	7	2	2				
15.0-15.9	3	8						
14.0-14.9	3	6						
13.0-13.9	4	9						

(continued)

Table 3-2-8. Distribution of SCI articles by Korean medical institutions cited more than 100 times: by average citations and year (continued)
피인용 100회 이상 SCI 한국의학기관 발표 논문의 분포: 평균피인용횟수별, 연도별 (계속)

Average times cited	2000-2004*	2005-2009*	2010-2014†	2010	2011	2012	2013	2014
12.0-12.9	8	12						
11.0-11.9	2	16						
10.0-10.9	12	16						
9.0-9.9	7							
8.0-8.9	2							
Total	56	122	79	33	25	16	5	0

*2005-2009: Data are from *Korea Medical Research Report 2010*.
†2010-2014: Times cited by the end of September, 2016.
Note: 교신저자의 소속기관이 한국이면서 Med, Hosp, Dent 또는 Nurs라는 단어가 들어간 논문들 중 피인용횟수 100회 이상인 논문 79편으로 작업함.
Data from Appendix Table 10-1 (p. 120).

Table 3-2-9. Distribution of SCI articles by Korean medical institutions cited more than 100 times in biomedical research area: by subject category and year
기초의학 영역에서 분야별 피인용 100회 이상 SCI 한국의학기관 발표 논문의 분포: 주제분야별, 연도별

ID	Subject category	2000-2004*	2005-2009†	2010-2014‡	2010	2011	2012	2013	2014
006	Biochemistry & Molecular Biology	10	19	7	4		2	1	
009	Cell Biology	1	13	8	5		1	2	
017	Engineering, Biomedical			5	3	1	1		
019	Genetics & Heredity			5	3		2		
031	Medicine, Research & Experimental	2	5	4	1	2		1	
063	Cell & Tissue Engineering§			3	3				
005	Biochemical Research Methods			1	1				
032	Microbiology	3	8	1		1			
060	Virology			1			1		
007	Biophysics	2	4						

*2000-2004: times cited by the end of January, 2006.
†2005-2009: times cited by the end of August, 2010.
‡2010-2014: times cited by the end of September, 2016.
§*Korea Medical Research Report 2015*부터 새로 추가된 Subject category
Note: 교신저자의 소속기관이 한국이면서 Med, Hosp, Dent 또는 Nurs라는 단어가 들어간 논문들 중 피인용횟수 100회 이상인 논문 79편으로 작업함.
Data from Appendix Table 10-1 (p. 120).

Table 3-2-10. Distribution of SCI articles by Korean medical institutions cited more than 100 times in clinical medicine area: by subject category and year
임상의학 영역에서 분야별 피인용 100회 이상 SCI 한국의학기관 발표 논문의 분포: 주제분야별, 연도별

ID	Subject category	2000-2004[*]	2005-2009[†]	2010-2014[‡]	2010	2011	2012	2013	2014
036	Oncology	14	18	21	8	6	5	2	
008	Cardiac & Cardiovascular Systems	2	14	8	3	1	4		
029	Medicine, General & Internal			5	2	1	2		
037	Ophthalmology			5	2	2	1		
049	Radiology, Nuclear Medicine & Medical Imaging	3	5	4	3	1			
055	Surgery	2	6	4	4				
043	Peripheral Vascular Disease	4	5	4	1	2	1		
056	Toxicology			4	2	1	1		
016	Endocrinology & Metabolism		8	3	1	1		1	
018	Gastroenterology & Hepatology	3	6	3	2	1			
022	Hematology	3	6	3	3				
052	Respiratory System			3	3		3		
044	Pharmacology & Pharmacy	3	6	2	1	1			
053	Rheumatology			2				2	
012	Critical Care Medicine			1		1			
023	Immunology	3	12	1	1				
011	Clinical Neurology		6	1		1			
013	Dermatology				1	1			
024	Infectious Diseases			1		1			
035	Obstetrics & Gynecology				1	1			
041	Pathology			1	1				
033	Neurosciences	3	11						

[*] 2000-2004: times cited by the end of January, 2006.
[†] 2005-2009: times cited by the end of August, 2010.
[‡] 2010-2014: times cited by the end of September, 2016.
Note: 교신저자의 소속기관이 한국이면서 Med, Hosp, Dent 또는 Nurs라는 단어가 들어간 논문들 중 피인용횟수 100회 이상인 논문 79편으로 작업함.
　　　Data from Appendix Table 10-1 (p. 120).

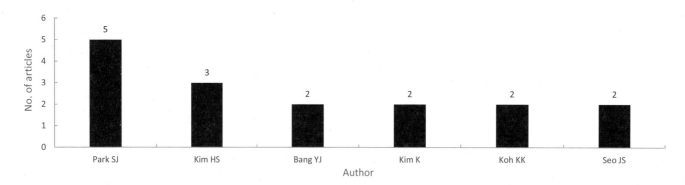

Fig. 3-2-16. Authors with more than 2 SCI articles cited more than 100 times.
피인용 100회 이상인 SCI 논문을 2편 이상 발표한 저자
Note: 교신저자의 소속기관이 한국이면서 Med, Hosp, Dent 또는 Nurs라는 단어가 들어간 논문들 중 피인용횟수 100회 이상인 논문 79편으로 작업함.
　　　피인용 100회 이상인 SCI 논문을 2편 이상 발표한 저자는 9명이었고, 발표한 논문수는 79편 중 23편으로 나타남.
　　　Data from Appendix Table 14 (p. 137).

3.2.6. SCI 학술지 영향력지표값 20 이상인 학술지에 게재된 논문

2014년도 SCI 학술지 영향력지표값 20 이상인 학술지에 출간된 한국의학기관 발표 논문은 총 71편이다 (표 3-2-11). 가장 많은 25편의 논문이 New England Journal of Medicine에 실렸고, Lancet과 Lancet Oncology에 각각 11편과 10편이 발표되었다. 기초의학 영역에서는 Cell과 Nature Genetics에 각각 3편의 논문이 발표되었다.

Table 3-2-11. Seventy-one Korean SCI articles published in journals whose 2014 SCI Journal Impact Factor are more than 20, by subject category
2014년도 SCI 학술지 영향력지표값 20 이상인 학술지에 게재된 한국의학기관 발표 논문 71편의 주제분야별 학술지 분포

ID	Subject category	Journal	Impact factor*	Year (No. of articles)
Biomedical Research				
006	Biochemistry & Molecular Biology	Cell	32.242	2011(1), 2012(1), 2014(1)
		Nature Medicine	28.223	2013(1), 2014(1)
009	Cell Biology	Cancer Cell	23.523	2013(1)
		Cell	32.242	2011(1), 2012(1), 2014(1)
		Cell Stem Cell	22.268	2012(1)
		Nature Medicine	28.223	2013(1), 2014(1)
019	Genetics & Heredity	Nature Genetics	29.352	2010(1), 2011(1), 2014(1)
031	Medicine, Research & Experimental	Nature Medicine	28.223	2013(1), 2014(1)
045	Physiology	Physiological Reviews	27.324	2012(1)
063	Cell & Tissue Engineering	Cell Stem Cell	22.268	2012(1)
Clinical Medicine				
011	Clinical Neurology	Lancet Neurology	21.896	2014(1)
016	Endocrinology & Metabolism	Endocrine Reviews	21.059	2014(1)
023	Immunology	Immunity	21.561	2011(1), 2012(1)
		Nature Immunology	20.004	2010(1)
		Nature Reviews Immunology	34.985	2013(1)
024	Infectious Diseases	Lancet Infectious Diseases	22.433	2013(1)
029	Medicine, General & Internal	JAMA	35.289	2011(1), 2012(1), 2014(1)
		Lancet	45.217	2010(5), 2011(1), 2012(1), 2013(3), 2014(1)
		New England Journal of Medicine	55.873	2010(9), 2011(5), 2012(5), 2013(4), 2014(2)
036	Oncology	Cancer Cell	23.523	2013(1)
		Lancet Oncology	24.690	2010(3), 2012(2), 2013(1), 2014(4)
		Nature Reviews Cancer	37.400	2011(1), 2014(1)
Other Sciences				
	Multidisciplinary Sciences	Nature	41.456	2013(1)
		Science	33.611	2011(1), 2013(1)

Some articles were classified in more than two subject categories. Therefore, we analyzed 81 records.
*Source: *InCites Journal Citation Reports 2014.*
Note: 2014년도 SCI 영향력지표값 20 이상인 학술지에 게재된 논문의 교신저자가 한국인이면서 소속기관의 주소에 Med, Hosp, Dent 또는 Nurs가 들어간 한국소속 기관인 논문 71편을 대상으로 작업함.
Data from Appendix Table 16 (p. 144).

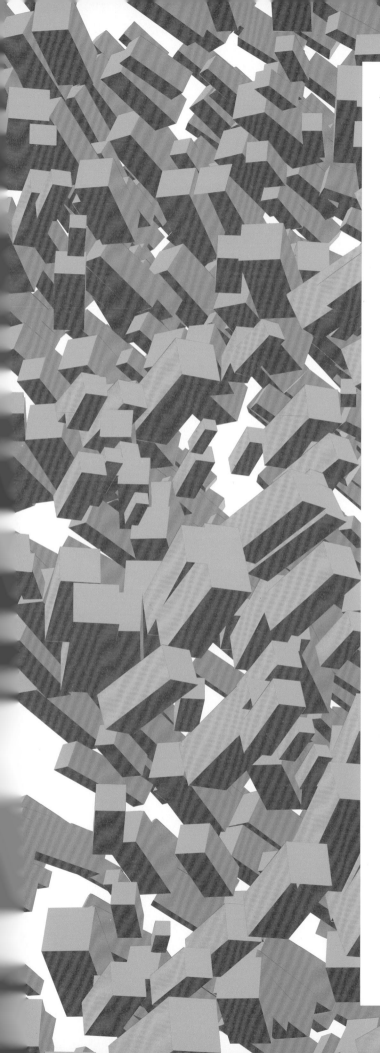

4

요약

KOREA MEDICAL
RESEARCH REPORT

한국의학
연구업적
보고서
2015

요약

「한국의학연구업적보고서 2015」에서는 2010년부터 2014년까지 5년간
한국의학기관에서 발표한 논문을 64개 의학 분야별로 논문수와 피인용지수를 중심으로
평가하였다. 한국의학연구 수준의 상대적 평가를 위하여 SCI 논문수와 피인용현황을
상위 20개국, 아시아 4개국, 선진 8개국과 비교하였으며 물리학, 화학, 공학 등 과학의
다른 학문영역과의 비교 결과를 제시하였다. 「한국의학연구업적보고서 2015」의 내용을
요약하면 다음과 같다.

1. 2014년 전 세계 과학기술 전 분야의 SCI 논문수는 293만 건이며 이중 한국 논문은
   69,369편으로 전 세계 과학기술 논문 중 2.7%의 점유율을 보였다. 미국과학재단의
   「S&TI」에 의하면 1997년부터 2011년까지 발표된 총 SCI 논문수의 상위 5개국은
   미국, 일본, 영국, 독일, 중국이며 한국은 12위를 기록하여 「한국의학연구업적보고서
   2010」의 14위에 비해 상승하였다. 이 기간에 한국의 과학논문 논문수는 4.4배
   증가하였고, 점유율도 1997년 1%에서 2011년 3.1%로 상승하였다. 인구 백만 명 당
   SCI 논문수로는 스위스, 스웨덴, 덴마크가 상위 3개국을 형성하였고 한국은 22위로
   「한국의학연구업적보고서 2010」의 26위보다 상승하였다.

2. 전 세계 학문영역별 논문 비율을 보면, 의과학과 생명과학 영역의 논문 비율이 타
   학문영역에 비해 현저히 높아 2011년에는 두 분야의 점유율이 각각 22.1%와
   19.5%였다. 한국에서도 2011년에 의과학과 생명과학 논문이 전체 논문의 35.8%를
   차지하고 있다. 2011년에 가장 점유율이 높은 분야는 공학, 의과학, 물리학이다.

3. 한국 의학분야 SCI 논문수는 1990년대 이후부터 급속히 증가하는 추세가 2014년까지
   지속되고 있으며, 2014년 출간된 논문은 기초의학 영역 9,626편, 임상의학 영역
   21,595편이다. 1970년대 이후 가장 많은 논문이 출간된 분야는 기초의학에서는
   생화학 및 분자생물학, 세포생물학, 미생물학, 의약화학, 생물리학이며 임상의학에서는
   약리학 및 약학, 종양학, 외과학, 임상신경학, 영상의학 및 핵의학이다. 2005년 이후
   전 세계 논문 중 한국 논문의 점유율이 가장 높은 분야는 기초의학에서는 의약화학,
   미생물학, 의공학, 의학실험기술, 생물리학 분야이고 임상의학에서는 통합보완의학,
   피부과학, 이비인후과학 분야이다.

4. 국가 간 비교를 위하여 SCI 논문수를 기준으로 기초의학과 임상의학 각각 상위 5개
   분야를 선정하였다. G8 국가와의 비교에서는 미국이 가장 높은 점유율을 보이며 아시아
   4개국의 비교에서는 최근 들어 중국의 점유율 증가가 두드러진다. 아시아 4개국 중에서
   한국은 비교한 10개 분야 모두에서 중국에 이어 두 번째로 높은 점유율을 보였다.

5. 출판된 지 5년 지난 시점에서 피인용횟수가 조사된 2005년과 2010년 출판
   논문들을 비교하면 기초의학 영역의 논문수는 1.8배 증가하였고 피인용횟수는 2.3배
   증가하여 평균인용횟수가 높아졌다. 반면 임상의학 영역은 동 기간에 논문수는 3.2배
   증가한데 비해 피인용횟수는 2.7배 증가에 머물러 평균인용횟수는 다소 낮아져
   대비를 보인다. 기초의학 영역에서 논문수와 피인용횟수가 가장 많은 분야는 생화학
   및 분자생물학이며 2005년-2009년 발표 논문 대비 2010년-2014년 발표 논문
   피인용횟수의 증가가 가장 두드러지는 분야는 의료정보학과 기생충학이다. 임상의학
   영역에서 2004년-2009년에 비해 논문수의 증가가 가장 두드러지는 분야는 재활의학,
   약물중독학, 심혈관학, 이식학, 알레르기학이며 피인용횟수의 증가가 가장 두드러지는
   분야는 재활의학과 응급의학이다. 5년 평균피인용도를 기간별로 비교하였을 때
   기초의학 영역에서는 거의 모든 분야의 평균피인용도가 2005년-2009년에 비해
   높아진 반면 임상의학에서는 41개 분야 중 27개 분야의 평균피인용도가 향상되었다.
   평균피인용도가 가장 높은 분야는 기초의학에서는 유전학, 세포생물학이고
   임상의학에서는 열대의학, 내분비학, 독성학, 종양학이다.

6. 2010년부터 2014년 사이에 발표된 논문 중 50회 이상 인용된 논문은 모두
   480편으로, 「한국의학연구업적보고서 2010」에서 50회 이상 인용된 논문이
   122편이었던 것에 비해 4배 가까이 증가하였다. 가장 많이 인용된 논문은 서울대학교
   의과대학에서 Lancet에 게재한 논문으로 1,215회 인용되었다. 피인용 100회 이상인
   논문을 가장 많이 발표한 기관은 서울대학교 (21편), 울산대학교 (12편), 성균관대학교
   (11편), 연세대학교 (6편)였다. 분야별로는 생화학 및 분자생물학 (10편), 종양학
   (14편)에서 피인용 100회 이상 논문이 가장 많았다. 피인용 100회 이상인 논문을 가장
   많이 발표한 교신저자는 울산대학교 박승정 (5편), 서울대학교 김효수 (3편), 장학철
   (3편)이다.

이번 분석을 통하여 한국 의학연구는 양적인 증가뿐 아니라 피인용지수로 반영되는
질적인 측면에서도 향상을 보이고 있음을 확인할 수 있었다. 전 세계적으로는 미국의
영향력이 지속적으로 높게 유지되고 있으며 아시아에서는 중국의 약진과 더불어
상대적으로 한국 논문의 점유율이 다소 축소되었다. 전 세계적인 의학분야 성장 추세에
발맞추어 가는 상황을 넘어서 한 계단 더 도약하기 위해서는 연구개발 분야의 과감한
투자와 더불어 양질의 연구성과를 창출할 수 있는 연구 문화를 유도해야 할 것이다.

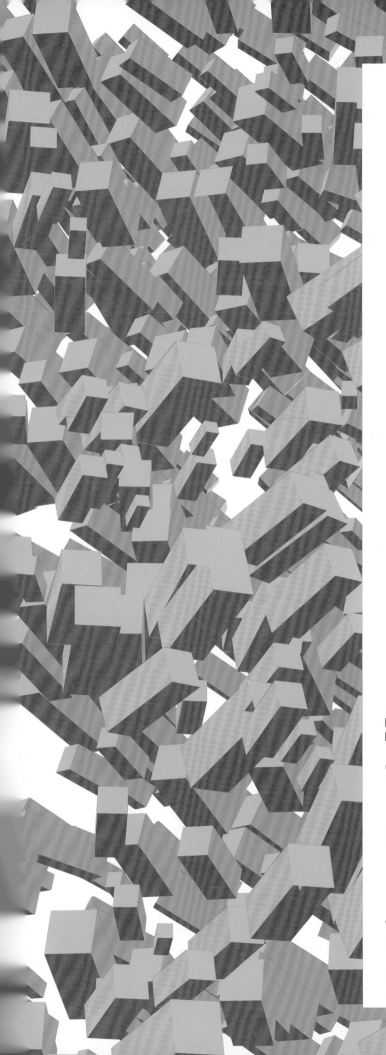

참고문헌

KOREA MEDICAL
RESEARCH REPORT

한국의학
연구업적
보고서
2015

참고문헌

1. Bae H, Chu H, Edalat F, Cha JM, Sant S, Kashyap A, Ahari AF, Kwon CH, Nichol JW, Manoucheri S, et al. Development of functional biomaterials with micro- and nanoscale technologies for tissue engineering and drug delivery applications. J Tissue Eng Regen Med 2014; 8: 1-14.

2. Baek H, Noh YH, Lee JH, Yeon SI, Jeong J, Kwon H. Autonomous isolation, long-term culture and differentiation potential of adult salivary gland-derived stem/progenitor cells. J Tissue Eng Regen Med 2014; 8: 717-27.

3. Kang EJ, Lee YH, Kim MJ, Lee YM, Kumar BM, Jeon BG, Ock SA, Kim HJ, Rho GJ. Transplantation of porcine umbilical cord matrix mesenchymal stem cells in a mouse model of Parkinson's disease. J Tissue Eng Regen Med 2013; 7: 169-82.

4. Kim ES, Kim GH, Kang ML, Kang YM, Kang KN, Hwang KC, Min BH, Kim JH, Kim MS. Potential induction of rat muscle-derived stem cells to neural-like cells by retinoic acid. J Tissue Eng Regen Med 2011; 5: 410-4.

5. Kim JH, Shin KH, Li TZ, Suh H. Potential of nucleofected human MSCs for insulin secretion. J Tissue Eng Regen Med 2011; 5: 761-9.

6. Kim SH, Song JE, Lee D, Khang G. Development of poly(lactide-co-glycolide) scaffold-impregnated small intestinal submucosa with pores that stimulate extracellular matrix production in disc regeneration. J Tissue Eng Regen Med 2014; 8: 279-90.

7. Korea Medical Research Report 2006. Seoul: National Academy of Medicine of Korea; 2007.

8. Korea Medical Research Report 2010. Seoul: National Academy of Medicine of Korea; 2011.

9. Lee DW, Jeon YR, Cho EJ, Kang JH, Lew DH. Optimal administration routes for adipose-derived stem cells therapy in ischaemic flaps. J Tissue Eng Regen Med 2014; 8: 596-603.

10. Lee JH, Oh JH, Lee JH, Kim MR, Min CK. Evaluation of in vitro spermatogenesis using poly(D,L-lactic-co-glycolic acid) (PLGA)-based macroporous biodegradable scaffolds. J Tissue Eng Regen Med 2011; 5: 130-7.

11. Mulhall H, Patel M, Alqahtani K, Mason C, Lewis MP, Wall I. Effect of capillary shear stress on recovery and osteogenic differentiation of muscle-derived precursor cell populations. J Tissue Eng Regen Med 2011; 5: 629-35.

12. National Center for Science and Engineering Statistics, and the Patent Board™, special tabulations. Arlington, VA: National Science Foundation, 2013. Available from: http://thomsonreuters.com/products_services/science/.

13. Park BW, Kang DH, Kang EJ, Byun JH, Lee JS, Maeng GH, Rho GJ. Peripheral nerve regeneration using autologous porcine skin-derived mesenchymal stem cells. J Tissue Eng Regen Med 2012; 6: 113-24.

14. Park SH, Gil ES, Mandal BB, Cho H, Kluge JA, Min BH, Kaplan DL. Annulus fibrosus tissue engineering using lamellar silk scaffolds. J Tissue Eng Regen Med 2012; 6 Suppl 3: s24-33.

15. Sant S, Hwang CM, Lee SH, Khademhosseini A. Hybrid PGS-PCL microfibrous scaffolds with improved mechanical and biological properties. J Tissue Eng Regen Med 2011; 5: 283-91.

16. SCI Analysis Research. Seoul: Ministry of Science, ICT and Future Planning; 2015.

17. Science and Engineering Indicators 2006. Broad and detailed fields for publications output data. Arlington, VA: National Science Foundation; 2006. Available from: https://wayback.archive-it. org/5902/20160211070644/http://www.nsf.gov/statistics/seind06/append/c5/at05-39.pdf.

18. Science and Engineering Indicators 2014. Arlington, VA: National Science Foundation; 2014. Available from: http://www.nsf.gov/statistics/seind14/.

19. Science and Engineering Indicators 2016. Fields and subfields of S&E publications data. Arlington, VA: National Science Foundation; 2016. Available from: https://www.nsf.gov/statistics/2016/ nsb20161/uploads/1/8/at05-24.pdf.

20. Scope Note 2015 Science Citation Index/Science Citation Index Expanded. Philadelphia, PA: Clarivate Analytics; 2015. Available from: http://ipscience-help.thomsonreuters.com/incitesLiveJCR/ JCRGroup/scopeNotesGroup/scopeNotes.html.

21. Seo SY, Min SK, Bae HK, Roh D, Kang HK, Roh S, Lee S, Chun GS, Chung DJ, Min BM. A laminin-2-derived peptide promotes early-stage peripheral nerve regeneration in a dual-component artificial nerve graft. J Tissue Eng Regen Med 2013; 7: 788-800.

22. Shah R, Ready D, Knowles JC, Hunt NP, Lewis MP. Sequential identification of a degradable phosphate glass scaffold for skeletal muscle regeneration. J Tissue Eng Regen Med 2014; 8: 801-10.

23. van Weel C. The web of science subject category 'primary health care'. Fam Pract 2011; 28: 351.

24. The World Factbook 2011. Washington, D.C.: U.S. Central Intelligence Agency; 2012. Available from: https://www.cia.gov/library/publications/download/download-2011/index.html.

25. Yeum CE, Park EY, Lee SB, Chun HJ, Chae GT. Quantification of MSCs involved in wound healing: use of SIS to transfer MSCs to wound site and quantification of MSCs involved in skin wound healing. J Tissue Eng Regen Med 2013; 7: 279-91.

Databases and web sites mentioned

1. Clarivate Analytics. https://clarivate.com.

2. InCites. https://clarivate.com/products/incites.

3. Journal Citation Reports. https://clarivate.com/products/journal-citation-reports.

4. KoreaMed. https://koreamed.org.

5. Korean Medical Journal Information. https://journals.koreamed.org.

6. National Academy of Medicine of Korea. http://www.namok.or.kr.

7. Web of Science. http://isi01.isiknowledge.com.

부록

KOREA MEDICAL
RESEARCH REPORT

한국의학
연구업적
보고서
2015

부록 표 목차 (List of Appendix Tables)

Appendix Table 1. *S&EI (Science and Engineering Indicators)* detailed field vs. SCI subject category: medical area
*S&EI (Science and Engineering Indicators)*와 **SCI**의 의학영역 주제분야명 비교

NSF *S&EI* detailed field 2006[*]	NSF *S&EI* detailed field 2008–[†]	ID	SCI subject category[‡]
Biomedical Research (15)[ˌ]	**Biological Sciences (22)**		**생명과학 (23)**
Anatomy and Morphology	Anatomy and Morphology	002	Anatomy & Morphology (해부학 및 형태학)
Biochemistry and Molecular Biology	Biochemistry and Molecular Biology	005	Biochemical Research Methods (생화학 연구방법)
		006	Biochemistry & Molecular Biology (생화학 및 분자생물학)
Biomedical Engineering		017	Engineering, Biomedical (의공학)
		063	Cell & Tissue Engineering (세포 및 조직공학)
Biophysics	Biophysics	007	Biophysics (생물리학)
Cell Biology, Cytology, and Histology	Cell Biology, Cytology, and Histology	009	Cell Biology (세포생물학)
Embryology		014	Developmental Biology (발생학)
Genetics and Heredity	Genetics and Heredity	019	Genetics & Heredity (유전학)
General Biomedical Research	General Biomedical Research		
Microbiology	Microbiology	032	Microbiology (미생물학)
Microscopy			Microscopy (현미경학)
Miscellaneous Biomedical Research	Miscellaneous Biomedical Research	026	Medical Ethics (의료윤리학)
		027	Medical Informatics (의료정보학)
		028	Medical Laboratory Technology (의학실험기술)
		030	Medicine, Legal (법의학)
		031	Medicine, Research & Experimental (의학연구 및 실험)
Nutrition and Dietetics	Nutrition and Dietetics	034	Nutrition & Dietetics (영양학)
Parasitology	Parasitology	040	Parasitology (기생충학)
Physiology	Physiology	045	Physiology (생리학)
Virology	Virology	060	Virology (바이러스학)
			Biotechnology & Applied Microbiology (응용미생물학)
		010	Chemistry, Medicinal (의약화학)
			Mycology (진균학)
	Botany		
	Ecology		
	Entomology		
	General Biology		
	General Zoology		
	Miscellaneous Biology		
	Miscellaneous Zoology		
	Immunology		
	Pathology		
	Pharmacology		
Clinical Medicine (35)	**Medical Sciences (34)**		**임상의학 (44)**
Addictive Diseases	Addictive Diseases	054	Substance Abuse (약물중독학)
Allergy	Allergy	001	Allergy (알레르기학)
Anesthesiology	Anesthesiology	004	Anesthesiology (마취과학)
Arthritis and Rheumatism	Arthritis and Rheumatism	053	Rheumatology (류마티스학)
Cancer	Cancer	036	Oncology (종양학)
Cardiovascular System	Cardiovascular System	008	Cardiac & Cardiovascular Systems (심혈관학)
Dentistry	Dentistry	061	Dentistry, Oral Surgery & Medicine (치과학)
Dermatology and Venereal Disease	Dermatology and Venereal Disease	013	Dermatology (피부과학)
Endocrinology	Endocrinology	016	Endocrinology & Metabolism (내분비학)
Environmental and Occupational Health	Environmental and Occupational Health	048	Public, Environmental & Occupational Health (공중보건학, 환경보건학 및 산업보건학)
Fertility	Fertility	051	Reproductive Biology (생식생물학)
Gastroenterology	Gastroenterology	018	Gastroenterology & Hepatology (소화기학)
General and Internal Medicine	General and Internal Medicine	029	Medicine, General & Internal (의학 일반 및 내과학)
Geriatrics	Geriatrics	020	Geriatrics & Gerontology (노인의학)
Hematology	Hematology	022	Hematology (혈액학)
Immunology		023	Immunology (면역학)
		024	Infectious Diseases (감염질환)
Miscellaneous Clinical		003	Andrology (남성의학)
		012	Critical Care Medicine (중환자의학)
		015	Emergency Medicine (응급의학)
		025	Integrative & Complementary Medicine (통합보완의학)
		043	Peripheral Vascular Disease (말초혈관질환)
		056	Toxicology (독성학)
		057	Transplantation (이식학)
Nephrology	Nephrology	059	Urology & Nephrology (비뇨기과학 및 신장학)
Neurology and Neurosurgery	Neurology and Neurosurgery	011	Clinical Neurology (임상신경학)
		033	Neurosciences (신경과학)
Obstetrics and Gynecology	Obstetrics and Gynecology	035	Obstetrics & Gynecology (산부인과학)
Ophthalmology	Ophthalmology	037	Ophthalmology (안과학)
Orthopedics	Orthopedics	038	Orthopedics (정형외과학)

(continued)

Appendix Table 1. *S&EI* (*Science and Engineering Indicators*) detailed field vs. SCI subject category: medical area (continued)
S&EI (*Science and Engineering Indicators*)와 SCI의 의학영역 주제분야명 비교 (계속)

NSF *S&EI* detailed field 2006[*]	NSF *S&EI* detailed field 2008–[†]	ID	SCI subject category[‡]
Otorhinolaryngology	Otorhinolaryngology	039	Otorhinolaryngology (이비인후과학)
Pathology		041	Pathology (병리학)
Pediatrics	Pediatrics	042	Pediatrics (소아과학)
Pharmacology		044	Pharmacology & Pharmacy (약리학 및 약학)
Pharmacy	Pharmacy		
Psychiatry	Psychiatry	046	Psychiatry (정신의학)
		047	Psychology (심리학)[∥]
Radiology and Nuclear Medicine	Radiology and Nuclear Medicine	049	Radiology, Nuclear Medicine & Medical Imaging (영상의학 및 핵의학)
			Neuroimaging (신경영상의학)
Respiratory System	Respiratory System	052	Respiratory System (호흡기학)
Surgery	Surgery	055	Surgery (외과학)
Tropical Medicine	Tropical Medicine	058	Tropical Medicine (열대의학)
Urology	Urology	059	Urology & Nephrology (비뇨기과학 및 신장학)
Veterinary Medicine	Veterinary Medicine		Veterinary Sciences (수의학)
			Sport Sciences (스포츠과학)
Miscellaneous Clinical Medicine	Miscellaneous Clinical Medicine		
	Embryology		
	Microscopy		
	Public Health		
Health Sciences (7)	**Other Life Sciences (4)**		**기타생명과학 (6)**
Gerontology and Aging		020	Geriatrics & Gerontology (노인의학)
Health Policy and Services	Health Policy and Services	021	Health Care Sciences & Services (의료관리학)
		064	Primary Health Care (일차보건의료)
Nursing	Nursing	062	Nursing (간호학)
Public Health		048	Public, Environmental & Occupational Health (공중보건학, 환경보건학 및 산업보건학)
Rehabilitation	Rehabilitation	050	Rehabilitation (재활의학)
Social Studies of Medicine			
Speech/Language Pathology and Audiology	Speech/Language Pathology and Audiology		

[*]National Science and Engineering Indicators 2006 Broad and detailed fields for publications output data. https://wayback.archive-it.org/5902/20160211070644/http://www.nsf.gov/statistics/seind06/append/c5/at05-39.pdf
[†]Science & Engineering Indicators 2016. Fields and subfields of S&E publications data. https://www.nsf.gov/statistics/2016/nsb20161/uploads/1/8/at05-24.pdf
[‡]InCites Journal Citation Reports의 "Scope Note_ 2015 Science Citation Index/Science Citation Index Expanded" http://ipscience-help.thomsonreuters.com/incitesLiveJCR/JCRGroup/scopeNotesGroup/scopeNotes.html
[§]괄호안의 숫자는 Subfields의 수
[∥]NSF *S&EI* 에서는 Broad Field로 분류하였음.
Source: Data from *Korea Medical Research Report 2010*, Appendix Table 1

Appendix Table 2. *S&EI (Science and Engineering Indicators)* **detailed field vs. SCI subject category: other sciences**
*S&EI (Science and Engineering Indicators)*와 **SCI**의 기타 과학 학문영역 주제분야명 비교

NSF *S&EI* detailed field 2006[*]	NSF *S&EI* detailed field 2008–[†]	SCI subject category[‡]
Biology (10)[§]	**Biological Sciences (25)**	**생명과학 (19)**
Botany	Botany	Plant Sciences (식물학)
Ecology	Ecology	Ecology (생태학)
Entomology	Entomology	Entomology (곤충학)
General Biology	General Biology	Biology (생물학)
General Zoology	General Zoology	Zoology (동물학)
Marine and Hydrobiology		Marine & Freshwater Biology (해양생물학/육수학)
Miscellaneous Biology	Miscellaneous Biology	Evolutionary Biology (진화생물학)
		Fisheries (어업학)
		Forestry (임학)
		Horticulture (원예학)
		Ornithology (조류학)
		Paleontology (고고생물학)
		Biodiversity Conservation (생물자원보존학)
Miscellaneous Zoology	Miscellaneous Zoology	
	Anatomy and Morphology	
	Biochemistry and Molecular Biology	
	Biophysics	
	Cell Biology, Cytology, and Histology	
	Genetics and Heredity	
	General Biomedical Research	
	Microbiology	
	Miscellaneous Biomedical Research	
	Nutrition and Dietetics	
	Parasitology	
	Physiology	
	Virology	
	Immunology	
	Pathology	
	Pharmacology	
	Agricultural Sciences	
Agriculture and Food Science	Agriculture and Food Sciences	Agricultural Economics & Policy (농업경제학)
		Agriculture, Dairy & Animal Science (축산학)
		Agriculture, Multidisciplinary (농학전반)
		Agriculture, Soil Science (토양학)
		Agronomy (작물학)
		Food Science & Technology (식품과학)
Dairy and Animal Science	Dairy and Animal Sciences	
Chemistry (7)	**Chemistry (7)**	**화학 (8)**
Analytical Chemistry	Analytical Chemistry	Chemistry, Analytical (분석화학)
Applied Chemistry	Applied Chemistry	Chemistry, Applied (응용화학)
General Chemistry	General Chemistry	
Inorganic and Nuclear Chemistry	Inorganic and Nuclear Chemistry	Chemistry, Inorganic & Nuclear (무기화학)
Organic Chemistry	Organic Chemistry	Chemistry, Organic (유기화학)
Physical Chemistry	Physical Chemistry	Chemistry, Physical (물리화학)
Polymers	Polymers	Polymer Science (고분자과학)
		Chemistry, Multidisciplinary (화학일반)
		Electrochemistry (전기화학)
Physics (9)	**Physics (9)**	**물리학 (12)**
Acoustics	Acoustics	Acoustics (음향학)
Applied Physics	Applied Physics	Physics, Applied (응용물리학)
Chemical Physics	Chemical Physics	Physics, Atomic, Molecular & Chemical (원자물리학, 분자물리학, 화학물리학)
Fluids and Plasmas	Fluids and Plasmas	Physics, Fluids & Plasmas (유체물리학)
General Physics	General Physics	
Miscellaneous Physics	Miscellaneous Physics	Physics, Condensed Matter (고체물리학)
		Physics, Mathematical (수리물리학)
		Spectroscopy (분광학)
		Thermodynamics (열역학)
Nuclear and Particle Physics	Nuclear and Particle Physics	Physics, Nuclear (핵물리학)
		Physics, Particles & Fields (입자물리학)
Optics	Optics	Optics (광학)
Solid State Physics	Solid State Physics	
		Physics, Multidisciplinary (물리학일반)
Earth and Space Sciences (6)	**Geosciences (6)**	**지구과학 (12)**
Earth and Planetary Science	Earth and Planetary Sciences	
	Marine and Hydrobiology	

(continued)

Appendix Table 2. *S&EI* (*Science and Engineering Indicators*) detailed field vs. SCI subject category: other sciences (continued)
S&EI (*Science and Engineering Indicators*)와 SCI의 기타 과학 학문영역 주제분야명 비교 (계속)

NSF *S&EI* detailed field 2006[*]	NSF *S&EI* detailed field 2008—[†]	SCI subject category[‡]
Environmental Science	Environmental Sciences	Environmental Sciences (환경과학)
		Engineering, Geological (지질공학)
		Geochemistry & Geophysics (지구화학/지구물리학)
		Geography, Physical (지리학)
Geology	Geology	Geology (지질학)
		Geosciences, Multidisciplinary (지구과학일반)
Meteorology and Atmospheric Sciences	Meteorology and Atmospheric Sciences	Meteorology & Atmospheric Sciences (기상학/대기과학)
Oceanography and Limnology	Oceanography and Limnology	Engineering, Ocean (해양공학)
		Limnology (육수학)
		Oceanography (해양학)
		Water Resources (수자원학)
	Astronomy (1)	
Astronomy and Astrophysics	Astronomy and Astrophysics	Astronomy & Astrophysics (천문학/천체물리학)
Engineering and Technology (13)	**Engineering (13)**	**공학 (43)**
Aerospace Technology	Aerospace Engineering	Engineering, Aerospace (항공공학)
Chemical Engineering	Chemical Engineering	Engineering, Chemical (화학공학)
Civil Engineering	Civil Engineering	Engineering, Civil (토목공학)
Electrical and Electronics Engineering	Electrical Engineering	Engineering, Electrical & Electronic (전자공학)
General Engineering	General Engineering	
Industrial Engineering	Industrial Engineering	Engineering, Industrial (산업공학)
Materials Science	Materials Engineering	Materials Science, Biomaterials (재료공학, 생체학)
		Materials Science, Ceramics (재료공학, 세라믹)
		Materials Science, Characterization & Testing (재료공학, 특성분석)
		Materials Science, Coatings & Films (재료공학, 코팅과 박막)
		Materials Science, Composites (재료공학, 복합체)
		Materials Science, Multidisciplinary (재료공학, 일반)
		Materials Science, Paper & Wood (재료공학, 종이, 목재)
		Materials Science, Textiles (재료공학, 섬유공학)
Mechanical Engineering	Mechanical Engineering	Engineering, Mechanical (기계공학)
		Mechanics (메카닉스)
Metals and Metallurgy	Metals and Metallurgy	Metallurgy & Metallurgical Engineering (금속공학)
Miscellaneous Engineering and Technology	Miscellaneous Engineering and Technology	Agricultural Engineering (농공학)
		Automation & Control Systems (제어공학)
		Construction & Building Technology (건축공학)
		Crystallography (결정학)
		Energy & Fuels (에너지 및 연료학)
		Engineering, Environmental (환경공학)
		Engineering, Manufacturing (제조공학)
		Engineering, Multidisciplinary (공학일반)
		Engineering, Marine (해양공학)
		Engineering, Petroleum (석유공학)
		Mineralogy (광물학)
		Mining & Mineral Processing (광산학)
		Robotics (로보트학)
		Telecommunications (통신공학)
		Transportation Science & Technology (교통공학)
		Remote Sensing (원격탐지학)
		Instruments & Instrumentation (계측장비/계기측정)
		Imaging Science & Photographic Technology (영상과학/사진학)
Nuclear Technology	Nuclear Technology	Nuclear Science & Technology (핵과학)
Operations Research and Management	Operations Research and Management	Operations Research & Management Science (오퍼레이션 리서치)
	Biomedical Engineering	
	Computer Sciences (1)	
Computers	Computers	Computer Science, Artificial Intelligence (인공지능컴퓨터과학)
		Computer Science, Cybernetics (사이버네틱스컴퓨터과학)
		Computer Science, Hardware & Architecture (하드웨어컴퓨터과학)
		Computer Science, Information Systems (정보시스템컴퓨터과학)
		Computer Science, Interdisciplinary Applications (응용컴퓨터과학)
		Computer Science, Software Engineering (소프트웨어컴퓨터과학)
		Computer Science, Theory & Methods (컴퓨터과학이론)
Mathematics (4)	**Mathematics (4)**	**수학 (4)**
Applied Mathematics	Applied Mathematics	Mathematics, Applied (응용수학)
General Mathematics	General Mathematics	Mathematics (수학)
Miscellaneous Mathematics	Miscellaneous Mathematics	
Probability and Statistics	Probability and Statistics	Statistics & Probability (통계학/확률학)
		Mathematics, Interdisciplinary Applications (학제간응용수학)

(continued)

Appendix Table 2. *S&EI (Science and Engineering Indicators)* **detailed field vs. SCI subject category: other sciences (continued)**
*S&EI (Science and Engineering Indicators)*와 **SCI**의 기타 과학 학문영역 주제분야명 비교 (계속)

NSF *S&EI* detailed field 2006[*]	NSF *S&EI* detailed field 2008–[†]	SCI subject category[‡]
Psychology (9)	**Psychology (9)**	**심리학 (2)**
Behavioral and Comparative Psychology	Behavioral and Comparative Psychology	Behavioral Sciences (행동과학)
Clinical Psychology	Clinical Psychology	Psychology (심리학)
Developmental and Child Psychology	Developmental and Child Psychology	
Experimental Psychology	Experimental Psychology	
General Psychology	General Psychology	
Human Factors	Human Factors	
Miscellaneous Psychology	Miscellaneous Psychology	
Psychoanalysis	Psychoanalysis	
Social Psychology	Social Psychology	
Social Sciences (13)	**Social Sciences (13)**	**사회과학 (3)**
Anthropology and Archaeology	Anthropology and Archaeology	
Area Studies	Area Studies	
Criminology	Criminology	
Demography	Demography	
Economics	Economics	
General Social Sciences	General Social Sciences	
Geography and Regional Science	Geography and Regional Science	
International Relations	International Relations	
Miscellaneous Social Sciences	Miscellaneous Social Sciences	
Planning and Urban Studies	Planning and Urban Studies	
Political Science and Public Administration	Political Science and Public Administration	
Science Studies	Science Studies	
Sociology	Sociology	
Professional (7)		
Communication		
Education		Education, Scientific Disciplines (과학교육)
Information and Library Science		
Law		
Management and Business		
Miscellaneous Professional Fields		
Social Work		
		History & Philosophy of Science (과학사/과학철학)
		Multidisciplinary Sciences (과학일반)

[*]National Science and Engineering Indicators 2006 Broad and detailed fields for publications output data. https://wayback.archive-it.org/5902/20160211070644/http://www.nsf.gov/statistics/seind06/append/c5/at05-39.pdf
[†]Science & Engineering Indicators 2016. Fields and subfields of S&E publications data. https://www.nsf.gov/statistics/2016/nsb20161/uploads/1/8/at05-24.pdf
[‡]InCites Journal Citation Reports의 "Scope Note_ 2015 Science Citation Index/Science Citation Index Expanded" http://ipscience-help.thomsonreuters.com/incitesLiveJCR/JCRGroup/scopeNotesGroup/scopeNotes.html
[§]괄호안의 숫자는 Subfields의 수
Source: Data from *Korea Medical Research Report 2010*, Appendix Table 2

Appendix Table 3. SCI Korean articles by subject category: 2010-2014
의학분야별 한국 SCI 논문수: 2010-2014

		2010	2011	2012	2013	2014	Total
Biomedical Research							
002	Anatomy & Morphology	51	53	57	53	59	273
005	Biochemical Research Methods	500	616	536	586	673	2,911
006	Biochemistry & Molecular Biology	2,641	2,609	2,849	2,790	2,833	13,722
007	Biophysics	639	601	667	718	791	3,416
009	Cell Biology	1,219	1,307	1,516	1,437	1,489	6,968
010	Chemistry, Medicinal	845	946	872	848	869	4,380
014	Developmental Biology	121	153	105	130	92	601
017	Engineering, Biomedical	609	566	695	667	736	3,273
019	Genetics & Heredity	438	478	544	549	623	2,632
026	Medical Ethics	4	1	4	1	4	14
027	Medical Informatics	65	52	81	87	73	358
028	Medical Laboratory Technology	188	149	249	163	181	930
030	Medicine, Legal	18	28	35	32	33	146
031	Medicine, Research & Experimental	526	582	738	894	886	3,626
032	Microbiology	769	838	1,004	962	983	4,556
034	Nutrition & Dietetics	348	433	434	501	466	2,182
040	Parasitology	98	132	137	119	135	621
045	Physiology	248	267	263	258	259	1,295
060	Virology	129	173	175	196	186	859
063	Cell & Tissue Engineering	169	184	260	164	298	1,075
	Subtotal	9,625	10,168	11,221	11,155	11,669	53,838
Clinical Medicine							
001	Allergy	172	210	229	279	261	1,151
003	Andrology	21	21	22	11	17	92
004	Anesthesiology	100	137	156	180	150	723
008	Cardiac & Cardiovascular Systems	966	1,202	1,377	1,409	1,196	6,150
011	Clinical Neurology	1,494	1,362	1,632	1,695	1,746	7,929
012	Critical Care Medicine	139	149	157	156	149	750
013	Dermatology	737	648	755	630	1,003	3,773
015	Emergency Medicine	56	85	120	126	99	486
016	Endocrinology & Metabolism	589	557	637	770	854	3,407
018	Gastroenterology & Hepatology	919	1,153	1,433	1,196	1,523	6,224
020	Geriatrics & Gerontology	66	113	127	283	164	753
021	Health Care Sciences & Services	122	141	205	161	225	854
022	Hematology	490	417	464	438	556	2,365
023	Immunology	757	846	1,102	1,112	1,113	4,930
024	Infectious Diseases	242	256	294	307	336	1,435
025	Integrative & Complementary Medicine	165	274	343	444	380	1,606
029	Medicine, General & Internal	88	110	163	157	128	646
033	Neurosciences	1,265	952	1,336	1,178	1,387	6,118
035	Obstetrics & Gynecology	444	454	402	500	489	2,289
036	Oncology	1,922	2,005	2,324	2,543	2,630	11,424
037	Ophthalmology	280	295	371	467	543	1,956
038	Orthopedics	401	480	518	594	526	2,519
039	Otorhinolaryngology	231	270	331	353	335	1,520
041	Pathology	460	448	488	499	375	2,270
042	Pediatrics	249	248	247	351	269	1,364
043	Peripheral Vascular Disease	474	466	418	664	522	2,544
044	Pharmacology & Pharmacy	1,676	1,758	1,983	1,793	1,844	9,054
046	Psychiatry	522	383	630	625	605	2,765
047	Psychology	90	96	84	276	140	686
048	Public, Environmental & Occupational Health	348	537	360	403	440	2,088
049	Radiology, Nuclear Medicine & Medical Imaging	1,035	1,038	1,172	1,302	1,440	5,987
050	Rehabilitation	120	217	337	421	452	1,547
051	Reproductive Biology	298	337	205	282	210	1,332
052	Respiratory System	447	400	313	557	490	2,207
053	Rheumatology	186	241	351	360	430	1,568
054	Substance Abuse	34	19	54	29	79	215
055	Surgery	1,698	1,821	1,998	2,195	2,336	10,048
056	Toxicology	590	512	489	552	475	2,618
057	Transplantation	316	348	460	624	674	2,422
058	Tropical Medicine	44	46	35	43	41	209
059	Urology & Nephrology	534	537	704	604	709	3,088
061	Dentistry, Oral Surgery & Medicine	358	426	395	462	502	2,143
062	Nursing	205	204	264	243	276	1,192
064	Primary Health Care	3	2	3	4	5	17
	Subtotal	21,353	22,221	25,488	27,278	28,124	124,464
Total[*]		30,978	32,389	36,709	38,433	39,793	178,302

[*]한 개 이상의 분야에 중복 분류된 논문이 있어 실제 논문수보다 많음.

Appendix Table 4. Citation of SCI Korean articles by subject category: 2010-2014[*]
의학분야별 한국 SCI 논문이 SCI에 인용된 횟수: 2010-2014

		2010	2011	2012	2013	2014	Total
Biomedical Research							
002	Anatomy & Morphology	321	321	191	133	91	1,057
005	Biochemical Research Methods	6,680	7,820	4,986	3,489	2,331	25,306
006	Biochemistry & Molecular Biology	35,116	28,979	28,188	17,775	10,919	120,977
007	Biophysics	8,350	6,487	5,205	4,570	2,509	27,121
009	Cell Biology	17,242	14,941	15,717	10,477	6,268	64,645
010	Chemistry, Medicinal	9,808	7,968	6,121	4,188	2,682	30,767
014	Developmental Biology	1,161	1,221	569	601	221	3,773
017	Engineering, Biomedical	7,949	6,748	5,652	3,614	2,457	26,420
019	Genetics & Heredity	11,298	7,607	10,293	4,958	3,758	37,914
026	Medical Ethics	17	29	16	7	5	74
027	Medical Informatics	492	254	528	179	186	1,639
028	Medical Laboratory Technology	947	925	948	548	259	3,627
030	Medicine, Legal	193	166	249	147	126	881
031	Medicine, Research & Experimental	5,744	6,652	7,297	4,806	2,773	27,272
032	Microbiology	10,822	9,294	9,154	4,748	3,167	37,185
034	Nutrition & Dietetics	4,559	4,380	3,473	2,462	1,677	16,551
040	Parasitology	1,474	1,400	1,060	590	364	4,888
045	Physiology	3,038	3,166	2,144	1,555	1,002	10,905
060	Virology	2,085	1,956	1,656	1,192	658	7,547
063	Cell & Tissue Engineering	2,166	2,153	2,034	957	797	8,107
	Subtotal	129,462	112,467	105,481	66,996	42,250	456,656
Clinical Medicine							
001	Allergy	1,063	855	969	697	516	4,100
003	Andrology	102	111	135	34	39	421
004	Anesthesiology	821	941	655	633	308	3,358
008	Cardiac & Cardiovascular Systems	7,674	8,019	6,809	4,751	2,576	29,829
011	Clinical Neurology	9,257	8,454	6,852	5,534	3,114	33,211
012	Critical Care Medicine	1,231	1,264	1,221	867	319	4,902
013	Dermatology	2,772	2,780	1,920	1,306	881	9,659
015	Emergency Medicine	279	490	557	518	206	2,050
016	Endocrinology & Metabolism	6,700	7,994	6,726	5,244	2,818	29,482
018	Gastroenterology & Hepatology	8,860	8,218	7,217	4,791	3,388	32,474
020	Geriatrics & Gerontology	898	793	923	825	658	4,097
021	Health Care Sciences & Services	604	614	860	627	266	2,971
022	Hematology	4,927	3,379	3,304	2,754	1,439	15,803
023	Immunology	9,988	8,306	7,948	5,023	3,082	34,347
024	Infectious Diseases	3,035	2,800	2,498	1,701	1,275	11,309
025	Integrative & Complementary Medicine	1,802	2,468	2,461	1,856	961	9,548
029	Medicine, General & Internal	284	2,028	491	344	237	3,384
033	Neurosciences	12,871	10,294	10,225	7,661	4,037	45,088
035	Obstetrics & Gynecology	3,191	2,426	1,655	1,266	634	9,172
036	Oncology	25,747	20,430	21,211	15,486	10,150	93,024
037	Ophthalmology	3,134	2,909	3,028	1,949	1,294	12,314
038	Orthopedics	3,596	3,507	2,936	2,399	983	13,421
039	Otorhinolaryngology	1,481	1,448	1,336	1,090	533	5,888
041	Pathology	2,325	2,282	2,634	1,985	832	10,058
042	Pediatrics	1,767	1,142	928	770	450	5,057
043	Peripheral Vascular Disease	3,384	3,677	2,551	2,175	1,436	13,223
044	Pharmacology & Pharmacy	19,109	16,067	13,866	9,705	5,331	64,078
046	Psychiatry	2,962	3,004	2,135	2,013	1,321	11,435
047	Psychology	574	400	376	448	247	2,045
048	Public, Environmental & Occupational Health	3,329	2,642	4,357	1,715	2,053	14,096
049	Radiology, Nuclear Medicine & Medical Imaging	9,278	8,456	8,685	5,807	3,337	35,563
050	Rehabilitation	995	1,062	1,117	1,368	994	5,536
051	Reproductive Biology	1,916	1,563	814	737	421	5,451
052	Respiratory System	3,396	3,624	2,796	1,897	1,528	13,241
053	Rheumatology	2,205	1,771	2,240	1,372	783	8,371
054	Substance Abuse	97	135	139	75	82	528
055	Surgery	13,390	11,505	10,188	7,363	4,007	46,453
056	Toxicology	7,153	5,026	4,256	3,631	1,560	21,626
057	Transplantation	2,277	1,683	1,736	1,000	546	7,242
058	Tropical Medicine	569	643	329	224	82	1,847
059	Urology & Nephrology	3,472	3,296	2,403	2,039	1,233	12,443
061	Dentistry, Oral Surgery & Medicine	3,735	3,060	2,366	1,632	1,000	11,793
062	Nursing	771	706	662	455	272	2,866
064	Primary Health Care	24	7	25	7	8	71
	Subtotal	193,045	172,279	156,540	113,774	67,237	702,875
Total[†]		322,507	284,746	262,021	180,770	109,487	1,159,531

[*]2010년부터 2014년은 논문 발표 이후 2016년 9월까지 인용된 횟수.
[†]한 개 이상의 분야에 중복 분류된 논문이 있어 실제 논문수보다 많음.

Appendix Table 5. SCI articles of 21 countries by subject category: 2010-2014
의학분야별 21개국 SCI 논문수: 2010-2014

		KOR	USA	CHN	GBR	DEU	JPN	FRA
Biomedical Research								
002	Anatomy & Morphology	273	2,812	706	769	896	728	376
005	Biochemical Research Methods	2,911	32,667	11,402	7,699	9,225	4,579	4,557
006	Biochemistry & Molecular Biology	13,722	147,291	45,777	28,185	30,340	29,584	18,639
007	Biophysics	3,416	33,478	10,748	6,348	8,367	7,042	4,614
009	Cell Biology	6,968	99,319	19,652	16,164	16,929	13,848	9,351
010	Chemistry, Medicinal	4,380	17,866	12,583	3,799	5,090	4,988	2,776
014	Developmental Biology	601	13,624	1,487	2,784	2,226	2,881	1,462
017	Engineering, Biomedical	3,273	27,761	10,654	5,740	6,190	5,160	3,687
019	Genetics & Heredity	2,632	49,402	13,663	15,774	11,187	8,082	8,503
026	Medical Ethics	14	3,108	21	1,108	321	48	73
027	Medical Informatics	358	6,296	1,740	1,784	1,277	489	616
028	Medical Laboratory Technology	930	6,127	1,598	1,313	1,368	815	1,036
030	Medicine, Legal	146	3,096	399	1,217	1,173	557	392
031	Medicine, Research & Experimental	3,626	54,085	15,939	8,666	7,994	7,742	5,809
032	Microbiology	4,556	35,506	10,218	9,183	10,524	6,441	8,154
034	Nutrition & Dietetics	2,182	17,882	3,823	6,655	3,058	2,881	3,226
040	Parasitology	621	7,989	1,917	3,761	1,842	1,063	2,066
045	Physiology	1,295	24,078	4,122	5,009	5,536	5,453	2,627
060	Virology	859	20,343	4,822	4,234	4,741	2,402	3,466
063	Cell & Tissue Engineering	1,075	6,982	1,377	1,649	1,534	1,247	610
	Subtotal	53,838	609,712	172,648	131,841	129,818	106,030	82,040
Clinical Medicine								
001	Allergy	1,151	8,593	542	2,461	2,929	1,351	1,737
003	Andrology	92	974	468	166	201	115	92
004	Anesthesiology	723	9,750	1,083	5,093	3,439	1,340	3,302
008	Cardiac & Cardiovascular Systems	6,150	73,479	14,919	16,717	17,983	18,937	8,822
011	Clinical Neurology	7,929	82,937	8,979	21,771	20,208	13,416	10,616
012	Critical Care Medicine	750	23,253	1,779	4,840	3,720	1,402	3,174
013	Dermatology	3,773	22,817	3,000	7,442	11,442	5,992	4,737
015	Emergency Medicine	486	11,238	522	2,174	2,076	356	506
016	Endocrinology & Metabolism	3,407	43,920	8,219	14,371	10,632	9,053	8,004
018	Gastroenterology & Hepatology	6,224	41,823	11,363	11,755	8,754	12,668	6,254
020	Geriatrics & Gerontology	753	14,492	1,444	3,727	2,439	1,593	1,280
021	Health Care Sciences & Services	854	39,558	1,281	10,509	3,325	1,231	2,076
022	Hematology	2,365	50,173	5,655	12,214	13,005	7,296	8,895
023	Immunology	4,930	68,682	12,506	18,241	14,400	9,831	9,831
024	Infectious Diseases	1,435	32,527	4,370	12,786	4,606	3,545	6,967
025	Integrative & Complementary Medicine	1,606	2,525	4,729	711	857	545	170
029	Medicine, General & Internal	646	13,452	1,399	9,444	2,841	988	1,449
033	Neurosciences	6,118	109,746	18,060	26,924	26,353	20,054	13,334
035	Obstetrics & Gynecology	2,289	38,700	4,085	12,065	4,263	4,181	4,254
036	Oncology	11,424	134,005	33,997	26,159	28,084	24,839	19,016
037	Ophthalmology	1,956	19,006	3,798	5,846	4,820	3,428	2,142
038	Orthopedics	2,519	24,249	3,448	6,256	5,223	3,786	2,735
039	Otorhinolaryngology	1,520	11,152	1,287	2,548	3,128	1,660	910
041	Pathology	2,270	37,455	4,553	6,409	4,353	5,360	3,209
042	Pediatrics	1,364	45,764	2,977	10,182	6,475	3,507	4,462
043	Peripheral Vascular Disease	2,544	43,108	5,695	9,608	8,658	9,929	5,233
044	Pharmacology & Pharmacy	9,054	69,832	26,042	18,234	16,235	20,014	12,902
046	Psychiatry	2,765	53,766	2,809	19,592	12,814	4,160	5,828
047	Psychology	686	22,542	946	7,233	4,854	1,742	2,666
048	Public, Environmental & Occupational Health	2,088	72,356	6,099	19,634	7,255	3,544	5,742
049	Radiology, Nuclear Medicine & Medical Imaging	5,987	59,277	9,077	10,045	16,822	9,359	7,731
050	Rehabilitation	1,547	17,989	593	6,026	1,592	1,345	641
051	Reproductive Biology	1,332	15,634	2,753	4,006	2,744	3,023	1,798
052	Respiratory System	2,207	30,368	4,709	11,971	5,342	5,544	4,653
053	Rheumatology	1,568	16,585	1,886	9,366	5,857	3,964	4,425
054	Substance Abuse	215	18,452	344	2,180	827	432	529
055	Surgery	10,048	94,236	12,830	26,069	17,954	17,609	10,165
056	Toxicology	2,618	22,677	6,493	4,875	3,985	3,755	3,244
057	Transplantation	2,422	25,008	2,880	4,878	6,462	4,192	3,549
058	Tropical Medicine	209	5,116	854	2,672	650	403	1,117
059	Urology & Nephrology	3,088	33,572	5,039	8,041	7,720	6,627	5,122
061	Dentistry, Oral Surgery & Medicine	2,143	12,074	2,896	4,747	3,503	3,898	932
062	Nursing	1,192	26,472	626	4,118	495	564	129
064	Primary Health Care	17	4,357	40	2,457	207	37	116
	Subtotal	124,464	1,603,691	247,074	426,563	329,532	256,615	204,496
Total		178,302	2,213,403	419,722	558,404	459,350	362,645	286,536

Note: 한국을 제외한 나라는 2014년도 전 학문분야 SCI 논문수에 따라 배열하였음.
Abbreviations: AUS, Australia; BRA, Brazil; CAN, Canada; CHE, Switzerland; CHN, China; DEU, Germany; ESP, Spain; FRA, France; GBR, United Kingdom of Great Britain and Northern Ireland; IND, India; ITA, Italy; JPN, Japan; KOR, Republic of Korea; NLD, Netherlands; POL, Poland; RUS, Russian Federation; SGP, Singapore; SWE, Sweden; TUR, Turkey; TWN, Taiwan; USA, United States of America.

CAN	ITA	AUS	IND	ESP	NLD	BRA	RUS	CHE	TUR	TWN	SWE	POL	SGP
335	504	281	459	550	128	776	48	148	355	64	83	282	34
4,264	4,099	2,871	2,785	3,960	2,801	1,559	803	2,479	880	1,597	1,910	1,332	1,119
18,161	15,982	10,501	12,505	12,667	8,036	9,053	7,229	7,472	3,585	5,340	7,106	6,003	2,803
3,887	4,481	2,139	3,193	2,876	2,302	1,441	2,059	1,764	741	1,358	1,755	1,665	936
10,731	9,063	5,799	3,568	5,630	5,266	4,662	1,728	4,428	1,234	2,744	3,091	2,094	2,045
1,844	4,474	1,439	6,594	2,165	783	2,970	1,414	1,581	1,233	1,466	798	1,069	374
1,908	851	1,060	555	933	548	1,033	303	587	141	194	374	166	236
4,317	4,239	2,827	1,729	2,660	2,348	1,713	364	2,122	999	2,407	1,069	1,141	1,437
7,802	6,395	5,957	3,418	5,729	6,145	3,972	1,852	3,304	1,729	1,520	3,188	1,480	1,044
567	77	461	30	55	263	56		132	223	50	101	18	32
1,145	767	957	541	765	827	231	40	354	254	606	321	135	190
1,280	1,351	516	1,150	753	637	468	83	282	479	383	304	278	115
366	660	757	369	346	289	174	18	497	170	40	130	142	11
5,451	6,651	3,193	3,560	3,212	3,395	2,762	2,357	2,269	2,260	2,609	1,901	2,817	742
5,160	4,210	4,028	4,912	7,037	3,990	3,618	1,932	2,903	1,463	1,809	2,246	1,316	681
3,503	3,609	3,507	1,569	5,278	2,655	3,123	92	1,242	780	933	1,357	949	295
850	916	1,622	1,311	1,175	717	3,723	205	1,242	215	178	415	343	178
5,016	2,883	3,325	709	2,095	1,661	1,965	1,249	1,260	502	786	1,255	875	200
2,176	1,848	1,573	1,153	1,802	1,556	982	330	1,159	145	560	786	275	429
797	967	635	313	567	673	283	65	442	125	297	326	109	390
79,560	74,027	53,448	50,423	60,255	45,020	44,564	22,171	35,667	17,513	24,941	28,516	22,489	13,291
1,073	1,854	720	192	2,710	1,135	439	404	921	1,108	327	924	969	181
148	287	142	118	210	73	89	16	19	113	48	60	30	4
2,154	1,254	1,340	637	514	1,032	530	41	765	695	245	580	62	140
10,313	15,608	5,502	2,054	7,897	9,956	4,331	2,943	4,548	6,593	2,414	3,812	4,615	984
14,719	16,140	8,705	3,849	8,846	8,669	4,372	2,433	6,045	4,856	2,911	4,400	2,271	1,069
3,120	2,586	2,890	547	2,947	2,233	1,109	183	1,119	521	699	802	168	231
1,834	3,659	2,455	1,928	2,678	1,765	2,525	185	1,475	1,674	904	860	990	468
1,206	586	1,333	230	915	410	110	24	386	1,111	585	250	44	157
7,108	9,182	5,858	2,408	5,935	5,247	4,266	735	3,276	2,520	1,596	4,268	2,433	733
4,455	9,124	4,809	2,437	5,906	3,750	1,487	531	1,949	2,747	2,633	1,673	1,201	791
1,807	1,877	2,622	257	1,180	1,660	728	80	760	726	811	792	223	239
6,649	1,753	4,642	763	2,137	4,017	1,173	285	1,690	524	1,180	1,489	439	591
7,274	12,121	3,821	2,319	4,931	6,832	2,321	1,605	2,938	2,751	1,122	3,050	1,756	743
7,760	11,377	6,720	4,737	8,317	6,937	4,957	1,352	4,838	2,536	2,503	4,513	2,705	1,049
4,215	4,325	4,214	3,178	5,160	3,748	3,473	481	3,369	1,016	1,687	2,230	473	727
373	337	571	1,023	214	112	758	27	201	203	1,027	130	91	46
2,116	1,015	4,466	984	1,558	1,068	608	287	1,431	889	573	367	196	442
17,332	17,307	10,705	3,709	9,851	10,465	7,012	2,369	7,381	3,046	2,976	5,739	2,749	1,215
3,965	5,095	4,870	1,877	2,965	3,677	2,528	265	1,232	3,495	1,499	1,865	1,651	358
17,295	22,223	11,317	6,331	10,935	12,013	4,042	1,874	6,963	5,278	5,339	6,195	3,613	2,215
1,995	1,969	3,763	2,650	1,930	1,085	1,592	102	1,173	1,872	651	531	344	1,017
3,435	2,068	2,644	1,395	1,237	2,475	1,330	59	1,999	1,638	758	1,270	266	384
1,422	1,575	959	799	518	924	1,165	13	481	1,386	701	506	250	162
3,819	4,272	1,797	2,297	2,941	1,818	2,274	356	1,312	1,341	787	843	949	469
6,957	5,401	4,818	5,474	3,450	3,985	2,248	350	1,781	5,230	1,264	2,021	1,093	420
6,695	6,979	4,323	932	3,261	5,682	1,873	1,119	2,148	1,538	1,222	2,512	1,310	600
8,364	13,420	6,174	11,664	9,170	6,660	7,120	1,700	5,000	3,669	3,951	3,681	3,686	1,173
8,998	6,252	10,657	1,410	5,118	7,262	4,614	2,011	3,445	2,387	1,842	3,091	1,576	712
4,150	2,024	3,127	163	1,675	2,888	598	387	1,079	199	578	662	233	241
11,997	4,793	10,527	3,802	5,134	6,523	8,350	645	3,469	1,210	1,664	5,118	2,021	637
8,533	7,573	3,157	2,645	3,744	6,237	1,661	702	4,256	2,936	2,110	2,112	1,037	982
4,133	1,876	4,201	273	922	2,365	1,127	61	705	1,102	962	1,301	168	213
2,400	2,463	2,063	863	2,749	1,726	2,544	151	453	1,223	419	845	757	75
5,441	4,996	4,604	1,392	3,554	3,280	2,039	584	2,028	1,536	1,151	1,381	839	358
5,140	4,167	1,902	583	3,233	5,158	1,767	541	1,691	2,110	512	2,454	532	228
1,519	477	2,887	165	661	636	290	90	456	62	160	600	131	60
8,800	13,065	6,269	5,193	7,015	7,103	5,952	381	4,790	7,970	4,052	2,698	2,250	1,074
3,238	2,989	1,334	3,113	2,992	2,100	2,555	278	1,383	1,557	1,138	1,584	973	163
2,908	4,750	1,662	777	3,083	2,381	1,615	434	1,336	1,431	1,046	1,053	1,442	216
367	405	824	1,798	755	662	3,333	23	1,036	167	129	305	13	136
5,223	6,592	4,526	1,797	3,936	3,328	2,174	497	1,439	4,059	2,332	1,621	1,107	480
1,406	2,845	1,379	1,929	1,704	1,425	5,886	37	1,673	2,413	875	1,378	248	189
2,249	504	5,001	89	499	949	2,938	27	382	901	1,243	1,630	97	310
1,518	95	1,554	30	567	573	42	9	67	39	49	204	36	26
225,623	239,260	177,854	90,811	155,654	162,024	111,945	26,677	94,888	90,378	60,675	83,400	48,037	22,708
305,183	313,287	231,302	141,234	215,909	207,044	156,509	48,848	130,555	107,891	85,616	111,916	70,526	35,999

Appendix Table 6. Worldwide SCI articles by subject category: 2010-2014
의학분야별 전 세계 SCI 논문수: 2010-2014

		2010	2011	2012	2013	2014	Total*
Biomedical Research							
002	Anatomy & Morphology	2,184	2,222	2,264	2,033	2,336	11,039
005	Biochemical Research Methods	19,575	22,159	19,462	18,320	20,891	100,407
006	Biochemistry & Molecular Biology	76,657	78,588	82,448	81,571	81,240	400,504
007	Biophysics	19,909	19,996	18,788	20,522	21,263	100,478
009	Cell Biology	41,052	42,709	46,126	44,975	45,380	220,242
010	Chemistry, Medicinal	14,985	17,158	16,310	16,329	15,973	80,755
014	Developmental Biology	7,054	6,740	5,810	5,985	5,838	31,427
017	Engineering, Biomedical	18,853	16,431	19,198	19,709	19,728	93,919
019	Genetics & Heredity	25,059	24,345	28,684	26,375	27,981	132,444
026	Medical Ethics	1,436	1,493	1,456	1,645	1,620	7,650
027	Medical Informatics	3,406	3,203	4,094	5,520	4,482	20,705
028	Medical Laboratory Technology	4,150	7,050	4,601	4,302	4,096	24,199
030	Medicine, Legal	1,908	2,324	2,223	2,449	2,296	11,200
031	Medicine, Research & Experimental	25,477	25,181	27,648	29,271	32,758	140,335
032	Microbiology	21,631	24,609	25,771	25,634	24,549	122,194
034	Nutrition & Dietetics	12,483	14,552	12,747	17,622	13,231	70,635
040	Parasitology	4,878	5,411	6,007	6,626	6,858	29,780
045	Physiology	13,823	12,617	13,394	13,691	14,154	67,679
060	Virology	8,931	9,284	9,665	10,359	9,567	47,806
063	Cell & Tissue Engineering	2,368	2,996	4,689	3,490	5,449	18,992
	Subtotal	325,819	339,068	351,385	356,428	359,690	1,732,390
Clinical Medicine							
001	Allergy	6,253	6,862	6,521	6,819	6,583	33,038
003	Andrology	882	811	846	648	615	3,802
004	Anesthesiology	6,586	7,027	7,764	7,971	7,374	36,722
008	Cardiac & Cardiovascular Systems	42,260	44,161	45,897	51,724	45,144	229,186
011	Clinical Neurology	49,661	50,777	54,733	54,909	52,653	262,733
012	Critical Care Medicine	14,297	15,875	11,224	13,194	12,162	66,752
013	Dermatology	15,066	17,063	16,754	16,877	17,304	83,064
015	Emergency Medicine	4,675	5,107	5,491	5,686	4,976	25,935
016	Endocrinology & Metabolism	32,737	27,565	27,025	34,970	31,247	153,544
018	Gastroenterology & Hepatology	25,365	31,240	33,798	32,434	33,962	156,799
020	Geriatrics & Gerontology	6,545	6,884	8,353	8,128	8,626	38,536
021	Health Care Sciences & Services	13,529	14,537	17,652	18,514	18,350	82,582
022	Hematology	27,559	26,856	26,796	29,847	30,174	141,232
023	Immunology	34,903	36,551	41,478	40,312	42,430	195,674
024	Infectious Diseases	18,266	18,656	19,051	20,566	21,890	98,429
025	Integrative & Complementary Medicine	2,112	3,165	3,701	4,318	4,030	17,326
029	Medicine, General & Internal	15,043	14,925	14,936	16,372	15,282	76,558
033	Neurosciences	54,544	55,932	59,974	60,043	63,349	293,842
035	Obstetrics & Gynecology	20,337	21,413	21,070	25,208	23,244	111,272
036	Oncology	59,265	64,331	72,977	74,759	82,509	353,841
037	Ophthalmology	11,353	11,592	11,923	13,141	13,524	61,533
038	Orthopedics	12,678	13,004	14,118	14,668	15,529	69,997
039	Otorhinolaryngology	6,745	6,800	6,717	7,062	6,640	33,964
041	Pathology	18,021	16,460	17,812	17,284	18,102	87,679
042	Pediatrics	26,107	24,890	22,936	25,690	24,823	124,446
043	Peripheral Vascular Disease	24,767	23,749	21,178	27,612	18,799	116,105
044	Pharmacology & Pharmacy	47,905	51,477	52,647	55,079	53,864	260,972
046	Psychiatry	28,638	31,048	31,063	33,381	33,724	157,854
047	Psychology	9,934	10,865	10,724	13,354	12,441	57,318
048	Public, Environmental & Occupational Health	38,084	38,610	37,768	38,306	37,811	190,579
049	Radiology, Nuclear Medicine & Medical Imaging	28,812	30,739	34,228	33,221	33,481	160,481
050	Rehabilitation	8,708	9,156	10,912	10,327	11,384	50,487
051	Reproductive Biology	10,780	10,964	9,102	10,103	9,459	50,408
052	Respiratory System	18,664	22,573	15,950	24,733	18,294	100,214
053	Rheumatology	8,805	11,237	14,059	14,947	16,260	65,308
054	Substance Abuse	5,475	5,770	6,253	6,388	6,520	30,406
055	Surgery	52,850	54,339	53,597	57,051	60,127	277,964
056	Toxicology	14,360	15,010	14,717	14,880	16,189	75,156
057	Transplantation	11,201	13,689	12,962	15,388	17,752	70,992
058	Tropical Medicine	4,890	4,615	3,842	4,334	3,932	21,613
059	Urology & Nephrology	21,657	21,454	26,667	24,060	24,518	118,356
061	Dentistry, Oral Surgery & Medicine	10,239	11,023	11,306	11,607	11,688	55,863
062	Nursing	10,338	10,459	11,138	12,130	12,342	56,407
064	Primary Health Care	2,342	2,911	3,008	2,957	2,927	14,145
	Subtotal	883,238	922,172	950,668	1,011,002	1,002,034	4,769,114
Total*		1,209,057	1,261,240	1,302,053	1,367,430	1,361,724	6,501,504

*한 개 이상의 분야에 중복 분류된 논문이 있어 실제 논문수보다 많음.

Appendix Table 7. Top 5 countries of SCI articles and rank of Korea by subject category: 2010-2014
의학분야별 SCI 논문발표 상위 5개국과 한국의 순위: 2010-2014

		1 [C]	1 [P]	2 [C]	2 [P]	3 [C]	3 [P]	4 [C]	4 [P]	5 [C]	5 [P]	Korea [P]	Korea Rank
Biomedical Research													
002	Anatomy & Morphology	USA	2,812	DEU	896	BRA	776	GBR	769	JPN	728	273	16
005	Biochemical Research Methods	USA	32,667	CHN	11,402	DEU	9,225	GBR	7,699	JPN	4,579	2,911	10
006	Biochemistry & Molecular Biology	USA	147,291	CHN	45,777	DEU	30,340	JPN	29,584	GBR	28,185	13,722	9
007	Biophysics	USA	33,478	CHN	10,748	DEU	8,367	JPN	7,042	GBR	6,348	3,416	9
009	Cell Biology	USA	99,319	CHN	19,652	DEU	16,929	GBR	16,164	JPN	13,848	6,968	9
010	Chemistry, Medicinal	USA	17,866	CHN	12,583	IND	6,594	DEU	5,090	JPN	4,988	4,380	7
014	Developmental Biology	USA	13,624	JPN	2,881	GBR	2,784	DEU	2,226	CAN	1,908	601	13
017	Engineering, Biomedical	USA	27,761	CHN	10,654	DEU	6,190	GBR	5,740	JPN	5,160	3,273	9
019	Genetics & Heredity	USA	244,779	GBR	75,655	DEU	48,519	JPN	43,302	FRA	41,162	7,132	21
026	Medical Ethics	USA	3,108	GBR	1,108	CAN	567	AUS	461	DEU	321	14	33
027	Medical Informatics	USA	6,296	GBR	1,784	CHN	1,740	DEU	1,277	CAN	1,145	358	15
028	Medical Laboratory Technology	USA	6,127	CHN	1,598	DEU	1,368	ITA	1,351	GBR	1,313	930	10
030	Medicine, Legal	USA	3,096	GBR	1,217	DEU	1,173	AUS	757	ITA	660	146	19
031	Medicine, Research & Experimental	USA	54,085	CHN	15,939	GBR	8,666	DEU	7,994	JPN	7,742	3,626	9
032	Microbiology	USA	35,506	DEU	10,524	CHN	10,218	GBR	9,183	FRA	8,154	4,556	10
034	Nutrition & Dietetics	USA	17,882	GBR	6,655	ESP	5,278	CHN	3,823	ITA	3,609	2,182	13
040	Parasitology	USA	7,989	GBR	3,761	BRA	3,723	FRA	2,066	CHN	1,917	621	19
045	Physiology	USA	24,078	DEU	5,536	JPN	5,453	CAN	5,016	GBR	5,009	1,295	14
060	Virology	USA	20,343	CHN	4,822	DEU	4,741	GBR	4,234	FRA	3,466	859	17
063	Cell & Tissue Engineering	USA	6,982	GBR	1,649	DEU	1,534	CHN	1,377	JPN	1,247	1,075	6
Clinical Medicine													
001	Allergy	USA	8,593	DEU	2,929	ESP	2,710	GBR	2,461	ITA	1,854	1,151	9
003	Andrology	USA	974	CHN	468	ITA	287	ESP	210	DEU	201	92	13
004	Anesthesiology	USA	9,750	GBR	5,093	DEU	3,439	FRA	3,302	CAN	2,154	723	12
008	Cardiac & Cardiovascular Systems	USA	73,479	JPN	18,937	DEU	17,983	GBR	16,717	ITA	15,608	6,150	12
011	Clinical Neurology	USA	82,937	GBR	21,771	DEU	20,208	ITA	16,140	CAN	14,719	7,929	12
012	Critical Care Medicine	USA	23,253	GBR	4,840	DEU	3,720	FRA	3,174	CAN	3,120	750	18
013	Dermatology	USA	22,817	DEU	11,442	GBR	7,442	JPN	5,992	FRA	4,737	3,773	6
015	Emergency Medicine	USA	11,238	GBR	2,174	DEU	2,076	AUS	1,333	CAN	1,206	486	12
016	Endocrinology & Metabolism	USA	43,920	GBR	14,371	DEU	10,632	ITA	9,182	JPN	9,053	3,407	15
018	Gastroenterology & Hepatology	USA	41,823	JPN	12,668	GBR	11,755	CHN	11,363	ITA	9,124	6,224	8
020	Geriatrics & Gerontology	USA	14,492	GBR	3,727	AUS	2,622	DEU	2,439	ITA	1,877	753	15
021	Health Care Sciences & Services	USA	39,558	GBR	10,509	CAN	6,649	AUS	4,642	NLD	4,017	854	19
022	Hematology	USA	50,173	DEU	13,005	GBR	12,214	ITA	12,121	FRA	8,895	2,365	16
023	Immunology	USA	68,682	GBR	18,241	DEU	14,400	CHN	12,506	ITA	11,377	4,930	13
024	Infectious Diseases	USA	32,527	GBR	12,786	FRA	6,967	ESP	5,160	DEU	4,606	1,435	21
025	Integrative & Complementary Medicine	CHN	4,729	USA	2,525	KOR	1,606	TWN	1,027	IND	1,023	1,606	3
029	Medicine, General & Internal	USA	13,452	GBR	9,444	IRL	5,205	AUS	4,466	DEU	2,841	646	17
033	Neurosciences	USA	109,746	GBR	26,924	DEU	26,353	JPN	20,054	CHN	18,060	6,118	14
035	Obstetrics & Gynecology	USA	38,700	GBR	12,065	ITA	5,095	AUS	4,870	DEU	4,263	2,289	14
036	Oncology	USA	134,005	CHN	33,997	DEU	28,084	GBR	26,159	JPN	24,839	11,424	11
037	Ophthalmology	USA	19,006	GBR	5,846	DEU	4,820	CHN	3,798	AUS	3,763	1,956	11
038	Orthopedics	USA	24,249	GBR	6,256	DEU	5,223	JPN	3,786	CHN	3,448	2,519	9
039	Otorhinolaryngology	USA	11,152	DEU	3,128	GBR	2,548	JPN	1,660	ITA	1,575	1,520	7
041	Pathology	USA	37,455	GBR	6,409	JPN	5,360	CHN	4,553	DEU	4,353	2,270	12
042	Pediatrics	USA	45,764	GBR	10,182	CAN	6,957	DEU	6,475	IND	5,474	1,364	19
043	Peripheral Vascular Disease	USA	43,108	JPN	9,929	GBR	9,608	DEU	8,658	ITA	6,979	2,544	12
044	Pharmacology & Pharmacy	USA	69,832	CHN	26,042	JPN	20,014	GBR	18,234	DEU	16,235	9,054	10
046	Psychiatry	USA	53,766	GBR	19,592	DEU	12,814	AUS	10,657	CAN	8,998	2,765	15
047	Psychology	USA	22,542	GBR	7,233	DEU	4,854	CAN	4,150	AUS	3,127	686	14
048	Public, Environmental & Occupational Health	USA	72,356	GBR	19,634	CAN	11,997	AUS	10,527	BRA	8,350	2,088	21
049	Radiology, Nuclear Medicine & Medical Imaging	USA	59,277	DEU	16,822	GBR	10,045	JPN	9,359	CHN	9,077	5,987	10
050	Rehabilitation	USA	17,989	GBR	6,026	AUS	4,201	CAN	4,133	NLD	2,365	1,547	8
051	Reproductive Biology	USA	15,634	GBR	4,006	JPN	3,023	CHN	2,753	ESP	2,749	1,332	13
052	Respiratory System	USA	30,368	GBR	11,971	JPN	5,544	CAN	5,441	DEU	5,342	2,207	12
053	Rheumatology	USA	16,585	GBR	9,366	DEU	5,857	NLD	5,158	CAN	5,140	1,568	16
054	Substance Abuse	USA	18,452	AUS	2,887	GBR	2,180	CAN	1,519	DEU	827	215	18
055	Surgery	USA	94,236	GBR	26,069	DEU	17,954	JPN	17,609	ITA	13,065	10,048	8
056	Toxicology	USA	22,677	CHN	6,493	GBR	4,875	DEU	3,985	JPN	3,755	2,618	11
057	Transplantation	USA	25,008	DEU	6,462	GBR	4,878	ITA	4,750	JPN	4,192	2,422	10
058	Tropical Medicine	USA	5,116	BRA	3,333	GBR	2,672	IND	1,798	THA	1,185	209	33
059	Urology & Nephrology	USA	33,572	GBR	8,041	DEU	7,720	JPN	6,627	ITA	6,592	3,088	13
061	Dentistry, Oral Surgery & Medicine	USA	12,074	BRA	5,886	GBR	4,747	JPN	3,898	DEU	3,503	2,143	9
062	Nursing	USA	26,472	AUS	5,001	GBR	4,118	BRA	2,938	CAN	2,249	1,192	8
064	Primary Health Care	USA	4,357	GBR	2,457	AUS	1,554	CAN	1,518	NLD	573	17	35

Abbreviations: [C], Name of the countries; [P], No. of SCI articles; AUS, Australia; BRA, Brazil; CAN, Canada; CHN, China; DEU, Germany; ESP, Spain; FRA, France; GBR, United Kingdom of Great Britain; IND, India; IRL, Ireland; ITA, Italy; JPN, Japan; KOR, Republic of Korea; NLD, Netherlands; THA, Thailand; TWN, Taiwan; USA, United States of America.

Appendix Table 8. Citations of SCI Korean articles by subject category (2010-2014): average citation rate per year and per paper
의학분야별 한국 논문의 SCI 피인용도 (2010-2014): 논문 한 편당 연평균 피인용도

ID	Subject category	No. of papers [P] / Times cited [T] / [T/P] / [T/Y] / [T/P/Y]	2010	2011	2012	2013	2014	Total	Average
Biomedical Research									
002	Anatomy & Morphology	[P]	51	53	57	53	59	273	54.60
		[T]	321	321	191	133	91	1,057	211.40
		[T/P]	6.29	6.06	3.35	2.51	1.54		3.95
		[T/Y]	53.50	64.20	47.75	44.33	45.50		
		[T/P/Y]	1.05	1.21	0.84	0.84	0.77		
005	Biochemical Research Methods	[P]	500	616	536	586	673	2,911	582.20
		[T]	6,680	7,820	4,986	3,489	2,331	25,306	5,061.20
		[T/P]	13.36	12.69	9.30	5.95	3.46		8.95
		[T/Y]	1,113.33	1,564.00	1,246.50	1,163.00	1,165.50		
		[T/P/Y]	2.23	2.54	2.33	1.98	1.73		
006	Biochemistry & Molecular Biology	[P]	2,641	2,609	2,849	2,790	2,833	13,722	2,744.40
		[T]	35,116	28,979	28,188	17,775	10,919	120,977	24,195.40
		[T/P]	13.30	11.11	9.89	6.37	3.85		8.90
		[T/Y]	5,852.67	5,795.80	7,047.00	5,925.00	5,459.50		
		[T/P/Y]	2.22	2.22	2.47	2.12	1.93		
007	Biophysics	[P]	639	601	667	718	791	3,416	683.20
		[T]	8,350	6,487	5,205	4,570	2,509	27,121	5,424.20
		[T/P]	13.07	10.79	7.80	6.36	3.17		8.24
		[T/Y]	1,391.67	1,297.40	1,301.25	1,523.33	1,254.50		
		[T/P/Y]	2.18	2.16	1.95	2.12	1.59		
009	Cell Biology	[P]	1,219	1,307	1,516	1,437	1,489	6,968	1,393.60
		[T]	17,242	14,941	15,717	10,477	6,268	64,645	12,929.00
		[T/P]	14.14	11.43	10.37	7.29	4.21		9.49
		[T/Y]	2,873.67	2,988.20	3,929.25	3,492.33	3,134.00		
		[T/P/Y]	2.36	2.29	2.59	2.43	2.10		
010	Chemistry, Medicinal	[P]	845	946	872	848	869	4,380	876.00
		[T]	9,808	7,968	6,121	4,188	2,682	30,767	6,153.40
		[T/P]	11.61	8.42	7.02	4.94	3.09		7.01
		[T/Y]	1,634.67	1,593.60	1,530.25	1,396.00	1,341.00		
		[T/P/Y]	1.93	1.68	1.75	1.65	1.54		
014	Developmental Biology	[P]	121	153	105	130	92	601	120.20
		[T]	1,161	1,221	569	601	221	3,773	754.60
		[T/P]	9.60	7.98	5.42	4.62	2.40		6.00
		[T/Y]	193.50	244.20	142.25	200.33	110.50		
		[T/P/Y]	1.60	1.60	1.35	1.54	1.20		
017	Engineering, Biomedical	[P]	609	566	695	667	736	3,273	654.60
		[T]	7,949	6,748	5,652	3,614	2,457	26,420	5,284.00
		[T/P]	13.05	11.92	8.13	5.42	3.34		8.37
		[T/Y]	1,324.83	1,349.60	1,413.00	1,204.67	1,228.50		
		[T/P/Y]	2.18	2.38	2.03	1.81	1.67		
019	Genetics & Heredity	[P]	438	478	544	549	623	2,632	526.40
		[T]	11,298	7,607	10,293	4,958	3,758	37,914	7,582.80
		[T/P]	25.79	15.91	18.92	9.03	6.03		15.14
		[T/Y]	1,883.00	1,521.40	2,573.25	1,652.67	1,879.00		
		[T/P/Y]	4.30	3.18	4.73	3.01	3.02		
026	Medical Ethics	[P]	4	1	4	1	4	14	2.80
		[T]	17	29	16	7	5	74	14.80
		[T/P]	4.25	29.00	4.00	7.00	1.25		9.10
		[T/Y]	2.83	5.80	4.00	2.33	2.50		
		[T/P/Y]	0.71	5.80	1.00	2.33	0.63		
027	Medical Informatics	[P]	65	52	81	87	73	358	71.60
		[T]	492	254	528	179	186	1,639	327.80
		[T/P]	7.57	4.88	6.52	2.06	2.55		4.72
		[T/Y]	82.00	50.80	132.00	59.67	93.00		
		[T/P/Y]	1.26	0.98	1.63	0.69	1.27		
028	Medical Laboratory Technology	[P]	188	149	249	163	181	930	186.00
		[T]	947	925	948	548	259	3,627	725.40
		[T/P]	5.04	6.21	3.81	3.36	1.43		3.97
		[T/Y]	157.83	185.00	237.00	182.67	129.50		
		[T/P/Y]	0.84	1.24	0.95	1.12	0.72		

(continued)

Appendix Table 8. Citations of SCI Korean articles by subject category (2010-2014): average citation rate per year and per paper (continued)
의학분야별 한국 논문의 SCI 피인용도 (2010-2014): 논문 한 편당 연평균 피인용도 (계속)

ID	Subject category	No. of papers [P] / Times cited [T] / [T/P] / [T/Y] / [T/P/Y]	2010	2011	2012	2013	2014	Total	Average
030	Medicine, Legal		18	28	35	32	33	146	29.20
			193	166	249	147	126	881	176.20
			10.72	5.93	7.11	4.59	3.82		6.44
			32.17	33.20	62.25	49.00	63.00		
			1.79	1.19	1.78	1.53	1.91		
031	Medicine, Research & Experimental		526	582	738	894	886	3,626	725.20
			5,744	6,652	7,297	4,806	2,773	27,272	5,454.40
			10.92	11.43	9.89	5.38	3.13		8.15
			957.33	1,330.40	1,824.25	1,602.00	1,386.50		
			1.82	2.29	2.47	1.79	1.56		
032	Microbiology		769	838	1,004	962	983	4,556	911.20
			10,822	9,294	9,154	4,748	3,167	37,185	7,437.00
			14.07	11.09	9.12	4.94	3.22		8.49
			1,803.67	1,858.80	2,288.50	1,582.67	1,583.50		
			2.35	2.22	2.28	1.65	1.61		
034	Nutrition & Dietetics		348	433	434	501	466	2,182	436.40
			4,559	4,380	3,473	2,462	1,677	16,551	3,310.20
			13.10	10.12	8.00	4.91	3.60		7.95
			759.83	876.00	868.25	820.67	838.50		
			2.18	2.02	2.00	1.64	1.80		
040	Parasitology		98	132	137	119	135	621	124.20
			1,474	1,400	1,060	590	364	4,888	977.60
			15.04	10.61	7.74	4.96	2.70		8.21
			245.67	280.00	265.00	196.67	182.00		
			2.51	2.12	1.93	1.65	1.35		
045	Physiology		248	267	263	258	259	1,295	259.00
			3,038	3,166	2,144	1,555	1,002	10,905	2,181.00
			12.25	11.86	8.15	6.03	3.87		8.43
			506.33	633.20	536.00	518.33	501.00		
			2.04	2.37	2.04	2.01	1.93		
060	Virology		129	173	175	196	186	859	171.80
			2,085	1,956	1,656	1,192	658	7,547	1,509.40
			16.16	11.31	9.46	6.08	3.54		9.31
			347.50	391.20	414.00	397.33	329.00		
			2.69	2.26	2.37	2.03	1.77		
063	Cell & Tissue Engineering		169	184	260	164	298	1,075	215.00
			2,166	2,153	2,034	957	797	8,107	1,621.40
			12.82	11.70	7.82	5.84	2.67		8.17
			361.00	430.60	508.50	319.00	398.50		
			2.14	2.34	1.96	1.95	1.34		
Clinical Medicine									
001	Allergy		172	210	229	279	261	1,151	230.20
			1,063	855	969	697	516	4,100	820.00
			6.18	4.07	4.23	2.50	1.98		3.79
			177.17	171.00	242.25	232.33	258.00		
			1.03	0.81	1.06	0.83	0.99		
003	Andrology		21	21	22	11	17	92	18.40
			102	111	135	34	39	421	84.20
			4.86	5.29	6.14	3.09	2.29		4.33
			17.00	22.20	33.75	11.33	19.50		
			0.81	1.06	1.53	1.03	1.15		
004	Anesthesiology		100	137	156	180	150	723	144.60
			821	941	655	633	308	3,358	671.60
			8.21	6.87	4.20	3.52	2.05		4.97
			136.83	188.20	163.75	211.00	154.00		
			1.37	1.37	1.05	1.17	1.03		
008	Cardiac & Cardiovascular Systems		966	1,202	1,377	1,409	1,196	6,150	1,230.00
			7,674	8,019	6,809	4,751	2,576	29,829	5,965.80
			7.94	6.67	4.94	3.37	2.15		5.02
			1,279.00	1,603.80	1,702.25	1,583.67	1,288.00		
			1.32	1.33	1.24	1.12	1.08		

(continued)

Appendix Table 8. Citations of SCI Korean articles by subject category (2010-2014): average citation rate per year and per paper (continued)
의학분야별 한국 논문의 **SCI** 피인용도 **(2010-2014)**: 논문 한 편당 연평균 피인용도 (계속)

ID	Subject category	No. of papers [P] Times cited [T] [T/P] [T/Y] [T/P/Y]	2010	2011	2012	2013	2014	Total	Average
011	Clinical Neurology		1,494	1,362	1,632	1,695	1,746	7,929	1,585.80
			9,257	8,454	6,852	5,534	3,114	33,211	6,642.20
			6.20	6.21	4.20	3.26	1.78		4.33
			1,542.83	1,690.80	1,713.00	1,844.67	1,557.00		
			1.03	1.24	1.05	1.09	0.89		
012	Critical Care Medicine		139	149	157	156	149	750	150.00
			1,231	1,264	1,221	867	319	4,902	980.40
			8.86	8.48	7.78	5.56	2.14		6.56
			205.17	252.80	305.25	289.00	159.50		
			1.48	1.70	1.94	1.85	1.07		
013	Dermatology		737	648	755	630	1,003	3,773	754.60
			2,772	2,780	1,920	1,306	881	9,659	1,931.80
			3.76	4.29	2.54	2.07	0.88		2.71
			462.00	556.00	480.00	435.33	440.50		
			0.63	0.86	0.64	0.69	0.44		
015	Emergency Medicine		56	85	120	126	99	486	97.20
			279	490	557	518	206	2,050	410.00
			4.98	5.76	4.64	4.11	2.08		4.32
			46.50	98.00	139.25	172.67	103.00		
			0.83	1.15	1.16	1.37	1.04		
016	Endocrinology & Metabolism		589	557	637	770	854	3,407	681.40
			6,700	7,994	6,726	5,244	2,818	29,482	5,896.40
			11.38	14.35	10.56	6.81	3.30		9.28
			1,116.67	1,598.80	1,681.50	1,748.00	1,409.00		
			1.90	2.87	2.64	2.27	1.65		
018	Gastroenterology & Hepatology		919	1,153	1,433	1,196	1,523	6,224	1,244.80
			8,860	8,218	7,217	4,791	3,388	32,474	6,494.80
			9.64	7.13	5.04	4.01	2.22		5.61
			1,476.67	1,643.60	1,804.25	1,597.00	1,694.00		
			1.61	1.43	1.26	1.34	1.11		
020	Geriatrics & Gerontology		66	113	127	283	164	753	150.60
			898	793	923	825	658	4,097	819.40
			13.61	7.02	7.27	2.92	4.01		6.96
			149.67	158.60	230.75	275.00	329.00		
			2.27	1.40	1.82	0.97	2.01		
021	Health Care Sciences & Services		122	141	205	161	225	854	170.80
			604	614	860	627	266	2,971	594.20
			4.95	4.35	4.20	3.89	1.18		3.72
			100.67	122.80	215.00	209.00	133.00		
			0.83	0.87	1.05	1.30	0.59		
022	Hematology		490	417	464	438	556	2,365	473.00
			4,927	3,379	3,304	2,754	1,439	15,803	3,160.60
			10.06	8.10	7.12	6.29	2.59		6.83
			821.17	675.80	826.00	918.00	719.50		
			1.68	1.62	1.78	2.10	1.29		
023	Immunology		757	846	1,102	1,112	1,113	4,930	986.00
			9,988	8,306	7,948	5,023	3,082	34,347	6,869.40
			13.19	9.82	7.21	4.52	2.77		7.50
			1,664.67	1,661.20	1,987.00	1,674.33	1,541.00		
			2.20	1.96	1.80	1.51	1.38		
024	Infectious Diseases		242	256	294	307	336	1,435	287.00
			3,035	2,800	2,498	1,701	1,275	11,309	2,261.80
			12.54	10.94	8.50	5.54	3.79		8.26
			505.83	560.00	624.50	567.00	637.50		
			2.09	2.19	2.12	1.85	1.90		
025	Integrative & Complementary Medicine		165	274	343	444	380	1,606	321.20
			1,802	2,468	2,461	1,856	961	9,548	1,909.60
			10.92	9.01	7.17	4.18	2.53		6.76
			300.33	493.60	615.25	618.67	480.50		
			1.82	1.80	1.79	1.39	1.26		

(continued)

Appendix Table 8. Citations of SCI Korean articles by subject category (2010-2014): average citation rate per year and per paper (continued)
의학분야별 한국 논문의 **SCI** 피인용도 **(2010-2014)**: 논문 한 편당 연평균 피인용도 (계속)

ID	Subject category	No. of papers [P] Times cited [T] [T/P] [T/Y] [T/P/Y]	2010	2011	2012	2013	2014	Total	Average
029	Medicine, General & Internal		88	110	163	157	128	646	129.20
			284	2,028	491	344	237	3,384	676.80
			3.23	18.44	3.01	2.19	1.85		5.74
			47.33	405.60	122.75	114.67	118.50		
			0.54	3.69	0.75	0.73	0.93		
033	Neurosciences		1,265	952	1,336	1,178	1,387	6,118	1,223.60
			12,871	10,294	10,225	7,661	4,037	45,088	9,017.60
			10.17	10.81	7.65	6.50	2.91		7.61
			2,145.17	2,058.80	2,556.25	2,553.67	2,018.50		
			1.70	2.16	1.91	2.17	1.46		
035	Obstetrics & Gynecology		444	454	402	500	489	2,289	457.80
			3,191	2,426	1,655	1,266	634	9,172	1,834.40
			7.19	5.34	4.12	2.53	1.30		4.10
			531.83	485.20	413.75	422.00	317.00		
			1.20	1.07	1.03	0.84	0.65		
036	Oncology		1,922	2,005	2,324	2,543	2,630	11,424	2,284.80
			25,747	20,430	21,211	15,486	10,150	93,024	18,604.80
			13.40	10.19	9.13	6.09	3.86		8.53
			4,291.17	4,086.00	5,302.75	5,162.00	5,075.00		
			2.23	2.04	2.28	2.03	1.93		
037	Ophthalmology		280	295	371	467	543	1,956	391.20
			3,134	2,909	3,028	1,949	1,294	12,314	2,462.80
			11.19	9.86	8.16	4.17	2.38		7.15
			522.33	581.80	757.00	649.67	647.00		
			1.87	1.97	2.04	1.39	1.19		
038	Orthopedics		401	480	518	594	526	2,519	503.80
			3,596	3,507	2,936	2,399	983	13,421	2,684.20
			8.97	7.31	5.67	4.04	1.87		5.57
			599.33	701.40	734.00	799.67	491.50		
			1.49	1.46	1.42	1.35	0.93		
039	Otorhinolaryngology		231	270	331	353	335	1,520	304.00
			1,481	1,448	1,336	1,090	533	5,888	1,177.60
			6.41	5.36	4.04	3.09	1.59		4.10
			246.83	289.60	334.00	363.33	266.50		
			1.07	1.07	1.01	1.03	0.80		
041	Pathology		460	448	488	499	375	2,270	454.00
			2,325	2,282	2,634	1,985	832	10,058	2,011.60
			5.05	5.09	5.40	3.98	2.22		4.35
			387.50	456.40	658.50	661.67	416.00		
			0.84	1.02	1.35	1.33	1.11		
042	Pediatrics		249	248	247	351	269	1,364	272.80
			1,767	1,142	928	770	450	5,057	1,011.40
			7.10	4.60	3.76	2.19	1.67		3.86
			294.50	228.40	232.00	256.67	225.00		
			1.18	0.92	0.94	0.73	0.84		
043	Peripheral Vascular Disease		474	466	418	664	522	2,544	508.80
			3,384	3,677	2,551	2,175	1,436	13,223	2,644.60
			7.14	7.89	6.10	3.28	2.75		5.43
			564.00	735.40	637.75	725.00	718.00		
			1.19	1.58	1.53	1.09	1.38		
044	Pharmacology & Pharmacy		1,676	1,758	1,983	1,793	1,844	9,054	1,810.80
			19,109	16,067	13,866	9,705	5,331	64,078	12,815.60
			11.40	9.14	6.99	5.41	2.89		7.17
			3,184.83	3,213.40	3,466.50	3,235.00	2,665.50		
			1.90	1.83	1.75	1.80	1.45		
046	Psychiatry		522	383	630	625	605	2,765	553.00
			2,962	3,004	2,135	2,013	1,321	11,435	2,287.00
			5.67	7.84	3.39	3.22	2.18		4.46
			493.67	600.80	533.75	671.00	660.50		
			0.95	1.57	0.85	1.07	1.09		

(continued)

Appendix Table 8. Citations of SCI Korean articles by subject category (2010-2014): average citation rate per year and per paper (continued)
의학분야별 한국 논문의 SCI 피인용도 (2010-2014): 논문 한 편당 연평균 피인용도 (계속)

ID	Subject category	No. of papers [P] Times cited [T] [T/P] [T/Y] [T/P/Y]	2010	2011	2012	2013	2014	Total	Average
047	Psychology		90	96	84	276	140	686	137.20
			574	400	376	448	247	2,045	409.00
			6.38	4.17	4.48	1.62	1.76		3.68
			95.67	80.00	94.00	149.33	123.50		
			1.06	0.83	1.12	0.54	0.88		
048	Public, Environmental & Occupational Health		348	537	360	403	440	2,088	417.60
			3,329	2,642	4,357	1,715	2,053	14,096	2,819.20
			9.57	4.92	12.10	4.26	4.67		7.10
			554.83	528.40	1,089.25	571.67	1,026.50		
			1.59	0.98	3.03	1.42	2.33		
049	Radiology, Nuclear Medicine & Medical Imaging		1,035	1,038	1,172	1,302	1,440	5,987	1,197.40
			9,278	8,456	8,685	5,807	3,337	35,563	7,112.60
			8.96	8.15	7.41	4.46	2.32		6.26
			1,546.33	1,691.20	2,171.25	1,935.67	1,668.50		
			1.49	1.63	1.85	1.49	1.16		
050	Rehabilitation		120	217	337	421	452	1,547	309.40
			995	1,062	1,117	1,368	994	5,536	1,107.20
			8.29	4.89	3.31	3.25	2.20		4.39
			165.83	212.40	279.25	456.00	497.00		
			1.38	0.98	0.83	1.08	1.10		
051	Reproductive Biology		298	337	205	282	210	1,332	266.40
			1,916	1,563	814	737	421	5,451	1,090.20
			6.43	4.64	3.97	2.61	2.00		3.93
			319.33	312.60	203.50	245.67	210.50		
			1.07	0.93	0.99	0.87	1.00		
052	Respiratory System		447	400	313	557	490	2,207	441.40
			3,396	3,624	2,796	1,897	1,528	13,241	2,648.20
			7.60	9.06	8.93	3.41	3.12		6.42
			566.00	724.80	699.00	632.33	764.00		
			1.27	1.81	2.23	1.14	1.56		
053	Rheumatology		186	241	351	360	430	1,568	313.60
			2,205	1,771	2,240	1,372	783	8,371	1,674.20
			11.85	7.35	6.38	3.81	1.82		6.24
			367.50	354.20	560.00	457.33	391.50		
			1.98	1.47	1.60	1.27	0.91		
054	Substance Abuse		34	19	54	29	79	215	43.00
			97	135	139	75	82	528	105.60
			2.85	7.11	2.57	2.59	1.04		3.23
			16.17	27.00	34.75	25.00	41.00		
			0.48	1.42	0.64	0.86	0.52		
055	Surgery		1,698	1,821	1,998	2,195	2,336	10,048	2,009.60
			13,390	11,505	10,188	7,363	4,007	46,453	9,290.60
			7.89	6.32	5.10	3.35	1.72		4.87
			2,231.67	2,301.00	2,547.00	2,454.33	2,003.50		
			1.31	1.26	1.27	1.12	0.86		
056	Toxicology		590	512	489	552	475	2,618	523.60
			7,153	5,026	4,256	3,631	1,560	21,626	4,325.20
			12.12	9.82	8.70	6.58	3.28		8.10
			1,192.17	1,005.20	1,064.00	1,210.33	780.00		
			2.02	1.96	2.18	2.19	1.64		
057	Transplantation		316	348	460	624	674	2,422	484.40
			2,277	1,683	1,736	1,000	546	7,242	1,448.40
			7.21	4.84	3.77	1.60	0.81		3.65
			379.50	336.60	434.00	333.33	273.00		
			1.20	0.97	0.94	0.53	0.41		
058	Tropical Medicine		44	46	35	43	41	209	41.80
			569	643	329	224	82	1,847	369.40
			12.93	13.98	9.40	5.21	2.00		8.70
			94.83	128.60	82.25	74.67	41.00		
			2.16	2.80	2.35	1.74	1.00		

(continued)

Appendix Table 8. Citations of SCI Korean articles by subject category (2010-2014): average citation rate per year and per paper (continued)
의학분야별 한국 논문의 SCI 피인용도 (2010-2014): 논문 한 편당 연평균 피인용도 (계속)

ID	Subject category	No. of papers [P] Times cited [T] [T/P] [T/Y] [T/P/Y]	2010	2011	2012	2013	2014	Total	Average
059	Urology & Nephrology		534	537	704	604	709	3,088	617.60
			3,472	3,296	2,403	2,039	1,233	12,443	2,358.60
			6.50	6.14	3.41	3.38	1.74		4.23
			578.67	659.20	600.75	679.67	616.50		
			1.08	1.23	0.85	1.13	0.87		
061	Dentistry, Oral Surgery & Medicine		358	426	395	462	502	2,143	428.60
			3,735	3,060	2,366	1,632	1,000	11,793	238.40
			10.43	7.18	5.99	3.53	1.99		5.83
			622.50	612.00	591.50	544.00	500.00		
			1.74	1.44	1.50	1.18	1.00		
062	Nursing		205	204	264	243	276	1,192	238.40
			771	706	662	455	272	2,866	573.20
			3.76	3.46	2.51	1.87	0.99		2.52
			128.50	141.20	165.50	151.67	136.00		
			0.63	0.69	0.63	0.62	0.49		
064	Primary Health Care		3	2	3	4	5	17	3.40
			24	7	25	7	8	71	-
			8.00	3.50	8.33	1.75	1.60		4.64
			4.00	1.40	6.25	2.33	4.00		
			1.33	0.70	2.08	0.58	0.80		

Note: 2010-2014 Times cited by end of September 2016.
Abbreviation: [Y], years after publication.

Appendix Table 9. Citations in 3 years after publication: 2005-2009 vs. 2010-2014
출판 후 3년간의 피인용도: 2005-2009 vs. 2010-2014

ID	Subject category	2005	2006	2007	2008	2009
006	Biochemistry & Molecular Biology					
	No. of papers [P]	1,314	1,411	1,429	1,771	1,777
	Times cited [T]	19,188	15,783	12,234	7,909	3,247
	[T/P]	14.60	11.19	8.56	4.47	1.83
	[T/Y]	3,837.60	3,945.75	4,078.00	3,954.50	3,247.00
	[T/P/Y]	2.92	2.80	2.85	2.23	1.83
	Times cited in 3 years [T3]	7,792	8,306	8,977	-	-
	[T3/P/3]	1.98	1.96	2.09	-	-
037	Ophthalmology					
	No. of papers [P]	60	109	133	161	217
	Times cited	395	662	536	341	153
	[T/P]	6.58	6.07	4.03	2.12	0.71
	[T/Y]	79.00	165.50	178.67	170.50	153.00
	[T/P/Y]	1.32	1.52	1.34	1.06	0.71
	Times cited in 3 years [T3]	146	359	397	-	-
	[T3/P/3]	0.81	1.10	0.99	-	-
040	Parasitology					
	No. of papers [P]	28	20	42	85	104
	Times cited	251	91	255	250	96
	[T/P]	8.96	4.55	6.07	2.94	0.92
	[T/Y]	50.20	22.75	85.00	125.00	96.00
	[T/P/Y]	1.79	1.14	2.02	1.47	0.92
	Times cited in 3 years [T3]	74	40	199	-	-
	[T3/P/3]	0.88	0.67	1.58	-	-
049	Radiology, Nuclear Medicine & Medical Imaging					
	No. of papers [P]	437	440	520	646	598
	Times cited	4,385	2,968	2,574	1,874	573
	[T/P]	10.03	6.75	4.95	2.90	0.96
	[T/Y]	877.00	742.00	858.00	937.00	573.00
	[T/P/Y]	2.01	1.69	1.65	1.45	0.96
	Times cited in 3 years [T3]	1,629	1,478	1,848	-	-
	[T3/P/3]	1.24	1.12	1.18	-	-

Note: 2005-2009 data are from *Korea Medical Research Report 2010*, Appendix Table 10.
2005-2009: Times cited by end of August 2010.
2010-2014: Times cited by end of September 2016.
Abbreviation: [Y], years after publication.

2005–2009	Average	2010	2011	2012	2013	2014	2010–2014	Average
7,702	1,540.40	2,005	2,137	2,298	2,240	2,214	10,894	2,178.80
58,361	11,672.20	33,436	27,366	26,743	18,223	11,381	117,149	23,429.80
	7.58	16.68	12.81	11.64	8.14	5.14		10.75
		5,572.67	5,473.20	6,685.75	6,074.33	5,690.50		
		2.78	2.56	2.91	2.71	2.57		
25,075	5,015.00	17,671	17,387	21,408	-	-	56,466	11,293.20
		2.94	2.71	3.11	-	-		
680	136.00	269	286	355	447	471	1,828	365.60
2,087	417.40	3,290	3,142	3,201	2,165	1,585	13,383	2,676.60
	3.07	12.23	10.99	9.02	4.84	3.37		7.32
		548.33	628.40	800.25	721.67	792.50		
		2.04	2.20	2.25	1.61	1.68		
902	180.40	1,650	1,864	2,495	-	-	6,009	1,201.80
		2.04	2.17	2.34	-	-		
279	55.80	93	130	131	115	127	596	119.20
943	188.60	1,516	1,476	1,134	662	366	5,154	1,030.80
	3.38	16.30	11.35	8.66	5.76	2.88		8.65
		252.67	295.20	283.50	220.67	183.00		
		2.72	2.27	2.16	1.92	1.44		
313	62.60	805	953	873	-	-	2,631	526.20
		2.89	2.44	2.22	-	-		
2,641	528.20	820	866	919	1,017	1,043	4,665	933.00
12,374	2,474.80	9,634	8,986	8,373	6,519	4,105	37,617	7,523.40
	4.69	11.75	10.38	9.11	6.41	3.94		8.06
		1,605.67	1,797.20	2,093.25	2,173.00	2,052.50		
		1.96	2.08	2.28	2.14	1.97		
4,955	991.00	4,901	5,521	6,663	-	-	17,085	3,417.00
		1.99	2.13	2.42	-	-		

Appendix Table 10-1. SCI Korean medical articles cited more than 100 times: 2010-2014
100회 이상 인용된 SCI 한국의학논문 중 교신저자의 소속기관이 한국의학기관인 논문: 2010-2014

Rank	Title	ID	Subject category	Times cited[*]	Author
1	Trastuzumab in combination with chemotherapy versus chemotherapy alone for treatment of her2-positive advanced gastric or gastro-oesophageal junction cancer (toga): A phase 3, open-label, randomised controlled trial	029	Medicine, General & Internal	1,215	Bang YJ (reprint author), Van Cutsem E, Feyereislova A, Chung HC, Shen L, Sawaki A, Lordick F, Ohtsu A, Omuro Y, Satoh T, Aprile G, Kulikov E, Hill J, Lehle M, Ruschoff J, Kang YK
2	Bevacizumab in combination with chemotherapy as first-line therapy in advanced gastric cancer: A randomized, double-blind, placebo-controlled phase iii study	036	Oncology	354	Ohtsu A, Shah MA, Van Cutsem E, Rha SY, Sawaki A, Park SR, Lim HY, Yamada Y, Wu J, Langer B, Starnawski M, Kang YK (reprint author)
3	Adjuvant capecitabine and oxaliplatin for gastric cancer after d2 gastrectomy (classic): A phase 3 open-label, randomised controlled trial	029	Medicine, General & Internal	330	Bang YJ (reprint author), Kim YW, Yang HK, Chung HC, Park YK, Lee KH, Lee KW, Kim YH, Noh SI, Cho JY, Mok YJ, Kim YH, Ji JF, Yeh TS, Button P, Sirzen F, Noh SH
4	Nanoscale hydroxyapatite particles for bone tissue engineering		Engineering, Biomedical; Materials Science, Biomaterials	290	Zhou H, Lee J (reprint author)
5	Targeted delivery of low molecular drugs using chitosan and its derivatives	044	Pharmacology & Pharmacy	286	Park JH, Saravanakumar G, Kim K (reprint author), Kwon IC
6	Morbidity and mortality of laparoscopic gastrectomy versus open gastrectomy for gastric cancer an interim report-a phase iii multicenter, prospective, randomized trial (klass trial)	055	Surgery	284	Kim HH (reprint author), Hyung WJ, Cho GS, Kim MC, Han SU, Kim W, Ryu SW, Lee HJ, Song KY
7	Duration of dual antiplatelet therapy after implantation of drug-eluting stents	029	Medicine, General & Internal	260	Park SJ (reprint author), Park DW, Kim YH, Kang SJ, Lee SW, Lee CW, Han KH, Park SW, Yun SC, Lee SG, Rha SW, Seong IW, Jeong MH, Hur SH, Lee NH, Yoon J, Yang JY, Lee BK, Choi YJ, Chung WS, Lim DS, Cheong SS, Kim KS, Chae JK, Nah DY, Jeon DS, Seung KB, Jang JS, Park HS, Lee K
8	A long-term follow-up study of intravenous autologous mesenchymal stem cell transplantation in patients with ischemic stroke		Cell & Tissue Engineering; Biotechnology & Applied Microbiology; Oncology; Cell Biology; Hematology	252	Lee JS, Hong JM, Moon GJ, Lee PH, Ahn YH, Bang OY (reprint author)
9	Open versus laparoscopic surgery for mid or low rectal cancer after neoadjuvant chemoradiotherapy (corean trial): Short-term outcomes of an open-label randomised controlled trial	036	Oncology	249	Kang SB, Park JW, Jeong SY, Nam BH, Choi HS, Kim DW, Lim SB, Lee TG, Kim DY, Kim JS, Chang HJ, Lee HS, Kim SY, Jung KH, Hong YS, Kim JH, Sohn DK, Kim DH, Oh JH (reprint author)
10	First-signal: First-line single-agent iressa versus gemcitabine and cisplatin trial in never-smokers with adenocarcinoma of the lung	036	Oncology	248	Han JY, Park K, Kim SW, Lee DH, Kim HY, Kim HT, Ahn MJ, Yun T, Ahn JS, Suh C, Lee JS, Yoon SJ, Han JH, Lee JW, Jo SJ, Lee JS (reprint author)
11	Sirtuin 1 modulates cellular responses to hypoxia by deacetylating hypoxia-inducible factor 1 alpha		Biochemistry & Molecular Biology; Cell Biology	220	Lim JH, Lee YM, Chun YS, Chen J, Kim JE (reprint author), Park JW
12	Leucyl-trna synthetase is an intracellular leucine sensor for the mtorc1-signaling pathway		Biochemistry & Molecular Biology; Cell Biology	214	Han JM, Jeong SJ, Park MC, Kim G, Kwon NH, Kim HK, Ha SH, Ryu SH, Kim S (reprint author)
13	Randomized trial of stents versus bypass surgery for left main coronary artery disease	029	Medicine, General & Internal	209	Park SJ (reprint author), Kim YH, Park DW, Yun SC, Ahn JM, Song HG, Lee JY, Kim WJ, Kang SJ, Lee SW, Lee CW, Park SW, Chung CH, Lee JW, Lim DS, Rha SW, Lee SG, Gwon HC, Kim HS, Chae IH, Jang Y, Jeong MH, Tahk SJ, Seung KB
14	Direct transfer of alpha-synuclein from neuron to astroglia causes inflammatory responses in synucleinopathies	006	Biochemistry & Molecular Biology	207	Lee HJ, Suk JE, Patrick C, Bae EJ, Cho JH, Rho S, Hwang D, Masliah E, Lee SJ (reprint author)

Institution	Journal	Year	Vol	Page
[Bang, Yung-Jue(reprint author)] Seoul Natl Univ, Coll Med, Seoul 110744, South Korea. [Van Cutsem, Eric] Univ Hosp Gasthuisberg, B-3000 Leuven, Belgium. [Feyereislova, Andrea; Lehle, Michaela] F Hoffmann La Roche, Basel, Switzerland. [Chung, Hyun C.] Yonsei Univ, Coll Med, Canc Metastasis Res Ctr, Yonsei Canc Ctr, Seoul, South Korea. [Shen, Lin] Peking Univ, Beijing Canc Hosp, Beijing 100871, Peoples R China. [Sawaki, Akira] Aichi Canc Ctr, Aichi, Japan. [Lordick, Florian] Natl Centrum Tumorerkrankungen, Heidelberg, Germany. [Ohtsu, Atsushi] East Hosp, Natl Canc Ctr, Kashiwa, Chiba, Japan. [Omuro, Yasushi] Komagome Gen Hosp, Tokyo Metropolitan Canc & Infect Dis Ctr, Tokyo, Japan. [Satoh, Taroh] Kinki Univ, Sch Med, Osaka 589, Japan. [Aprile, Giuseppe] Azienda Osped Univ, Udine, Italy. [Kulikov, Evgeny] Reg Clin Oncol Dispensary, Ryazan, Russia. [Hill, Julie] Roche Prod Ltd, Dee Why, NSW, Australia. [Ruschoff, Josef] Targos Mol Pathol, Kassel, Germany. [Kang, Yoon-Koo] Asan Med Ctr, Seoul, South Korea.	Lancet	2010	376	687-697
[Kang, Yoon-Koo(reprint author)] Univ Ulsan, Dept Oncol, Asan Med Ctr, Coll Med, Seoul 138736, South Korea. [Ohtsu, Atsushi] East Hosp, Natl Canc Ctr, Kashiwa, Chiba, Japan. [Sawaki, Akira] Aichi Canc Ctr Hosp, Nagoya, Aichi 464, Japan. [Yamada, Yasuhide] Natl Canc Ctr, Tokyo, Japan. [Shah, Manish A.] Mem Sloan Kettering Canc Ctr, New York, NY 10021 USA. [Van Cutsem, Eric] Univ Hosp Gasthuisberg, B-3000 Louvain, Belgium. [Rha, Sun Young] Yonsei Univ, Yonsei Canc Ctr, Coll Med, Seoul 120749, South Korea. [Park, Sook Ryun] Natl Canc Ctr, Goyang, South Korea. [Wu, Jian] F Hoffmann La Roche, Dee Why, NSW, Australia. [Langer, Bernd; Starnawski, Michal] F Hoffmann La Roche & Co Ltd, CH-4002 Basel, Switzerland.	Journal of Clinical Oncology	2011	29	3968-3976
[Bang, Yung-Jue(reprint author)] Seoul Natl Univ, Coll Med, Dept Internal Med, Seoul 110744, South Korea. [Yang, Han-Kwang] Seoul Natl Univ, Coll Med, Dept Surg, Seoul 110744, South Korea. [Kim, Young-Woo] Natl Canc Ctr, Res Inst & Hosp, Gastr Canc Branch, Goyang Si, Gyeonggi Do, South Korea. [Noh, Sung Hoon] Yonsei Univ, Coll Med, Dept Surg, Seoul 120749, South Korea. [Chung, Hyun Cheol; Cho, Jae Yong] Yonsei Univ, Coll Med, Metastasis Res Ctr, Yonsei Canc Ctr,Dept Med Oncol, Seoul 120749, South Korea. [Park, Young-Kyu] Chonnam Natl Univ, Hwasun Hosp, Dept Surg, Jeonnam, South Korea. [Lee, Kyung Hee] Yeungnam Univ, Coll Med, Taegu, South Korea. [Lee, Keun-Wook] Seoul Natl Univ, Bundang Hosp, Dept Internal Med, Songnam, Gyeonggi Do, South Korea. [Kim, Yong Ho] Kyung Hee Univ, Sch Med, Dept Surg, Seoul, South Korea. [Noh, Sang-Ik] Seoul Vet Hosp, Dept Surg, Seoul, South Korea. [Mok, Young Jae] Korea Univ, Coll Med, Seoul 136705, South Korea. [Kim, Yeul Hong] Korea Univ, Coll Med, Dept Internal Med, Seoul 136705, South Korea. [Ji, Jiafu] Beijing Canc Hosp, Beijing, Peoples R China. [Yeh, Ta-Sen] Chang Gung Mem Hosp Linkou, Dept Surg, Taipei, Taiwan. [Button, Peter] Infopeople, Sydney, NSW, Australia. [Sirzen, Florin] F Hoffmann La Roche, Basel, Switzerland.	Lancet	2012	379	315-321
[Zhou, Hongjian; Lee, Jaebeom(reprint author)] Pusan Natl Univ, Dept Nanomed Engn, Coll Nanosci & Nanotechnol, Miryang 627706, South Korea.	Acta Biomaterialia	2011	7	2769-2781
[Kim, Kwangmeyung(reprint author); Kwon, Ick Chan] Korea Inst Sci & Technol, Biomed Res Ctr, Seoul 136791, South Korea. [Park, Jae Hyung; Saravanakumar, Gurusamy] Kyung Hee Univ, Dept Adv Polymer & Fiber Mat, Yongin 446701, Gyeonggi Do, South Korea. [Park, Jae Hyung] Kyung Hee Univ, Dept Life & Nanopharmaceut Sci, Seoul 130701, South Korea.	Advanced Drug Delivery Reviews	2010	62	28-41
[Kim, Hyung-Ho(reprint author)] Seoul Natl Univ, Bundang Hosp, Songnam, South Korea. [Hyung, Woo Jin] Yonsei Univ, Coll Med, Seoul, South Korea. [Cho, Gyu Seok] Soonchunhyang Univ, Coll Med, Puchon, South Korea. [Kim, Min Chan] Dong A Univ, Coll Med, Pusan, South Korea. [Han, Sang-Uk] Ajou Univ, Coll Med, Suwon 441749, South Korea. [Kim, Wook] Catholic Univ, Holy Family Hosp, Puchon, South Korea. [Ryu, Seung-Wan] Keimyung Univ, Coll Med, Taegu, South Korea. [Lee, Hyuk-Joon] Seoul Natl Univ Hosp, Seoul 110744, South Korea. [Song, Kyo Young] Catholic Univ, Kangnam St Marys Hosp, Seoul, South Korea.	Annals of Surgery	2010	251	417-420
[Park, Seung-Jung(reprint author)] Univ Ulsan, Coll Med, Cardiac Ctr, Dept Cardiol,Asan Med Ctr, Seoul 138736, South Korea. [Yun, Sung-Cheol] Univ Ulsan, Coll Med, Div Biostat, Ctr Med Res & Informat,Asan Med Ctr, Seoul 138736, South Korea. [Rha, Seung-Woon] Korea Univ, Guro Hosp, Seoul, South Korea. [Lim, Do-Sun] Korea Univ, Coll Med, Seoul 136705, South Korea. [Lee, Keun] Seoul Vet Hosp, Seoul, South Korea. [Lee, Sang-Gon] Ulsan Univ Hosp, Ulsan, South Korea. [Seong, In-Whan] Chungnam Natl Univ Hosp, Taejon, South Korea. [Jeong, Myung-Ho] Chonnam Natl Univ Hosp, Kwangju, South Korea. [Hur, Seung-Ho] Keimyung Univ, Dongsan Med Ctr, Daugu, South Korea. [Kim, Kee-Sik] Daegu Catholic Univ, Med Ctr, Daugu, South Korea. [Park, Hun Sik] Kyung Pook Natl Univ Hosp, Daugu, South Korea. [Lee, Nae-Hee] Soonchunhyang Univ, Bucheon Hosp, Puchon, South Korea. [Yoon, Junghan] Yonsei Univ, Wonju Christian Hosp, Wonju, South Korea. [Yang, Joo-Young] Ilsan Hosp, Natl Hlth Insurance Corp, Ilsan, South Korea. [Lee, Bong-Ki] Kangwon Natl Univ Hosp, Chunchon, South Korea. [Choi, Young-Jin] Hallym Univ, Sacred Heart Hosp, Anyang, South Korea. [Chung, Wook-Sung] Catholic Univ Korea, St Marys Hosp, Yeoido, South Korea. [Cheong, Sang-Sig] GangNeung Asan Med Ctr, Kangnung, South Korea. [Chae, Jei Keon] Chonbuk Natl Univ Hosp, Jeonju, South Korea. [Nah, Deuk-Young] Donguk Univ, Gyeongju Hosp, Gyeongju, South Korea. [Jang, Jae-Sik] Inje Univ, Coll Med, Busan Paik Hosp, Pusan, South Korea.	New England Journal of Medicine	2010	362	1374-1382
[Moon, Gyeong Joon; Bang, Oh Young(reprint author)] Sungkyunkwan Univ, Sch Med, Dept Neurol, Ctr Neurosci,Samsung Med Ctr, Seoul 135710, South Korea. [Lee, Jin Soo; Hong, Ji Man] Ajou Univ, Sch Med, Dept Neurol, Suwon 441749, South Korea. [Ahn, Young Hwan] Ajou Univ, Sch Med, Dept Neurosurg, Suwon 441749, South Korea. [Lee, Phil Hyu] Yonsei Univ, Sch Med, Dept Neurol, Seoul 120749, South Korea.	Stem Cells	2010	28	1099-1106
[Kang, Sung-Bum; Kim, Duck-Woo; Lee, Taek-Gu] Seoul Natl Univ, Bundang Hosp, Coll Med, Dept Surg, Songnam, South Korea. [Kim, Jae-Sung] Seoul Natl Univ, Bundang Hosp, Coll Med, Dept Radiat Oncol, Songnam, South Korea. [Lee, Hye-Seung] Seoul Natl Univ, Bundang Hosp, Coll Med, Dept Pathol, Songnam, South Korea. [Kim, Jee Hyun] Seoul Natl Univ, Bundang Hosp, Coll Med, Dept Internal Med, Songnam, South Korea. [Park, Ji Won; Choi, Hyo Seong; Oh, Jae Hwan(reprint author)] Natl Canc Ctr, Res Inst & Hosp, Ctr Colorectal Canc, Goyang, South Korea. [Nam, Byung Ho] Natl Canc Ctr, Res Inst & Hosp, Ctr Clin Trials, Goyang, South Korea. [Jeong, Seung-Yong] Seoul Natl Univ, Coll Med, Seoul Natl Univ Hosp, Div Colorectal Surg,Dept Surg, Seoul, South Korea. [Lim, Seok-Byung] Univ Ulsan, Coll Med, Asan Med Ctr, Dept Colon & Rectal Surg, Seoul, South Korea. [Jung, Kyung Hae; Hong, Yong Sang] Univ Ulsan, Coll Med, Asan Med Ctr, Dept Oncol, Seoul, South Korea.	Lancet Oncology	2010	11	637-645
[Han, Ji-Youn; Kim, Hyae Young; Kim, Heung Tae; Yun, Tak; Yoon, Sung Jin; Han, Jong Hee; Jo, Sook Jung; Lee, Jin Soo(reprint author)] Natl Canc Ctr, Goyang, South Korea. [Park, Keunchil; Ahn, Myung Ju; Ahn, Jin Seok] Sungkyunkwan Univ, Sch Med, Samsung Med Ctr, Seoul, South Korea. [Kim, Sang-We; Lee, Dae Ho; Suh, Cheolwon; Lee, Jung-Shin] Asan Med Ctr, Seoul, South Korea. [Lee, Jae Won; Jo, Sook Jung] Korea Univ, Seoul, South Korea.	Journal of Clinical Oncology	2012	30	1122-1128
[Kim, Ja-Eun(reprint author)] Kyung Hee Univ, Sch Med, Dept Pharmacol, Seoul 130701, South Korea. [Lim, Ji-Hong; Lee, Yoon-Mi; Park, Jong-Wan] Seoul Natl Univ, Coll Med, Ischem Hypox Dis Inst, Dept Pharmacol, Seoul 110799, South Korea. [Chun, Yang-Sook; Park, Jong-Wan] Seoul Natl Univ, Coll Med, Ischem Hypox Dis Inst, Dept Biomed Sci, Seoul 110799, South Korea. [Chen, Junjie] Univ Texas MD Anderson Canc Ctr, Dept Expt Radiat Oncol, Houston, TX 77030 USA.	Molecular Cell	2010	38	864-878
[Han, Jung Min; Jeong, Seung Jae; Park, Min Chul; Kim, Gyuyoup; Kwon, Nam Hoon; Kim, Hoi Kyoung; Kim, Sunghoon(reprint author)] Seoul Natl Univ, Med Bioconvergence Res Ctr, Seoul 151742, South Korea. [Ha, Sang Hoon; Ryu, Sung Ho] POSTECH, Div Mol & Life Sci, Pohang 790784, South Korea. [Kim, Sunghoon] Seoul Natl Univ, Grad Sch Convergence Sci & Technol, WCU Dept Mol Med & Biopharmaceut Sci, Suwon 443270, South Korea.	Cell	2012	149	410-424
[Park, Seung-Jung(reprint author); Kim, Young-Hak; Park, Duk-Woo; Ahn, Jung-Min; Song, Hae Geun; Lee, Jong-Young; Kim, Won-Jang; Kang, Soo-Jin; Lee, Seung-Whan; Lee, Cheol Whan; Park, Seong-Wook; Chung, Cheol-Hyun; Lee, Jae-Won] Univ Ulsan, Coll Med, Asan Med Ctr, Ctr Med Res & Informat,Heart Inst, Seoul 138736, South Korea. [Yun, Sung-Cheol] Univ Ulsan, Coll Med, Asan Med Ctr, Ctr Med Res & Informat,Div Biostat, Seoul 138736, South Korea. [Lim, Do-Sun] Korea Univ, Anam Hosp, Seoul, South Korea. [Rha, Seung-Woon] Korea Univ, Guro Hosp, Seoul, South Korea. [Gwon, Hyeon-Cheol] Sungkyunkwan Univ, Sch Med, Samsung Med Ctr, Seoul, South Korea. [Kim, Hyo-Soo] Seoul Natl Univ Hosp, Seoul 110744, South Korea. [Jang, Yangsoo] Yonsei Univ, Severance Hosp, Seoul 120749, South Korea. [Seung, Ki Bae] Catholic Univ Korea, St Marys Hosp, Seoul, South Korea. [Lee, Sang-Gon] Ulsan Univ Hosp, Ulsan, South Korea. [Chae, In-Ho] Seoul Natl Univ Hosp, Bundang, South Korea. [Jeong, Myung-Ho] Chonnam Natl Univ Hosp, Kwangju, South Korea. [Tahk, Seung-Jea] Ajou Univ, Med Ctr, Suwon 441749, South Korea.	New England Journal of Medicine	2011	364	1718-1727
[Suk, Ji-Eun; Bae, Eun-Jin; Lee, Seung-Jae(reprint author)] Konkuk Univ, Dept Biomed Sci & Technol, IBST, Seoul 143701, South Korea. [Lee, He-Jin] Konkuk Univ, Sch Med, Dept Anat, Seoul 143701, South Korea. [Patrick, Christina; Masliah, Eliezer] Univ Calif San Diego, Sch Med, Dept Neurosci & Pathol, La Jolla, CA 92093 USA. [Cho, Ji-Hoon; Rho, Sangchul; Hwang, Daehee] Pohang Univ Sci & Technol, Sch Interdisciplinary Biosci & Bioengn, Pohang 790784, Kyoungbuk, South Korea. [Cho, Ji-Hoon; Rho, Sangchul; Hwang, Daehee] Pohang Univ Sci & Technol, Dept Chem Engn, Pohang 790784, Kyoungbuk, South Korea.	Journal of Biological Chemistry	2010	285	9262-9272

(continued)

Appendix Table 10-1. SCI Korean medical articles cited more than 100 times: 2010-2014 (continued)
100회 이상 인용된 SCI 한국의학논문 중 교신저자의 소속기관이 한국의학기관인 논문: 2010-2014 (계속)

Rank	Title	ID	Subject category	Times cited*	Author
15	Silver nanoparticles induce oxidative cell damage in human liver cells through inhibition of reduced glutathione and induction of mitochondria-involved apoptosis	056	Toxicology	194	Piao MJ, Kang KA, Lee IK, Kim HS, Kim S, Choi JY, Choi J, Hyun JW (reprint author)
16	Choroidal thickness in polypoidal choroidal vasculopathy and exudative age-related macular degeneration	037	Ophthalmology	189	Chung SE, Kang SW, Lee JH, Kim YT
17	Salvage chemotherapy for pretreated gastric cancer: A randomized phase iii trial comparing chemotherapy plus best supportive care with best supportive care alone	036	Oncology	184	Kang JH, Lee SI, Lim DH, Park KW, Oh SY, Kwon HC, Hwang IG, Lee SC, Nam E, Shin DB, Lee J, Park JO, Park YS, Lim HY, Kang WK, Park SH
18	Phase iii trial comparing capecitabine plus cisplatin versus capecitabine plus cisplatin with concurrent capecitabine radiotherapy in completely resected gastric cancer with d2 lymph node dissection: The artist trial	036	Oncology	181	Lee J, Lim DH, Kim S, Park SH, Park JO, Park YS, Lim HY, Choi MG, Sohn TS, Noh JH, Bae JM, Ahn YC, Sohn I, Jung SH, Park CK, Kim KM, Kang WK
19	Six-month versus 12-month dual antiplatelet therapy after implantation of drug-eluting stents the efficacy of xience/promus versus cypher to reduce late loss after stenting (excellent) randomized, multicenter study		Cardiac & Cardiovascular Systems; Peripheral Vascular Disease	175	Gwon HC, Hahn JY, Park KW, Bin Song Y, Chae IH, Lim DS, Han KR, Choi JH, Choi SH, Kang HJ, Koo BK, Ahn T, Yoon JH, Jeong MH, Hong TJ, Chung WY, Choi YJ, Hur SH, Kwon HM, Jeon DW, Kim BO, Park SH, Lee NH, Jeon HK, Jang Y, Kim HS
20	A transforming kif5b and ret gene fusion in lung adenocarcinoma revealed from whole-genome and transcriptome sequencing		Biochemistry & Molecular Biology; Biotechnology & Applied Microbiology; Genetics & Heredity	173	Ju YS, Lee WC, Shin JY, Lee S, Bleazard T, Won JK, Kim YT, Kim JI, Kang JH, Seo JS
21	Aging and arterial stiffness	008	Cardiac & Cardiovascular Systems	155	Lee HY, Oh BH
22	Frequencies of braf and nras mutations are different in histological types and sites of origin of cutaneous melanoma: A meta-analysis	013	Dermatology	153	Lee JH, Choi JW, Kim YS
23	Early surgery versus conventional treatment for infective endocarditis	029	Medicine, General & Internal	152	Kang DH, Kim YJ, Kim SH, Sun BJ, Kim DH, Yun SC, Song JM, Choo SJ, Chung CH, Song JK, Lee JW, Sohn DW
24	Added value of gadoxetic acid-enhanced hepatobiliary phase mr imaging in the diagnosis of hepatocellular carcinoma	049	Radiology, Nuclear Medicine & Medical Imaging	151	Ahn SS, Kim MJ, Lim JS, Hong HS, Chung YE, Choi JY
25	Ultrasonography and the ultrasound-based management of thyroid nodules: Consensus statement and recommendations	049	Radiology, Nuclear Medicine & Medical Imaging	151	Moon WJ, Baek JH, Jung SL, Kim DW, Kim EK, Kim JY, Kwak JY, Lee JH, Lee JH, Lee YH, Na DG, Park JS, Park SW
26	A new strategy for discontinuation of dual antiplatelet therapy the reset trial (real safety and efficacy of 3-month dual antiplatelet therapy following endeavor zotarolimus-eluting stent implantation)	008	Cardiac & Cardiovascular Systems	148	Kim BK, Hong MK, Shin DH, Nam CM, Kim JS, Ko YG, Choi D, Kang TS, Park BE, Kang WC, Lee SH, Yoon JH, Hong BK, Kwon HM, Jang Y
27	Low-level laser irradiation facilitates fibronectin and collagen type i turnover during tooth movement in rats		Engineering, Biomedical; Surgery	147	Kim YD, Kim SS, Kim SJ, Kwon DW, Jeon ES, Son WS
28	Multifunctional doxorubicin loaded superparamagnetic iron oxide nanoparticles for chemotherapy and magnetic resonance imaging in liver cancer		Engineering, Biomedical; Materials Science, Biomaterials	145	Maeng JH, Lee DH, Jung KH, Bae YH, Park IS, Jeong S, Jeon YS, Shim CK, Kim W, Kim J, Lee J, Lee YM, Kim JH, Kim WH, Hong SS
29	Autophagy deficiency leads to protection from obesity and insulin resistance by inducing fgf21 as a mitokine		Biochemistry & Molecular Biology; Cell Biology; Medicine, Research & Experimental	145	Kim KH, Jeong YT, Oh H, Kim SH, Cho JM, Kim YN, Kim SS, Kim DH, Hur KY, Kim HK, Ko T, Han J, Kim HL, Kim J, Back SH, Komatsu M, Chen HC, Chan DC, Konishi M, Itoh N, Choi CS, Lee MS
30	Increasing prevalence of metabolic syndrome in korea the korean national health and nutrition examination survey for 1998-2007	016	Endocrinology & Metabolism	143	Lim S, Shin H, Song JH, Kwak SH, Kang SM, Yoon JW, Choi SH, Cho SI, Park KS, Lee HK, Jang HC, Koh KK

Institution	Journal	Year	Vol	Page
[Piao, Mei Jing; Kang, Kyoung Ah; Hyun, Jin Won(reprint author)] Cheju Natl Univ, Sch Med, Cheju 690756, South Korea. [Piao, Mei Jing; Kang, Kyoung Ah; Hyun, Jin Won] Cheju Natl Univ, Appl Radiol Sci Res Inst, Cheju 690756, South Korea. [Lee, In Kyung; Kim, Hye Sun] Seoul Natl Univ, Sch Med, Seoul 110799, South Korea. [Kim, Suhkmann] Pusan Natl Univ, Dept Chem, Pusan 609735, South Korea. [Kim, Suhkmann] Pusan Natl Univ, Chem Inst Funct Mat, Pusan 609735, South Korea. [Choi, Jeong Yun] Ewha Womans Univ, Sch Med, Dept Pharmacol, Seoul 158710, South Korea. [Choi, Jinhee] Univ Seoul, Fac Environm Engn, Seoul 130743, South Korea.	Toxicology Letters	2011	201	92-100
[Chung, Song Ee; Kang, Se Woong(reprint author); Lee, Jung Hye; Kim, Yun Taek] Sungkyunkwan Univ, Sch Med, Samsung Med Ctr, Dept Ophthalmol, Seoul 135710, South Korea.	Ophthalmology	2011	118	840-845
[Kang, Jung Hun] Gyeongsang Natl Univ Hosp, Jinju, South Korea. [Lee, Soon Il; Lim, Do Hyoung; Park, Keon-Woo] Dankook Univ Hosp, Cheonan, South Korea. [Oh, Sung Yong; Kwon, Hyuk-Chan] Dong A Univ Hosp, Pusan, South Korea. [Hwang, In Gyu] Chung Ang Univ, Coll Med, Seoul 156756, South Korea. [Lee, Sang-Cheol] Soonchunhyang Univ Hosp, Seoul, South Korea. [Nam, Eunmi] Ewha Womans Univ, Sch Med, Seoul, South Korea. [Park, Se Hoon(reprint author)] Sungkyunkwan Univ, Samsung Med Ctr, Dept Med, Div Hematol Oncol, Seoul 135710, South Korea. [Shin, Dong Bok] Gachon Univ, Gil Hosp, Inchon, South Korea.	Journal of Clinical Oncology	2012	30	1513-1518
[Kang, Won Ki(reprint author)] Sungkyunkwan Univ, Sch Med, Samsung Med Ctr, Dept Med,Div Hematol Oncol, Seoul 135710, South Korea. [Sohn, Insuk; Jung, Sin Ho] Samsung Canc Res Inst, Seoul, South Korea. [Jung, Sin Ho] Duke Univ, Durham, NC USA.	Journal of Clinical Oncology	2012	30	268-273
[Park, Kyung Woo; Kang, Hyun-Jae; Koo, Bon-Kwon; Kim, Hyo-Soo(reprint author)] Seoul Natl Univ, Main Hosp, Ctr Cardiovasc, Seoul, South Korea. [Gwon, Hyeon-Cheol; Hahn, Joo-Yong; Bin Song, Young; Choi, Jin-Ho; Choi, Seung-Hyuk] Sungkyunkwan Univ, Sch Med, Samsung Med Ctr, Dept Med,Div Cardiol, Seoul, South Korea. [Chae, In-Ho] Seoul Natl Univ, Bundang Hosp, Songnam, South Korea. [Lim, Do-Sun] Korea Univ, Anam Hosp, Seoul, South Korea. [Han, Kyoo-Rok] Kangdong Sacred Heart Hosp, Seoul, South Korea. [Ahn, Taehoon] Gachon Univ, Gil Med Ctr, Inchon, South Korea. [Yoon, Jung-Han] Yonsei Univ, Wonju Severance Hosp, Wonju, South Korea. [Jeong, Myung-Ho] Chonnam Natl Univ Hosp, Kwangju, South Korea. [Hong, Taek-Jong] Busan Natl Univ Hosp, Pusan, South Korea. [Chung, Woo-Young] Seoul Natl Univ, Boramae Hosp, Seoul, South Korea. [Choi, Young-Jin] Hallym Univ, Sacred Heart Hosp, Anyang, South Korea. [Hur, Seung-Ho] Keimyung Univ, Dongsan Hosp, Taegu, South Korea. [Kwon, Hyuck-Moon] Gangnam Severance Hosp, Seoul, South Korea. [Jeon, Dong-Woon] NHIC Ilsan Hosp, Goyang, South Korea. [Kim, Byung-Ok] Inje Univ, Sanggye Paik Hosp, Seoul, South Korea. [Park, Si-Hoon] Ewha Womans Univ, Mokdong Hosp, Seoul, South Korea. [Lee, Nam-Ho] Kangnam Sacred Heart Hosp, Seoul, South Korea. [Jeon, Hui-Kyung] Catholic Univ, Uijeongbu St Marys Hosp, Uijongbu, South Korea. [Jang, Yangsoo] Yonsei Univ, Severance Hosp, Seoul, South Korea.	Circulation	2012	125	505-U119
[Ju, Young Seok; Lee, Won-Chul; Shin, Jong-Yeon; Lee, Seungbok; Bleazard, Thomas; Kim, Jong-Il; Seo, Jeong-Sun(reprint author)] Seoul Natl Univ, Med Res Ctr, GMI, Seoul 110799, South Korea. [Ju, Young Seok; Seo, Jeong-Sun] Macrogen Inc, Seoul 153781, South Korea. [Lee, Won-Chul; Lee, Seungbok; Kim, Jong-Il; Seo, Jeong-Sun] Seoul Natl Univ, Grad Sch, Dept Biomed Sci, Seoul 110799, South Korea. [Shin, Jong-Yeon; Kim, Jong-Il; Seo, Jeong-Sun] Psoma Therapeut Inc, Seoul 153781, South Korea. [Won, Jae-Kyung] Seoul Natl Univ, Canc Hosp, Mol Pathol Ctr, Seoul 110744, South Korea. [Kim, Young Tae] Seoul Natl Univ Hosp, Clin Res Inst, Dept Thorac & Cardiovasc Surg, Seoul 110799, South Korea. [Kim, Young Tae] Seoul Natl Univ, Coll Med, Canc Res Inst, Seoul 110799, South Korea. [Kim, Jong-Il; Seo, Jeong-Sun] Seoul Natl Univ, Coll Med, Dept Biochem & Mol Biol, Seoul 110799, South Korea. [Kang, Jin-Hyoung] Catholic Univ, Seoul St Marys Hosp, Dept Internal Med, Seoul 137040, South Korea.	Genome Research	2012	22	436-445
[Lee, Hae-Young; Oh, Byung-Hee(reprint author)] Seoul Natl Univ, Coll Med, Dept Internal Med, Seoul 110744, South Korea.	Circulation Journal	2010	74	2257-2262
[Lee, J. -H.; Choi, J. -W.; Kim, Y. -S.(reprint author)] Korea Univ, Dept Pathol, Ansan Hosp, Ansan 425707, Gyeonggi Do, South Korea.	British Journal of Dermatology	2011	164	776-784
[Kang, Duk-Hyun(reprint author)] Univ Ulsan, Asan Med Ctr, Div Cardiol, Coll Med, Seoul, South Korea. [Choo, Suk Jung; Chung, Cheol-Hyun; Lee, Jae-Won] Univ Ulsan, Asan Med Ctr, Div Cardiac Surg, Seoul, South Korea. [Kim, Sung-Han] Univ Ulsan, Asan Med Ctr, Div Infect Dis, Seoul, South Korea. [Yun, Sung-Cheol] Univ Ulsan, Asan Med Ctr, Div Biostat, Seoul, South Korea. [Kim, Yong-Jin; Sohn, Dae-Won] Seoul Natl Univ, Coll Med, Seoul Natl Univ Hosp, Ctr Cardiovasc, Seoul, South Korea.	New England Journal of Medicine	2012	366	2466-2473
[Ahn, Sung Soo; Kim, Myeong-Jin(reprint author); Lim, Joon Seok; Hong, Hye-Suk; Chung, Yong Eun; Choi, Jin-Young] Yonsei Univ, Severance Hosp, Coll Med, Res Inst Radiol Sci,Dept Radiol, Seoul 120752, South Korea. [Kim, Myeong-Jin] Yonsei Univ, Coll Med, Inst Gastroenterol, Seoul, South Korea. [Kim, Myeong-Jin] Yonsei Univ, Coll Med, Brain Korea Project 21, Seoul, South Korea.	Radiology	2010	255	459-466
[Moon, Won-Jin(reprint author)] Konkuk Univ, Sch Med, Med Ctr, Dept Radiol, Seoul 143914, South Korea. [Baek, Jung Hwan; Lee, Jeong Hyun] Univ Ulsan, Coll Med, Asan Med Ctr, Dept Radiol, Seoul 138736, South Korea. [Baek, Jung Hwan; Lee, Jeong Hyun] Univ Ulsan, Coll Med, Asan Med Ctr, Res Inst Radiol, Seoul 138736, South Korea. [Jung, So Lyung; Kim, Ji Young] Catholic Univ Korea, Dept Radiol, Seoul St Marys Hosp, Seoul 137701, South Korea. [Kim, Dong Wook] Inje Univ, Coll Med, Dept Radiol, Busan Paik Hosp, Pusan 614735, South Korea. [Kim, Eun Kyung; Kwak, Jin Young] Yonsei Univ, Coll Med, Res Inst Radiol Sci, Dept Radiol, Seoul 120752, South Korea. [Lee, Joon Hyung] Dong A Univ, Med Ctr, Coll Med, Dept Radiol, Pusan 602715, South Korea. [Lee, Young Hen] Korea Univ, Sch Med, Dept Radiol, Ansan Hosp, Gyeonggi Do 425707, South Korea. [Na, Dong Gyu] Human Med Imaging & Intervent Ctr, Seoul 137902, South Korea. [Na, Dong Gyu] Seoul Natl Univ Hosp, Healthcare Syst Gangnam Ctr, Seoul 135894, South Korea. [Park, Jeong Seon] Hanyang Univ, Coll Med, Hanyang Univ Hosp, Dept Radiol, Seoul 133792, South Korea. [Park, Sun Won] Seoul Natl Univ, Coll Med, SMG SNU Boramae Med Ctr, Dept Radiol, Seoul 156707, South Korea.	Korean Journal of Radiology	2011	12	1-14
[Hong, Myeong-Ki(reprint author)] Yonsei Univ, Coll Med, Div Cardiol, Severance Cardiovasc Hosp, Seoul 120752, South Korea. [Hong, Myeong-Ki; Jang, Yangsoo] Yonsei Univ, Coll Med, Severance Biomed Sci Inst, Seoul 120752, South Korea. [Nam, Chung-Mo] Yonsei Univ, Coll Med, Dept Prevent Med & Biostat, Seoul 120752, South Korea. [Kang, Tae-Soo; Park, Byoung-Eun] Dankook Univ, Coll Med, Cheonan, South Korea. [Kang, Woong-Chol] Gachon Univ, Coll Med, Inchon, South Korea. [Lee, Seung-Hwan; Yoon, Jung-Han] Yonsei Univ, Wonju Coll Med, Wonju, South Korea. [Hong, Bum-Kee; Kwon, Hyuck-Moon] Kangnam Severance Hosp, Seoul, South Korea.	Journal of The American College of Cardiology	2012	60	1340-1348
[Kim, Yong-Deok; Kim, Seong-Sik(reprint author); Jeon, Eun-Suk] Pusan Natl Univ, Med Res Inst, Pusan 609735, South Korea. [Kim, Yong-Deok] Pusan Natl Univ, Sch Dent, Dept Oral & Maxillofacial Surg, Pusan 609735, South Korea. [Kim, Seong-Sik; Kim, Seok-Jun; Kwon, Dae-Woo; Son, Woo-Sung] Pusan Natl Univ, Sch Dent, Dept Orthodont, Pusan 609735, South Korea.	Lasers in Medical Science	2010	25	25-31
[Jung, Kyung Hee; Park, In-Suh; Jeong, Seok; Jeon, Yong-Sun; Kim, Won-Hong; Hong, Soon-Sun(reprint author)] Inha Univ, Sch Med, Inchon 400712, South Korea. [Maeng, Jin Hee; Lee, Don-Haeng; Bae, You-Han] Utah Inha DDS Inst, Inchon 406840, South Korea. [Bae, You-Han] Univ Utah, Dept Pharmaceut & Pharmaceut Chem, Salt Lake City, UT 84108 USA. [Shim, Chang-Koo; Kim, Wooyoung] Seoul Natl Univ, Coll Pharm, Natl Res Lab Transporters Targeted Drug Design, Seoul 151742, South Korea. [Kim, Jungahn] Kyung Hee Univ, Dept Chem, Seoul 130701, South Korea. [Lee, Jeongmi] Sungkyunkwan Univ, Coll Pharm, Suwon 440746, South Korea. [Lee, Yoon-Mi; Kim, Ji-Hee] Youl Chon Chem Co Ltd, Seoul 156709, South Korea.	Biomaterials	2010	31	4995-5006
[Kim, Kook Hwan; Jeong, Yeon Taek; Cho, Jae Min; Kim, Do Hoon; Hur, Kyu Yeon; Lee, Myung-Shik] Sungkyunkwan Univ, Sch Med, Samsung Med Ctr, Dept Med, Seoul, South Korea. [Kim, Kook Hwan; Kim, Seong Hun; Lee, Myung-Shik] Sungkyunkwan Univ, Sch Med, Samsung Adv Inst Hlth Sci & Technol, Seoul, South Korea. [Oh, Hyunhee; Kim, Yo-Na; Kim, Su Sung; Choi, Cheol Soo(reprint author)] Gachon Univ, Grad Sch Med, Korea Mouse Metab Phenotyping Ctr, Lee Gil Ya Canc & Diabet Inst, Inchon, South Korea. [Lee, Hyoung Kyu; Ko, TaeHee; Han, Jin] Inje Univ, FIRST Mitochondrial Res Grp, Natl Res Lab Mitochondrial Signaling, Dept Physiol,Coll Med,Cardiovasc & Metab Dis Ctr, Pusan, South Korea. [Kim, Hong Lim] Catholic Univ Korea, Coll Med, Integrat Res Support Ctr, Seoul, South Korea. [Kim, Jin] Catholic Univ Korea, Coll Med, Dept Anat, Seoul, South Korea. [Kim, Jin] Catholic Univ Korea, Coll Med, Cell Death Dis Res Ctr, Seoul, South Korea. [Back, Sung Hoon] Univ Ulsan, Sch Biol Sci, Ulsan 680749, South Korea. [Komatsu, Masaaki] Tokyo Metropolitan Inst Med Sci, Prot Metab Project, Tokyo 113, Japan. [Chen, Hsiuchen; Chan, David C.] CALTECH, Div Biol, Pasadena, CA 91125 USA. [Chan, David C.] CALTECH, Howard Hughes Med Inst, Pasadena, CA 91125 USA. [Konishi, Morichika] Kobe Pharmaceut Univ, Dept Microbial Chem, Kobe, Hyogo 658, Japan. [Itoh, Nobuyuki] Kyoto Univ, Grad Sch Pharmaceut Sci, Dept Genet Biochem, Kyoto, Japan. [Choi, Cheol Soo] Gachon Univ, Grad Sch Med, Gil Med Ctr, Dept Internal Med, Inchon, South Korea.	Nature Medicine	2013	19	83-92
[Koh, Kwang Kon(reprint author)] Gachon Univ, Div Cardiol, Gil Med Ctr, Inchon, South Korea. [Lim, Soo; Song, Jung Han; Kwak, Soo Heon; Kang, Seon Mee; Yoon, Ji Won; Choi, Sung Hee; Park, Kyong Soo; Lee, Hong Kyu; Jang, Hak Chul] Seoul Natl Univ, Coll Med, Dept Internal Med, Seoul 151, South Korea. [Lim, Soo; Kang, Seon Mee; Yoon, Ji Won; Choi, Sung Hee; Jang, Hak Chul] Seoul Natl Univ, Dept Internal Med, Bundang Hosp, Songnam, South Korea. [Shin, Hayley] Johns Hopkins Univ, Johns Hopkins Bloomberg Sch Publ Hlth, Baltimore, MD USA. [Song, Jung Han] Seoul Natl Univ, Bundang Hosp, Dept Lab Med, Songnam, South Korea. [Cho, Sung Il] Seoul Natl Univ, Sch Publ Hlth, Seoul, South Korea. [Cho, Sung Il] Seoul Natl Univ, Inst Hlth & Environm, Seoul, South Korea.	Diabetes Care	2011	34	1323-1328

(continued)

Appendix Table 10-1. SCI Korean medical articles cited more than 100 times: 2010-2014 (continued)
100회 이상 인용된 SCI 한국의학논문 중 교신저자의 소속기관이 한국의학기관인 논문: 2010-2014 (계속)

Rank	Title	ID	Subject category	Times cited*	Author
31	Induction of oxidative stress and apoptosis by silver nanoparticles in the liver of adult zebrafish		Marine & Freshwater Biology; Toxicology	139	Choi JE, Kim S, Ahn JH, Youn P, Kang JS, Park K, Yi J, Ryu DY
32	Screening of anaplastic lymphoma kinase rearrangement by immunohistochemistry in non-small cell lung cancer correlation with fluorescence in situ hybridization		Oncology; Respiratory System	138	Paik JH, Choe G, Kim H, Choe JY, Lee HJ, Lee CT, Lee JS, Jheon S, Chung JH
33	Histone deacetylase inhibitors: Molecular mechanisms of action and clinical trials as anti-cancer drugs		Oncology; Medicine, Research & Experimental	137	Kim HJ, Bae SC
34	The association of the braf(v600e) mutation with prognostic factors and poor clinical outcome in papillary thyroid cancer	036	Oncology	136	Kim TH, Park YJ, Lim JA, Ahn HY, Lee EK, Lee YJ, Kim KW, Hahn SK, Youn YK, Kim KH, Cho BY, Park DJ
35	Long-term safety and efficacy of stenting versus coronary artery bypass grafting for unprotected left main coronary artery disease 5-year results from the main-compare (revascularization for unprotected left main coronary artery stenosis: Comparison of percutaneous coronary angioplasty versus surgical revascularization) registry	008	Cardiac & Cardiovascular Systems	135	Park DW, Seung KB, Kim YH, Lee JY, Kim WJ, Kang SJ, Lee SW, Lee CW, Park SW, Yun SC, Gwon HC, Jeong MH, Jang YS, Kim HS, Kim PJ, Seong IW, Park HS, Ahn T, Chae IH, Tahk SJ, Chung WS, Park SJ
36	Clinical significance of differentiation of mycobacterium massiliense from mycobacterium abscessus		Critical Care Medicine; Respiratory System	134	Koh WJ, Jeon K, Lee NY, Kim BJ, Kook YH, Lee SH, Park YK, Kim CK, Shin SJ, Huitt GA, Daley CL, Kwon OJ
37	Optical coherence tomographic analysis of in-stent neoatherosclerosis after drug-eluting stent implantation		Cardiac & Cardiovascular Systems; Peripheral Vascular Disease	133	Kang SJ, Mintz GS, Akasaka T, Park DW, Lee JY, Kim WJ, Lee SW, Kim YH, Lee CW, Park SW, Park SJ
38	Porcine epidemic diarrhoea virus: A comprehensive review of molecular epidemiology, diagnosis, and vaccines		Genetics & Heredity; Virology	133	Song D, Park B
39	Phosphorylation of ezh2 activates stat3 signaling via stat3 methylation and promotes tumorigenicity of glioblastoma stem-like cells		Oncology; Cell Biology	132	Kim E, Kim M, Woo DH, Shin Y, Shin J, Chang N, Oh YT, Kim H, Rheey J, Nakano I, Lee C, Joo KM, Rich JN, Nam DH, Lee J
40	Oncogenic nrf2 mutations in squamous cell carcinomas of oesophagus and skin		Oncology; Pathology	131	Kim YR, Oh JE, Kim MS, Kang MR, Park SW, Han JY, Eom HS, Yoo NJ, Lee SH
41	Cd24(+) cells from hierarchically organized ovarian cancer are enriched in cancer stem cells		Biochemistry & Molecular Biology; Oncology; Cell Biology; Genetics & Heredity	126	Gao MQ, Choi YP, Kang S, Youn JH, Cho NH
42	Acute exacerbation of idiopathic pulmonary fibrosis: Incidence, risk factors and outcome	052	Respiratory System	126	Song JW, Hong SB, Lim CM, Koh Y, Kim DS
43	Oxidative stress with an activation of the renin-angiotensin system in human vascular endothelial cells as a novel mechanism of uric acid-induced endothelial dysfunction	043	Peripheral Vascular Disease	125	Yu MA, Sanchez-Lozada LG, Johnson RJ, Kang DH
44	Risk assessment of hepatitis b virus-related hepatocellular carcinoma development using liver stiffness measurement (fibroscan)	018	Gastroenterology & Hepatology	125	Jung KS, Kim SU, Ahn SH, Park YN, Kim DY, Park JY, Chon CY, Choi EH, Han KH
45	Comparison of guaiac-based and quantitative immunochemical fecal occult blood testing in a population at average risk undergoing colorectal cancer screening	018	Gastroenterology & Hepatology	122	Park DI, Ryu S, Kim YH, Lee SH, Lee CK, Eun CS, Han DS
46	Tumor-targeting peptide conjugated ph-responsive micelles as a potential drug carrier for cancer therapy		Biochemical Research Methods; Biochemistry & Molecular Biology; Chemistry, Multidisciplinary; Chemistry, Organic	122	Wu XL, Kim JH, Koo H, Bae SM, Shin H, Kim MS, Lee BH, Park RW, Kim IS, Choi K, Kwon IC, Kim K, Lee DS
47	Micrornas modulate the noncanonical transcription factor nf-kappa b pathway by regulating expression of the kinase ikk alpha during macrophage differentiation	023	Immunology	121	Li T, Morgan MJ, Choksi S, Zhang Y, Kim YS, Liu ZG
48	Everest study efficacy and safety of verteporfin photodynamic therapy in combination with ranibizumab or alone versus ranibizumab monotherapy in patients with symptomatic macular polypoidal choroidal vasculopathy	037	Ophthalmology	121	Koh A, Lee WK, Chen LJ, Chen SJ, Hashad Y, Kim H, Lai TY, Pilz S, Ruamviboonsuk P, Tokaji E, Weisberger A, Lim TH

Institution	Journal	Year	Vol	Page
[Choi, Ji Eun; Kim, Soohee; Ahn, Jin Hee; Youn, Pilju; Ryu, Doug-Young(reprint author)] Seoul Natl Univ, Coll Vet Med, Seoul 151742, South Korea. [Kang, Jin Seok] Namseoul Univ, Dept Biomed Lab Sci, Cheonan 330707, South Korea. [Park, Kwangsik] Dongduk Womens Univ, Coll Pharm, Seoul 136714, South Korea. [Yi, Jongheop] Seoul Natl Univ, Coll Engn, Seoul 151742, South Korea.	Aquatic Toxicology	2010	100	151-159
[Paik, Jin Ho; Choe, Gheeyoung; Kim, Hyojin; Choe, Ji-Young; Lee, Hyun Ju; Chung, Jin-Haeng(reprint author)] Seoul Natl Univ, Bundang Hosp, Dept Pathol, Coll Med, Songnam 463707, Gyeunggi Do, South Korea. [Lee, Choon-Taek; Lee, Jong Seok] Seoul Natl Univ, Bundang Hosp, Dept Internal Med, Coll Med, Songnam 463707, Gyeunggi Do, South Korea. [Jheon, Sanghoon] Seoul Natl Univ, Bundang Hosp, Dept Thorac Surg, Coll Med, Songnam 463707, Gyeunggi Do, South Korea.	Journal of Thoracic Oncology	2011	6	466-472
[Kim, Hyun-Jung] BioRunx Co Ltd, Cheongju 361763, Chungbuk, South Korea. [Bae, Suk-Chul(reprint author)] Chungbuk Natl Univ, Inst Tumor Res, Sch Med, Dept Biochem, Cheongju 361763, Chungbuk, South Korea.	American Journal of Translational Research	2011	3	166-179
[Kim, Tae Hyuk; Park, Young Joo; Lim, Jung Ah; Park, Do Joon(reprint author)] Seoul Natl Univ, Coll Med, Dept Internal Med, Seoul 110744, South Korea. [Park, Young Joo; Ahn, Hwa Young] Seoul Natl Univ, Dept Internal Med, Bundang Hosp, Songnam, South Korea. [Lee, Eun Kyung; Lee, You Jin] Natl Canc Ctr, Thyroid Canc Clin, Goyang, South Korea. [Kim, Kyung Won] Seoul Natl Univ Hosp, Healthcare Syst Gangnam Ctr, Seoul 110744, South Korea. [Hahn, Seo Kyung] Seoul Natl Univ Hosp, Med Res Collaborating Ctr, Seoul 110744, South Korea. [Youn, Yeo Kyu] Seoul Natl Univ, Coll Med, Dept Surg, Seoul 110744, South Korea. [Kim, Kwang Hyun] Seoul Natl Univ, Coll Med, Dept Otorhinolaryngol Head & Neck Surg, Seoul 110744, South Korea. [Cho, Bo Youn] Chung Ang Univ Hosp, Dept Internal Med, Seoul, South Korea.	Cancer	2012	118	1764-1773
[Park, Seung-Jung(reprint author)] Univ Ulsan, Div Cardiol, Coll Med, Asan Med Ctr,Dept Cardiol, Seoul 138736, South Korea. [Yun, Sung-Cheol] Univ Ulsan, Div Biostat, Coll Med, Asan Med Ctr,Ctr Med Res & Informat, Seoul 138736, South Korea. [Seung, Ki Bae; Kim, Pum Joon; Chung, Wook-Sung] Catholic Univ Korea, St Marys Hosp, Seoul, South Korea. [Gwon, Hyeon-Cheol] Sungkyunkwan Univ, Sch Med, Samsung Med Ctr, Seoul, South Korea. [Jeong, Myung-Ho] Chonnam Natl Univ Hosp, Kwangju, South Korea. [Jang, Yang-Soo] Yonsei Univ, Severance Hosp, Seoul 120749, South Korea. [Kim, Hyo-Soo] Seoul Natl Univ Hosp, Seoul 110744, South Korea. [Chae, In-Ho] Seoul Natl Univ Hosp, Bundang, South Korea. [Seong, In-Whan] Chungnam Natl Univ Hosp, Taejon, South Korea. [Park, Hun Sik] Kyung Pook Natl Univ Hosp, Taegu, South Korea. [Ahn, Taehoon] Gachon Univ, Gil Med Ctr, Inchon, South Korea. [Tahk, Seung-Jea] Ajou Univ Hosp, Div Cardiol, Suwon 441749, South Korea.	Journal of the American College of Cardiology	2010	56	117-124
[Koh, Won-Jung; Jeon, Kyeongman; Kwon, O. Jung(reprint author)] Sungkyunkwan Univ, Sch Med, Div Pulm & Crit Care Med, Samsung Med Ctr,Dept Med, Seoul 135710, South Korea. [Lee, Nam Yong] Sungkyunkwan Univ, Sch Med, Dept Lab Med, Samsung Med Ctr, Seoul 135710, South Korea. [Kim, Bum-Joon; Kook, Yoon-Hoh] Seoul Natl Univ, Coll Med, Dept Microbiol & Immunol, Seoul, South Korea. [Lee, Seung-Heon; Park, Young Kil; Kim, Chang Ki] Korean Inst TB, Seoul, South Korea. [Shin, Sung Jae] Chungnam Natl Univ, Coll Med, Dept Microbiol, Taejon, South Korea. [Huitt, Gwen A.; Daley, Charles L.] Natl Jewish Hlth, Div Mycobacterial & Resp Infect, Dept Med, Denver, CO USA.	American Journal of Respiratory and Critical Care Medicine	2011	183	405-410
[Kang, Soo-Jin; Park, Duk-Woo; Lee, Jong-Young; Kim, Won-Jang; Lee, Seung-Whan; Kim, Young-Hak; Lee, Cheol Whan; Park, Seong-Wook; Park, Seung-Jung(reprint author)] Univ Ulsan, Coll Med, Asan Med Ctr, Dept Cardiol, Seoul 138736, South Korea. [Mintz, Gary S.] Cardiovasc Res Fdn, New York, NY USA. [Akasaka, Takashi] Wakayama Med Univ, Div Cardiovasc Med, Wakayama, Japan.	Circulation	2011	123	2954-U2100
[Park, Bongkyun(reprint author)] Seoul Natl Univ, Dept Vet Virol, Coll Vet Med, Seoul 151742, South Korea. [Park, Bongkyun] Seoul Natl Univ, Program Vet Sci BK21, Seoul 151742, South Korea. [Song, Daesub] Univ Sci & Technol, Taejon 305350, South Korea. [Song, Daesub] Korea Res Inst Biosci & Biotechnol, Viral Infect Dis Res Ctr, Taejon 305806, South Korea.	Virus Genes	2012	44	167-175
[Kim, Eunhee; Woo, Dong-Hun; Shin, Yongjae; Kim, Hong; Rich, Jeremy N.; Lee, Jeongwu] Cleveland Clin, Lerner Res Inst, Dept Stem Cell Biol & Regenerat Med, Cleveland, OH 44195 USA. [Kim, Misuk; Chang, Nakho; Oh, Young Taek; Rheey, Jingeun; Nam, Do-Hyun(reprint author)] Sungkyunkwan Univ, Dept Neurosurg, Sch Med, Seoul 135710, South Korea. [Kim, Misuk; Chang, Nakho; Oh, Young Taek; Rheey, Jingeun; Nam, Do-Hyun] Sungkyunkwan Univ, Samsung Med Ctr, Sch Med, Samsung Adv Inst Hlth Sci & Technol, Seoul 135710, South Korea. [Shin, Jihye; Lee, Cheolju] Korea Inst Sci & Technol, Div Life Sci, BRI, Seoul 136791, South Korea. [Nakano, Ichiro] James Canc Hosp, Dept Neurol Surg, Ctr Neurooncol, Columbus, OH 43210 USA. [Nakano, Ichiro] Ohio State Univ, Columbus, OH 43210 USA. [Joo, Kyeung Min] Sungkyunkwan Univ, Dept Anat & Cell Biol, Sch Med, Suwon 440746, Gyeonggi Do, South Korea.	Cancer Cell	2013	23	839-852
[Kim, Yoo Ri; Oh, Ji Eun; Kim, Min Sung; Kang, Mi Ran; Park, Sang Wook; Yoo, Nam Jin; Lee, Sug Hyung(reprint author)] Catholic Univ Korea, Dept Pathol, Coll Med, Seoul 137701, South Korea. [Han, Ji Youn] Natl Canc Ctr, Ctr Lung Canc, Goyang, South Korea. [Eom, Hyeon Seok] Natl Canc Ctr, Hematol Oncol Clin, Goyang, South Korea.	Journal of Pathology	2010	220	446-451
[Choi, Y-P; Kang, S.; Cho, N-H(reprint author)] Yonsei Univ, Coll Med, Dept Pathol, Seoul 120749, South Korea. [Gao, M-Q] Yonsei Univ, Coll Med, Brain Korea Project Med Sci 21, Seoul 120749, South Korea. [Youn, J. H.] Yonsei Univ, Coll Med, Res Ctr Human Nat Def Syst, Seoul 120749, South Korea.	Oncogene	2010	29	2672-2680
[Song, J. W.; Hong, S-B.; Lim, C-M.; Koh, Y.; Kim, D. S.(reprint author)] Univ Ulsan, Coll Med, Dept Pulm & Crit Care Med, Asan Med Ctr, Seoul, South Korea.	European Respiratory Journal	2011	37	356-363
[Yu, Min-A; Kang, Duk-Hee(reprint author)] Ewha Womans Univ, Sch Med, Dept Internal Med, Div Nephrol,Ewha Med Res Ctr, Seoul 158710, South Korea. [Sanchez-Lozada, Laura G.; Johnson, Richard J.] Univ Colorado, Div Renal Dis & Hypertens, Denver, CO 80202 USA.	Journal of Hypertension	2010	28	1234-1242
[Jung, Kyu Sik; Kim, Seung Up; Ahn, Sang Hoon; Kim, Do Young; Park, Jun Yong; Chon, Chae Yoon; Han, Kwang-Hyub(reprint author)] Yonsei Univ, Dept Internal Med, Coll Med, Seoul 120752, South Korea. [Ahn, Sang Hoon; Kim, Do Young; Park, Jun Yong; Chon, Chae Yoon; Han, Kwang-Hyub] Yonsei Univ, Inst Gastroenterol, Coll Med, Seoul 120752, South Korea. [Park, Young Nyun] Yonsei Univ, Dept Pathol, Coll Med, Seoul 120752, South Korea. [Choi, Eun Hee] Yonsei Univ, Dept Biostat, Coll Med, Seoul 120752, South Korea. [Ahn, Sang Hoon; Kim, Do Young; Park, Jun Yong; Chon, Chae Yoon; Han, Kwang-Hyub] Liver Cirrhosis Clin Res Ctr, Seoul, South Korea. [Ahn, Sang Hoon; Han, Kwang-Hyub] Brain Korea 21 Project Med Sci, Seoul, South Korea.	Hepatology	2011	53	885-894
[Eun, Chang Soo; Han, Dong Soo(reprint author)] Hanyang Univ, Guri Hosp, Dept Internal Med, Guri Si 471701, Gyunggi Do, South Korea. [Park, Dong Il] Sungkyunkwan Univ, Sch Med, Dept Internal Med, Kangbuk Samsung Hosp, Seoul, South Korea. [Ryu, Seungho] Sungkyunkwan Univ, Sch Med, Dept Occupat Med, Kangbuk Samsung Hosp, Seoul, South Korea. [Kim, Young-Ho] Sungkyunkwan Univ, Sch Med, Samsung Med Ctr, Dept Med, Seoul, South Korea. [Lee, Suck-Ho; Lee, Chang Kyun] Soon Chun Hyang Univ, Dept Internal Med, Cheonan, South Korea.	American Journal of Gastroenterology	2010	105	2017-2025
[Koo, Heebeom; Choi, Kuiwon; Kwon, Ick Chan; Kim, Kwangmeyung(reprint author)] Korea Inst Sci & Technol, Biomed Res Ctr, Seoul 136791, South Korea. [Wu, Xiang Lan; Kim, Min Sang; Lee, Doo Sung] Sungkyunkwan Univ, Dept Polymer Sci & Eng, Suwon 440746, South Korea. [Kim, Jong Ho; Bae, Sang Mun; Shin, Hyeri; Lee, Byung-Heon; Park, Rang-Woon; Kim, In-San] Kyungpook Natl Univ, Taegu 700422, South Korea.	Bioconjugate Chemistry	2010	21	208-213
[Kim, You-Sun(reprint author)] Ajou Univ, Sch Med, Inst Med Sci, Suwon 441749, South Korea. [Li, Tao; Morgan, Michael J.; Choksi, Swati; Zhang, Yan; Liu, Zheng-gang] NCI, Cell & Canc Biol Branch, Ctr Canc Res, NIH, Bethesda, MD 20892 USA.	Nature Immunology	2010	11	799-U748
[Lee, Won Ki(reprint author)] Catholic Univ Korea, Seoul St Marys Hosp, Dept Ophthalmol, Seoul 137701, South Korea. [Koh, Adrian] Camden Med Ctr, Eye & Retina Surg Clin, Singapore, Singapore. [Chen, Lee-Jen] Mackay Mem Hosp, Dept Ophthalmol, Taipei, Taiwan. [Chen, Shih-Jen] Taipei Vet Gen Hosp, Dept Ophthalmol, Taipei, Taiwan. [Chen, Shih-Jen] Natl Yang Ming Univ, Sch Med, Taipei 112, Taiwan. [Hashad, Yehia] Allergan Pharmaceut Inc, Clin Res & Dev, Retina, Irvine, CA 92715 USA. [Kim, Hakyoung] Hallym Univ, Kangnam Sacred Heart Hosp, Dept Ophthalmol, Seoul, South Korea. [Lai, Timothy Y.] Chinese Univ Hong Kong, Dept Ophthalmol & Visual Sci, Hong Kong, Hong Kong, Peoples R China. [Pilz, Stefan; Tokaji, Erika] Novartis Pharma AG, Basel, Switzerland. [Ruamviboonsuk, Paisan] Rajavithi Hosp, Dept Ophthalmol, Bangkok, Thailand. [Weisberger, Annemarie] Novartis Pharmaceut, E Hanover, NJ USA. [Lim, Tock H.] Tan Tock Seng Hosp, Natl Healthcare Grp Eye Inst, Singapore, Singapore.	Retina-The Journal of Retinal and Vitreous Diseases	2012	32	1453-1464

(continued)

Appendix Table 10-1. SCI Korean medical articles cited more than 100 times: 2010-2014 (continued)
100회 이상 인용된 **SCI** 한국의학논문 중 교신저자의 소속기관이 한국의학기관인 논문: **2010-2014** (계속)

Rank	Title	ID	Subject category	Times cited*	Author
49	Randomized phase iii trial of gefitinib versus docetaxel in non-small cell lung cancer patients who have previously received platinum-based chemotherapy	036	Oncology	119	Lee DH, Park K, Kim JH, Lee JS, Shin SW, Kang JH, Ahn MJ, Ahn JS, Suh C, Kim SW
50	Sarcopenic obesity: Prevalence and association with metabolic syndrome in the korean longitudinal study on health and aging (klosha)	016	Endocrinology & Metabolism	119	Lim S, Kim JH, Yoon JW, Kang SM, Choi SH, Park YJ, Kim KW, Lim JY, Park KS, Jang HC
51	Discovery of common asian copy number variants using integrated high-resolution array cgh and massively parallel DNA sequencing	019	Genetics & Heredity	119	Park H, Kim JI, Ju YS, Gokcumen O, Mills RE, Kim S, Lee S, Suh D, Hong D, Kang HP, Yoo YJ, Shin JY, Kim HJ, Yavartanoo M, Chang YW, Ha JS, Chong W, Hwang GR, Darvishi K, Kim H, Yang SJ, Yang KS, Kim H, Hurles ME, Scherer SW, Carter NP, Tyler-Smith C, Lee C, Seo JS
52	Induction of pluripotent stem cells from adult somatic cells by protein-based reprogramming without genetic manipulation	022	Hematology	117	Cho HJ, Lee CS, Kwon YW, Paek JS, Lee SH, Hur J, Lee EJ, Roh TY, Chu IS, Leem SH, Kim Y, Kang HJ, Park YB, Kim HS
53	Serum irisin levels in new-onset type 2 diabetes	016	Endocrinology & Metabolism	117	Choi YK, Kim MK, Bae KH, Seo HA, Jeong JY, Lee WK, Kim JG, Lee IK, Park KG
54	Comparison of gastric cancer survival following r0 resection in the united states and korea using an internationally validated nomogram	055	Surgery	116	Strong VE, Song KY, Park CH, Jacks LM, Gonen M, Shah M, Coit DG, Brennan MF
55	Gadoxetic acid-enhanced magnetic resonance imaging for differentiating small hepatocellular carcinomas (<= 2 cm in diameter) from arterial enhancing pseudolesions special emphasis on hepatobiliary phase imaging	049	Radiology, Nuclear Medicine & Medical Imaging	116	Sun HY, Lee JM, Shin CI, Lee DH, Moon SK, Kim KW, Han JK, Choi BI
56	Efficacy of entecavir in treatment-naive patients with hepatitis b virus-related decompensated cirrhosis	018	Gastroenterology & Hepatology	115	Shim JH, Lee HC, Kim KM, Lim YS, Chung YH, Lee YS, Suh DJ
57	Macular and peripapillary retinal nerve fiber layer measurements by spectral domain optical coherence tomography in normal-tension glaucoma	037	Ophthalmology	114	Seong M, Sung KR, Choi EH, Kang SY, Cho JW, Um TW, Kim YJ, Park SB, Hong HE, Kook MS
58	A randomised, double-blind, parallel-group study to demonstrate equivalence in efficacy and safety of ct-p13 compared with innovator infliximab when coadministered with methotrexate in patients with active rheumatoid arthritis: The planetra study	053	Rheumatology	114	Yoo DH, Hrycaj P, Miranda P, Ramiterre E, Piotrowski M, Shevchuk S, Kovalenko V, Prodanovic N, Abello-Banfi M, Gutierrez-Urena S, Morales-Olazabal L, Tee M, Jimenez R, Zamani O, Lee SJ, Kim H, Park W, Muller-Ladner U
59	Protein-based human ips cells efficiently generate functional dopamine neurons and can treat a rat model of parkinson disease	031	Medicine, Research & Experimental	112	Rhee YH, Ko JY, Chang MY, Yi SH, Kim D, Kim CH, Shim JW, Jo AY, Kim BW, Lee H, Lee SH, Suh W, Park CH, Koh HC, Lee YS, Lanza R, Kim KS, Lee SH
60	Controlled-size embryoid body formation in concave microwell arrays		Engineering, Biomedical; Materials Science, Biomaterials	111	Choi YY, Chung BG, Lee DH, Khademhosseini A, Kim JH, Lee SH
61	Spread of methicillin-resistant staphylococcus aureus between the community and the hospitals in asian countries: An ansorp study		Infectious Diseases; Microbiology; Pharmacology & Pharmacy	110	Song JH, Hsueh PR, Chung DR, Ko KS, Kang CI, Peck KR, Yeom JS, Kim SW, Chang HH, Kim YS, Jung SI, Son JS, So TMK, Lalitha MK, Yang YH, Huang SG, Wang H, Lu QA, Carlos CC, Perera JA, Chiu CH, Liu JW, Chongthaleong A, Thamlikitkul V, Van PH

Institution	Journal	Year	Vol	Page
[Kim, Sang-We(reprint author)] Univ Ulsan, Coll Med, Asan Med Ctr, Dept Oncol, Seoul 138736, South Korea. [Park, Keunchil; Ahn, Myung-Ju; Ahn, Jin Seok] Sungkyunkwan Univ, Samsung Med Ctr, Seoul, South Korea. [Kim, Joo Hang] Yonsei Univ, Med Ctr, Seoul 120749, South Korea. [Shin, Sang Won] Korea Univ, Anam Hosp, Seoul, South Korea. [Kang, Jin-Hyoung] Catholic Univ Kangnam, St Marys Hosp, Seoul, South Korea. [Lee, Jong-Seok] Seoul Natl Univ, Bundang Hosp, Songnam, South Korea.	Clinical Cancer Research	2010	16	1307-1314
[Lim, Soo; Kim, Jung Hee; Yoon, Ji Won; Kang, Seon Mee; Choi, Sung Hee; Park, Young Joo; Park, Kyong Soo; Jang, Hak Chul(reprint author)] Seoul Natl Univ, Coll Med, Dept Internal Med, Seoul 151, South Korea. [Lim, Soo; Yoon, Ji Won; Kang, Seon Mee; Choi, Sung Hee; Park, Young Joo; Jang, Hak Chul] Seoul Natl Univ, Bundang Hosp, Dept Internal Med, Songnam, South Korea. [Kim, Ki Woong] Seoul Natl Univ, Bundang Hosp, Dept Neuropsychiat, Songnam, South Korea. [Lim, Jae Young] Seoul Natl Univ, Bundang Hosp, Dept Rehabil Med, Songnam, South Korea.	Diabetes Care	2010	33	1652-1654
[Park, Hansoo; Kim, Jong-Il; Ju, Young Seok; Kim, Sheehyun; Lee, Seungbok; Suh, Dongwhan; Hong, Dongwan; Kang, Hyunseok Peter; Yoo, Yun Joo; Shin, Jong-Yeon; Kim, Hyun-Jin; Yavartanoo, Maryam; Chang, Young Wha; Seo, Jeong-Sun(reprint author)] Seoul Natl Univ, Med Res Ctr, Genom Med Inst, Seoul, South Korea. [Park, Hansoo; Gokcumen, Omer; Mills, Ryan E.; Ha, Jung-Sook; Chong, Wilson; Hwang, Ga-Ram; Darvishi, Katayoon; Lee, Charles] Brigham & Womens Hosp, Dept Pathol, Boston, MA 02115 USA. [Park, Hansoo; Gokcumen, Omer; Mills, Ryan E.; Ha, Jung-Sook; Darvishi, Katayoon; Lee, Charles] Harvard Univ, Sch Med, Boston, MA USA. [Park, Hansoo; Kim, Jong-Il; Shin, Jong-Yeon; Seo, Jeong-Sun] Psoma Therapeut Inc, Seoul, South Korea. [Kim, Jong-Il; Ju, Young Seok; Yavartanoo, Maryam; Seo, Jeong-Sun] Seoul Natl Univ, Coll Med, Dept Biochem & Mol Biol, Seoul, South Korea. [Kim, Sheehyun; Kim, HyeRan; Yang, Song Ju; Yang, Kap-Seok; Kim, Hyungtae; Seo, Jeong-Sun] Macrogen Inc, Seoul, South Korea. [Lee, Seungbok; Suh, Dongwhan; Kim, Hyun-Jin; Seo, Jeong-Sun] Seoul Natl Univ, Grad Sch, Dept Biomed Sci, Seoul, South Korea. [Hurles, Matthew E.; Carter, Nigel P.; Tyler-Smith, Chris] Wellcome Trust Sanger Inst, Cambridge, England. [Scherer, Stephen W.] Hosp Sick Children, Ctr Appl Genom, Toronto, ON M5G 1X8, Canada. [Scherer, Stephen W.] Hosp Sick Children, Program Genet & Genom Biol, Toronto, ON M5G 1X8, Canada. [Scherer, Stephen W.] Univ Toronto, Dept Mol Genet, Toronto, ON, Canada.	Nature Genetics	2010	42	400-U461
[Cho, Hyun-Jai; Kang, Hyun-Jae; Park, Young-Bae; Kim, Hyo-Soo(reprint author)] Seoul Natl Univ Hosp, Ctr Cardiovasc, Seoul 110744, South Korea. [Cho, Hyun-Jai; Lee, Choon-Soo; Kwon, Yoo-Wook; Paek, Jae Seung; Lee, Sun-Hee; Hur, Jin; Lee, Eun Ju; Kang, Hyun-Jae; Park, Young-Bae; Kim, Hyo-Soo] Seoul Natl Univ Hosp, Natl Res Lab Cardiovasc Stem Cell, Seoul 110744, South Korea. [Cho, Hyun-Jai; Kang, Hyun-Jae; Park, Young-Bae; Kim, Hyo-Soo] Seoul Natl Univ Hosp, Dept Internal Med, Seoul 110744, South Korea. [Cho, Hyun-Jai; Kwon, Yoo-Wook; Lee, Eun Ju; Kang, Hyun-Jae; Park, Young-Bae; Kim, Hyo-Soo] Seoul Natl Univ Hosp, Innovat Res Inst Cell Therapy, Seoul 110744, South Korea. [Roh, Tae-Young] Pohang Univ Sci & Technol, Div Mol & Life Sci, Div Integrat Biosci & Biotechnol, Pohang, South Korea. [Chu, In-Sun] Korea Res Inst Biosci & Biotechnol, Med Genom Res Ctr, Taejon, South Korea. [Leem, Sun-Hee] Dong A Univ, Dept Biol Sci, Pusan, South Korea. [Kim, Youngsoo] Seoul Natl Univ, Coll Med, Dept Biomed Sci, Seoul, South Korea.	Blood	2010	116	386-395
[Choi, Yeon-Kyung; Bae, Kwi Hyun; Seo, Hyun-Ae; Jeong, Ji-Yun; Kim, Jung-Guk; Lee, In-Kyu; Park, Keun-Gyu(reprint author)] Kyungpook Natl Univ, Dept Internal Med, Sch Med, Taegu, South Korea. [Kim, Mi-Kyung] Keimyung Univ, Dept Internal Med, Sch Med, Taegu, South Korea. [Lee, In-Kyu; Park, Keun-Gyu] Kyungpook Natl Univ, WCU Program, Sch Med, Taegu, South Korea. [Lee, Won-Kee] Kyungpook Natl Univ, Dept Prevent Med, Sch Med, Taegu, South Korea.	Diabetes Research and Clinical Practice	2013	100	96-101
[Song, Kyo Young(reprint author); Park, Cho Hyun] Seoul St Marys Hosp, Dept Surg, Seoul, South Korea. [Strong, Vivian E.; Coit, Daniel G.; Brennan, Murray F.] Mem Sloan Kettering Canc Ctr, Dept Surg, New York, NY 10021 USA. [Jacks, Lindsay M.; Gonen, Mithat] Mem Sloan Kettering Canc Ctr, Dept Epidemiol & Biostat, New York, NY 10021 USA. [Shah, Manish] Mem Sloan Kettering Canc Ctr, Dept Med Oncol, New York, NY 10021 USA.	Annals of Surgery	2010	251	640-646
[Sun, Hye Young; Lee, Jeong Min(reprint author); Shin, Cheong Il; Lee, Dong Ho; Moon, Sung Kyoung; Kim, Kyung Won; Han, Joon Koo; Choi, Byung Ihn] Seoul Natl Univ, Coll Med, Dept Radiol, Seoul, South Korea. [Lee, Jeong Min; Han, Joon Koo; Choi, Byung Ihn] Seoul Natl Univ, Coll Med, Inst Radiat Med, Seoul, South Korea.	Investigative Radiology	2010	45	96-103
[Shim, Ju Hyun; Lee, Han Chu(reprint author); Kim, Kang Mo; Lim, Young-Suk; Chung, Young-Hwa; Lee, Yung Sang; Suh, Dong Jin] Univ Ulsan, Coll Med, Dept Internal Med, Asan Med Ctr, Seoul 138736, South Korea.	Journal of Hepatology	2010	52	176-182
[Seong, Mincheol; Sung, Kyung Rim; Kang, Sung Yong; Cho, Jung Woo; Um, Tae Woong; Kim, Yoon Jeon; Hong, Hun Eui; Kook, Michael S.(reprint author)] Univ Ulsan, Coll Med, Asan Med Ctr, Dept Ophthalmol, Seoul 138736, South Korea. [Seong, Mincheol] Hanyang Univ, Coll Med, Guri Hosp, Dept Ophthalmol, Gyeonggi Do, South Korea. [Choi, Eun Hee] Yonsei Univ, Coll Med, Dept Biostat, Seoul, South Korea. [Park, Seong Bae] Univ CHA, Coll Med, Bundang CHA Med Ctr, Dept Ophthalmol, Gyeonggi Do, South Korea.	Investigative Ophthalmology & Visual Science	2010	51	1446-1452
[Yoo, Dae Hyun(reprint author)] Hanyang Univ Hosp Rheumat Dis, Div Rheumatol, Seoul 133792, South Korea. [Hrycaj, Pawel] Poznan Univ Med Sci, Dept Rheumatol & Clin Immunol, Poznan, Poland. [Miranda, Pedro] Ctr Estudios Reumatol, Dept Rheumatol, Santiago, Chile. [Ramiterre, Edgar] Brokenshire Mem Hosp, Dept Internal Med, Davao, Philippines. [Piotrowski, Mariusz] Reumed, Lublin, Poland. [Shevchuk, Sergii] MoH Ukraine, Sci & Res Inst Invalid Rehabil, Kiev, Ukraine. [Kovalenko, Volodymyr] Natl Sci Ctr, Sect Noncoronarogen Myocardial Dis & Clin Rheumat, Kiev, Ukraine. [Prodanovic, Nenad] Clin Ctr Banja Luka, Clin Internal Dis, Dept Rheumatol & Clin Immunol, Banja Luka, Bosnia & Herceg. [Abello-Banfi, Mauricio] Ctr Integral Reumatol Caribe, Barranquilla, Colombia. [Gutierrez-Urena, Sergio] Antiguo Hosp Civil Guadalajara, Dept Rheumatol, Guadalajara, Jalisco, Mexico. [Morales-Olazabal, Luis] Hosp Maria Auxiliadora, Dept Rheumatol, Lima, Peru. [Tee, Michael] Med Ctr Manila, Dept Med, Manila, Philippines. [Jimenez, Renato] Ctr Estudios Invest Clin, Dept Rheumatol, Vina Del Mar, Chile. [Zamani, Omid] Rheuma Zentrum Favoriten, Vienna, Austria. [Lee, Sang Joon] Univ New Mexico, Dept Internal Med, Div Biostat, Albuquerque, NM 87131 USA. [Kim, HoUng] CELLTRION Inc, Clin Planning & Med Affairs Dept, Inchon, South Korea. [Park, Won] Inha Univ Hosp, Dept Internal Med, Div Rheumatol, Inchon, South Korea. [Mueller-Ladner, Ulf] Univ Giessen, Kerchoff Klin GmbH, Dept Rheumatol & Clin Immunol, D-61231 Bad Nauheim, Germany.	Annals of the Rheumatic Diseases	2013	72	1613-1620
[Rhee, Yong-Hee; Ko, Ji-Yun; Yi, Sang-Hoon; Shim, Jae-Won; Jo, A-Young; Kim, Byung-Woo; Lee, Yong-Sung; Lee, Sang-Hun(reprint author)] Hanyang Univ, Coll Med, Dept Biochem & Mol Biol, Seoul 133791, South Korea. [Rhee, Yong-Hee; Ko, Ji-Yun; Yi, Sang-Hoon; Kim, Byung-Woo; Koh, Hyun-Chul; Lee, Yong-Sung; Lee, Sang-Hun] Hanyang Univ, Hanyang Biomed Res Inst, Seoul 133791, South Korea. [Rhee, Yong-Hee; Park, Chang-Hwan; Lee, Yong-Sung] Hanyang Univ, Grad Sch Biomed & Engn, Seoul 133791, South Korea. [Chang, Mi-Yoon; Kim, Dohoon; Kim, Chun-Hyung; Kim, Kwang-Soo] Harvard Univ, Sch Med, McLean Hosp, Dept Psychiat,Mol Neurobiol Lab, Belmont, MA 02478 USA. [Chang, Mi-Yoon; Kim, Dohoon; Kim, Chun-Hyung; Kim, Kwang-Soo] Harvard Univ, Sch Med, McLean Hosp, Harvard Stem Cell Inst, Belmont, MA 02478 USA. [Lee, Hyunsu; Lee, Suk-Ho] Seoul Natl Univ, Coll Med, Dept Physiol, Cell Physiol Lab, Seoul, South Korea. [Suh, Wonhee; Kim, Kwang-Soo] CHA Univ, CHA Stem Cell Inst, Seoul, South Korea. [Koh, Hyun-Chul] Hanyang Univ, Coll Med, Dept Pharmacol, Seoul 133791, South Korea. [Lanza, Robert] Stem Cell & Regenerat Med Int, Marlborough, MA USA.	Journal of Clinical Investigation	2011	121	2326-2335
[Choi, Yoon Young; Lee, Dae Ho; Lee, Sang-Hoon(reprint author)] Korea Univ, Dept Biomed Engn, Seoul 136701, South Korea. [Chung, Bong Geun] Hanyang Univ, Dept Bionano Engn, Ansan 426791, South Korea. [Khademhosseini, Ali] Harvard Univ, Sch Med, Brigham & Womens Hosp, Ctr Biomed Engn,Dept Med, Cambridge, MA 02139 USA. [Khademhosseini, Ali] MIT, Harvard Mit Div Hlth Sci & Technol, Cambridge, MA 02139 USA. [Kim, Jong-Hoon] Korea Univ, Coll Life Sci & Biotechnol, Div Biotechnol, Seoul 136705, South Korea.	Biomaterials	2010	31	4296-4303
[Song, Jae-Hoon(reprint author); Chung, Doo Ryeon; Kang, Cheol-In; Peck, Kyong Ran] Sungkyunkwan Univ Sch Med, Samsung Med Ctr, Div Infect Dis, Seoul, South Korea. [Song, Jae-Hoon; Ko, Kwan Soo] APFID, Seoul, South Korea. [Hsueh, Po-Ren] Natl Taiwan Univ Hosp, Dept Lab Med & Internal Med, Taipei, Taiwan. [Ko, Kwan Soo] Sungkyunkwan Univ Sch Med, Dept Mol & Cell Biol, Suwon, South Korea. [Yeom, Joon-Sup] Sungkyunkwan Univ Sch Med, Kangbuk Samsung Hosp, Seoul, South Korea. [Kim, Shin-Woo; Chang, Hyun-Ha] Kyungpook Natl Univ Hosp, Taegu, South Korea. [Kim, Yeon-Sook] Chungnam Natl Univ Hosp, Taejon, South Korea. [Jung, Sook-In] Chonnam Natl Univ Med Sch, Kwangju, South Korea. [Son, Jun Seong] Kyung Hee Univ, EW Neo Med Ctr, Seoul, South Korea. [So, Thomas Man-kit] Princess Margaret Hosp, Hong Kong, Hong Kong, Peoples R China. [Lalitha, M. K.] Christian Med Coll & Hosp, Vellore 632004, Tamil Nadu, India. [Yang, Yonghong] Beijing Childrens Hosp, Beijing, Peoples R China. [Huang, Shao-Guang] Rui Jin Hosp, Shanghai, Peoples R China. [Wang, Hui] Beijing Union Med Coll Hosp, Beijing, Peoples R China. [Lu, Quan] Changhai Childrens Hosp, Shanghai, Peoples R China. [Carlos, Celia C.] Res Inst Trop Med, Manila, Philippines. [Perera, Jennifer A.] Univ Colombo, Colombo, Sri Lanka. [Chiu, Cheng-Hsun] Chang Gung Childrens Hosp, Taipei, Taiwan. [Liu, Jien-Wei] Chang Gung Med Coll, Chang Gung Mem Hosp Kaohsiung Med Ctr, Taipei, Taiwan. [Chongthaleong, Anan] Chulalongkorn Univ, Bangkok, Thailand. [Thamlikitkul, Visanu] Mahidol Univ, Siriraj Hosp, Bangkok 10700, Thailand. [Pham Hung Van] Univ Med & Pharm, Ho Chi Minh City, Vietnam.	Journal of Antimicrobial Chemotherapy	2011	66	1061-1069

(continued)

Appendix Table 10-1. SCI Korean medical articles cited more than 100 times: 2010-2014 (continued)
100회 이상 인용된 **SCI** 한국의학논문 중 교신저자의 소속기관이 한국의학기관인 논문: 2010-2014 (계속)

Rank	Title	ID	Subject category	Times cited*	Author
62	A randomised, double-blind, multicentre, parallel-group, prospective study comparing the pharmacokinetics, safety, and efficacy of ct-p13 and innovator infliximab in patients with ankylosing spondylitis: The planetas study	053	Rheumatology	110	Park W, Hrycaj P, Jeka S, Kovalenko V, Lysenko G, Miranda P, Mikazane H, Gutierrez-Urena S, Lim M, Lee YA, Lee SJ, Kim H, Yoo DH, Braun J
63	In-stent neoatherosclerosis a final common pathway of late stent failure	008	Cardiac & Cardiovascular Systems	107	Park SJ, Kang SJ, Virmani R, Nakano M, Ueda Y
64	Expression of androgen receptors in primary breast cancer	036	Oncology	106	Park S, Koo J, Park HS, Kim JH, Choi SY, Lee JH, Park BW, Lee KS
65	Clinical application of shear wave elastography (swe) in the diagnosis of benign and malignant breast diseases	036	Oncology	106	Chang JM, Moon WK, Cho N, Yi A, Koo HR, Han W, Noh DY, Moon HG, Kim SJ
66	Sonic hedgehog pathway promotes metastasis and lymphangiogenesis via activation of akt, emt, and mmp-9 pathway in gastric cancer	036	Oncology	106	Yoo YA, Kang MH, Lee HJ, Kim BH, Park JK, Kim HK, Kim JS, Oh SC
67	Gemcitabine and oxaliplatin with or without erlotinib in advanced biliary-tract cancer: A multicentre, open-label, randomised, phase 3 study	036	Oncology	105	Lee J, Park SH, Chang HM, Kim JS, Choi HJ, Lee MA, Jang JS, Jeung HC, Kang JH, Lee HW, Shin DB, Kang HJ, Sun JM, Park JO, Park YS, Kang WK, Lim HY
68	Prognostic value of metabolic tumor volume measured by (18) f-fluorodeoxyglucose positron emission tomography in patients with esophageal carcinoma		Oncology; Surgery	104	Hyun SH, Choi JY, Shim YM, Kim K, Lee SJ, Cho YS, Lee JY, Lee KH, Kim BT
69	The impact of tumor morcellation during surgery on the prognosis of patients with apparently early uterine leiomyosarcoma		Oncology; Obstetrics & Gynecology	104	Park JY, Park SK, Kim DY, Kim JH, Kim YM, Kim YT, Nam JH
70	Multicenter randomized trial evaluating the efficacy of cilostazol on ischemic vascular complications after drug-eluting stent implantation for coronary heart disease results of the cilon-t (influence of cilostazol-based triple antiplatelet therapy on ischemic complication after drug-eluting stent implantation) trial	008	Cardiac & Cardiovascular Systems	104	Suh JW, Lee SP, Park KW, Lee HY, Kang HJ, Koo BK, Cho YS, Youn TJ, Chae IH, Choi DJ, Rha SW, Bae JH, Kwon TG, Bae JW, Cho MC, Kim HS
71	Comparison of choroidal thickness among patients with healthy eyes, early age-related maculopathy, neovascular age-related macular degeneration, central serous chorioretinopathy, and polypoidal choroidal vasculopathy	037	Ophthalmology	104	Kim SW, Oh J, Kwon SS, Yoo J, Huh K
72	Effect of myopia on the thickness of the retinal nerve fiber layer measured by cirrus hd optical coherence tomography	037	Ophthalmology	102	Kang SH, Hong SW, Im SK, Lee SH, Ahn MD
73	Atorvastatin causes insulin resistance and increases ambient glycemia in hypercholesterolemic patients	008	Cardiac & Cardiovascular Systems	102	Koh KK, Quon MJ, Han SH, Lee Y, Kim SJ, Shin EK
74	Robust enhancement of neural differentiation from human es and ips cells regardless of their innate difference in differentiation propensity		Cell & Tissue Engineering; Cell Biology; Medicine, Research & Experimental	102	Kim DS, Lee JS, Leem JW, Huh YJ, Kim JY, Kim HS, Park IH, Daley GQ, Hwang DY, Kim DW
75	Clinical significance of preoperative neutrophil-lymphocyte versus platelet-lymphocyte ratio in patients with operable colorectal cancer		Biotechnology & Applied Microbiology; Toxicology	102	Kwon HC, Kim SH, Oh SY, Lee S, Lee JH, Choi HJ, Park KJ, Roh MS, Kim SG, Kim HJ, Lee JH
76	Lin28-let7 modulates radiosensitivity of human cancer cells with activation of k-ras		Oncology; Radiology, Nuclear Medicine & Medical Imaging	101	Oh JS, Kim JJ, Byun JY, Kim IA
77	Intracerebral transplantation of bone marrow-derived mesenchymal stem cells reduces amyloid-beta deposition and rescues memory deficits in alzheimer's disease mice by modulation of immune responses		Cell & Tissue Engineering; Biotechnology & Applied Microbiology; Oncology; Cell Biology; Hematology	101	Lee JK, Jin HK, Endo S, Schuchman EH, Carter JE, Bae JS
78	Longitudinal changes of resting-state functional connectivity during motor recovery after stroke		Clinical Neurology; Peripheral Vascular Disease	101	Park CH, Chang WH, Ohn SH, Kim ST, Bang OY, Pascual-Leone A, Kim YH

*기관명 주소가 축약됨.
ID No. 10: Natl Canc Ctr, Res Inst & Hosp, 111 Jungbalsan Ro, Goyang Si 410769, Gyeonggi Do, South Korea. -> Natl Canc Ctr, Goyang, South Korea.
†교신저자의 현재 주소 변경. 교신저자의 소속기관에 Med 또는 Hosp가 들어간 의학기관 발표 논문 여부는 현재 소속으로 판단함.
ID No. 66: Korea Univ, Coll Med, Brain Korea Program Biomed Sci 21, Seoul 152703, South Korea. -> Korea Univ, Guro Hosp, Div Hematol Oncol, 97 Gurodong Gil, Seoul 152703, South Korea.
ID No. 72: Armed Forces Capital Hosp Korea, Dept Ophthalmol, Songnam, South Korea., Catholic Univ Korea, Dept Ophthalmol & Visual Sci, Coll Med, Seoul, South Korea. -> Seoul St Marys Hosp, Dept Ophthalmol, Banpo Dong 505, Seoul 137701, South Korea.

Institution	Journal	Year	Vol	Page
[Park, Won(reprint author); Lim, MieJin] Inha Univ Hosp, Div Rheumatol, Dept Internal Med, Inchon 400711, South Korea. [Hrycaj, Pawel] Poznan Univ Med Sci, Dept Rheumatol & Clin Immunol, Poznan, Poland. [Jeka, Slawomir] NASZ LEKARZ Praktyka Grupowa Lekarzy Rodzinnych P, Dept Rheumatol & Connect Tissue Dis, Torun, Poland. [Kovalenko, Volodymyr] Natl Sci Ctr, Sect Noncoronarogen Myocardial Dis & Clin Rheumat, Kiev, Ukraine. [Lysenko, Grygorii] Kyiv Reg Clin Hosp, Dept Family Med, Kiev, Ukraine. [Miranda, Pedro] Ctr Estudios Reumatol, Dept Rheumatol, Santiago, Chile. [Mikazane, Helena] Outpatient Clin ORTO, Riga, Latvia. [Gutierrez-Urena, Sergio] Antiguo Hosp Civil Guadalajara, Dept Rheumatol, Guadalajara, Jalisco, Mexico. [Lee, Yeon-Ah] Kyung Hee Univ Hosp, Div Rheumatol, Dept Internal Med, Seoul, South Korea. [Lee, Sang Joon] Univ New Mexico, Dept Internal Med, Div Biostat, Albuquerque, NM 87131 USA. [Kim, HoUng] CELLTRION Inc, Clin Planning & Med Affairs Dept, Inchon, South Korea. [Yoo, Dae Hyun] Hanyang Univ Hosp Rheumat Dis, Div Rheumatol, Seoul, South Korea. [Braun, Juergen] Rheumazentrum Ruhrgebiet, D-44652 Herne, Germany.	Annals of the Rheumatic Diseases	2013	72	1605-1612
[Park, Seung-Jung(reprint author); Kang, Soo-Jin] Univ Ulsan, Coll Med, Asan Med Ctr, Dept Cardiol, Seoul 138736, South Korea. [Virmani, Renu; Nakano, Masataka] CVPath Inst Inc, Gaithersburg, MD USA. [Ueda, Yasunori] Osaka Police Hosp, Div Cardiovasc, Osaka, Japan.	Journal of the American College of Cardiology	2012	59	2051-2057
[Park, S.; Park, H. S.; Kim, J. -H.; Choi, S. -Y.; Lee, J. H.; Park, B. -W.(reprint author)] Yonsei Univ, Coll Med, Dept Surg, Seoul 120752, South Korea. [Koo, J.] Yonsei Univ, Coll Med, Dept Pathol, Seoul 120752, South Korea. [Park, B. -W.] Yonsei Univ, Coll Med, Brain Korea Project Med Sci 21, Seoul 120752, South Korea. [Lee, K. S.] Pochon CHA Univ, Coll Med, Dept Surg, Songnam, South Korea.	Annals of Oncology	2010	21	488-492
[Chang, Jung Min; Moon, Woo Kyung(reprint author); Cho, Nariya; Yi, Ann; Koo, Hye Ryoung] Seoul Natl Univ Hosp, Dept Radiol, Seoul 100744, South Korea. [Chang, Jung Min; Moon, Woo Kyung; Cho, Nariya; Yi, Ann; Koo, Hye Ryoung] Seoul Natl Univ Hosp, Clin Res Inst, Seoul 100744, South Korea. [Chang, Jung Min; Moon, Woo Kyung; Cho, Nariya; Yi, Ann; Koo, Hye Ryoung] Seoul Natl Univ, Inst Radiat Med, Med Res Ctr, Seoul 100744, South Korea. [Han, Wonsik; Noh, Dong-Young; Moon, Hyeong-Gon] Seoul Natl Univ Hosp, Dept Surg, Seoul 100744, South Korea. [Kim, Seung Ja] Seoul Metropolitan Govt Seoul Natl Univ, Dept Radiol, Boramae Med Ctr, Seoul, South Korea.	Breast Cancer Research and Treatment	2011	129	89-97
[Yoo, Young A.(reprint author)] Korea Univ, Coll Med, Brain Korea Program Biomed Sci 21, Seoul 152703, South Korea. [Kang, Myoung Hee] Korea Univ, Coll Med, Grad Sch Med, Seoul 152703, South Korea. [Lee, Hyun Joo; Kim, Baek-hui] Korea Univ, Coll Med, Dept Pathol, Seoul 152703, South Korea. [Kim, Hyun Koo] Korea Univ, Coll Med, Dept Thorac & Cardiovasc Surg, Seoul 152703, South Korea. [Kim, Jun Suk; Oh, Sang Cheul] Korea Univ, Coll Med, Dept Internal Med, Div Hematol Oncol, Seoul 152703, South Korea. [Park, Jong Kuk] Korea Inst Radiol & Med Sci, Lab Radiat Tumor Physiol, Seoul, South Korea.	Cancer Research	2011	71	7061-7070
[Lee, Jeeyun; Park, Se Hoon; Sun, Jong-Mu; Park, Joon Oh; Park, Young Suk; Kang, Won Ki; Lim, Ho Yeong(reprint author)] Sungkyunkwan Univ, Samsung Med Ctr, Div Haematol Oncol, Dept Med,Sch Med, Seoul 135710, South Korea. [Chang, Heung-Moon] Univ Ulsan, Coll Med, Dept Internal Med, Div Oncol,Asan Med Ctr, Seoul, South Korea. [Kim, Jun Suk] Korea Univ, Guro Hosp, Seoul, South Korea. [Choi, Hye Jin] Yonsei Univ, Coll Med, Seoul, South Korea. [Lee, Myung Ah] Catholic Univ, Seoul St Marys Hosp, Seoul, South Korea. [Jang, Joung Soon] Chung Ang Univ, Coll Med, Seoul 156756, South Korea. [Jeung, Hei Cheul] Yonsei Univ, Coll Med, Gangnam Severance Hosp, Seoul, South Korea. [Kang, Jung Hun] Gyeongsang Natl Univ Hosp, Jinju, South Korea. [Lee, Hyun Woo] Ajou Univ, Sch Med, Suwon 441749, South Korea. [Shin, Dong Bok] Gachon Univ Gil Hosp, Inchon, South Korea. [Kang, Hye Jin] Korea Canc Ctr Hosp, Seoul, South Korea.	Lancet Oncology	2012	13	181-188
[Hyun, Seung Hyup(reprint author); Choi, Joon Young; Lee, Su Jin; Cho, Young Seok; Lee, Ji Young; Lee, Kyung-Han; Kim, Byung-Tae] Sungkyunkwan Univ, Sch Med, Samsung Med Ctr, Dept Nucl Med, Seoul, South Korea. [Shim, Young Mog; Kim, Kwhanmien] Sungkyunkwan Univ, Sch Med, Samsung Med Ctr, Dept Thorac Surg, Seoul, South Korea.	Annals of Surgical Oncology	2010	17	115-122
[Park, Jeong-Yeol; Park, Sun-Kyung; Kim, Dae-Yeon; Kim, Jong-Hyeok; Kim, Yong-Man; Kim, Young-Tak; Nam, Joo-Hyun(reprint author)] Univ Ulsan, Asan Med Ctr, Coll Med, Dept Obstet & Gynecol, Seoul 138736, South Korea.	Gynecologic Oncology	2011	122	255-259
[Suh, Jung-Won; Lee, Seung-Pyo; Park, Kyung-Woo; Lee, Hae-Young; Kang, Hyun-Jae; Koo, Bon-Kwon; Kim, Hyo-Soo(reprint author)] Seoul Natl Univ Hosp, Ctr Cardiovasc, Seoul 110744, South Korea. [Suh, Jung-Won; Cho, Young-Seok; Youn, Tae-Jin; Chae, In-Ho; Choi, Dong-Ju] Seoul Natl Univ, Bundang Hosp, Ctr Cardiovasc, Songnam, Gyeonggi Do, South Korea. [Rha, Seung-Woon] Korea Univ, Guro Hosp, Ctr Cardiovasc, Seoul, South Korea. [Bae, Jang-Ho; Kwon, Taek-Geun] Konyang Univ Hosp, Ctr Heart, Taejon, South Korea. [Bae, Jang-Whan; Cho, Myeong-Chan] Chungbuk Natl Univ Hosp, Cheongju, South Korea.	Journal of the American College of Cardiology	2011	57	280-289
[Kim, Seong-Woo; Oh, Jaeryung(reprint author); Yoo, Junho; Huh, Kuhl] Korea Univ, Coll Med, Dept Ophthalmol, Seoul 136705, South Korea. [Kwon, Soon-Sun] Korea Univ, Coll Med, Dept Biostat, Seoul 136705, South Korea.	Retina-The Journal of Retinal and Vitreous Diseases	2011	31	1904-1911
[Kang, Shin Hee; Hong, Seung Woo; Im, Seong Kyu; Lee, Sang Hyup] Armed Forces Capital Hosp Korea, Dept Ophthalmol, Songnam, South Korea. [Kang, Shin Hee] Hallym Univ, Dept Ophthalmol, Coll Med, Gangwon Do, South Korea. [Hong, Seung Woo(reprint author); Ahn, Myung Douk] Catholic Univ Korea, Dept Ophthalmol & Visual Sci, Coll Med, Seoul, South Korea. [Im, Seong Kyu] Chonnam Natl Univ, Med Sch & Hosp, Dept Ophthalmol, Kwangju, South Korea. [Lee, Sang Hyup] Yonsei Univ, Coll Med, Dept Ophthalmol, Seoul, South Korea.	Investigative Ophthalmology & Visual Science	2010	51	4075-4083
[Koh, Kwang Kon(reprint author); Han, Seung Hwan; Kim, Soo Jin; Shin, Eak Kyun] Gachon Univ, Gil Med Ctr, Dept Cardiol, Inchon 405760, South Korea. [Quon, Michael J.] NIH, Diabet Unit, Natl Ctr Complementary & Alternat Med, Bethesda, MD 20892 USA. [Lee, Yonghee] Univ Seoul, Dept Stat, Seoul, South Korea.	Journal of the American College of Cardiology	2010	55	1209-1216
[Hwang, Dong-Youn(reprint author)] CHA Univ, Coll Med, CHA Stem Cell Inst, Seoul, South Korea. [Kim, Dong-Wook] Yonsei Univ, Coll Med, Dept Physiol, Ctr Cell Therapy, Seoul, South Korea. [Lee, Dae-Sung; Lee, Jae Souk; Leem, Joong Woo; Huh, Yong Jun; Kim, Ji Young; Kim, Dong-Wook] Brain Korea 21 Project Med Sci, Dept Physiol, Seoul 120752, South Korea. [Kim, Han-Soo] Yonsei Univ, Coll Med, Dept Lab Med, Seoul 120752, South Korea. [Park, In-Hyun; Daley, George Q.] Harvard Univ, Sch Med, Childrens Hosp Boston, Dept Med,Div Pediat Hematol Oncol, Boston, MA 02115 USA. [Park, In-Hyun; Daley, George Q.] Harvard Univ, Sch Med, Dana Farber Canc Inst, Dept Biol Chem & Mol Pharmacol, Boston, MA 02115 USA.	Stem Cell Reviews and Reports	2010	6	270-281
[Kwon, Hyuk-Chan; Kim, Sung Hyun; Oh, Sung Yong; Lee, Suee; Lee, Ji Hyun(reprint author); Kim, Hyo-Jin; Lee, Jong Hoon] Dong A Univ, Coll Med, Dept Internal Med, Pusan 602715, South Korea. [Choi, Hong-Jo; Park, Ki-Jae] Dong A Univ, Coll Med, Dept Surg, Pusan 602715, South Korea. [Roh, Mee Sook] Dong A Univ, Coll Med, Dept Pathol, Pusan 602715, South Korea. [Kim, Seung-Geun] Pusan Natl Univ Hosp, Med Res Inst, Dept Hematol Oncol, Pusan, South Korea.	Biomarkers	2012	17	216-222
[Kim, In-Ah(reprint author)] Seoul Natl Univ, Bundang Hosp, Dept Radiat Oncol, Med Sci Res Inst, Songnam 463707, Kyeonggido, South Korea. [Kim, In-Ah] Seoul Natl Univ, Canc Res Inst, Dept Radiat Oncol, Seoul, South Korea.	International Journal of Radiation Oncology Biology Physics	2010	76	5-8
[Lee, Jong Kil; Bae, Jae-Sung(reprint author)] Kyungpook Natl Univ, Sch Med & Brain Korea 21, Dept Physiol, Cell & Matrix Res Inst, Taegu 700422, South Korea. [Lee, Jong Kil; Bae, Jae-Sung] Kyungpook Natl Univ, Sch Med & Brain Korea 21, World Class Univ Program, Taegu 700422, South Korea. [Lee, Jong Kil; Jin, Hee Kyung; Bae, Jae-Sung] Kyungpook Natl Univ, Stem Cell Neuroplast Res Grp, Taegu 700422, South Korea. [Lee, Jong Kil; Jin, Hee Kyung] Kyungpook Natl Univ, Coll Vet Med, Dept Lab Anim Med, Cell & Matrix Res Inst, Taegu 700422, South Korea. [Endo, Shogo] Okinawa Inst Sci & Technol, Unit Mol Neurobiol Learning & Memory, Okinawa, Japan. [Schuchman, Edward H.] Mt Sinai Sch Med, Dept Genet, New York, NY USA. [Schuchman, Edward H.] Mt Sinai Sch Med, Dept Genom Sci, New York, NY USA. [Schuchman, Edward H.] Mt Sinai Sch Med, Dept Gene & Cell Med, New York, NY USA. [Carter, Janet E.] UCL, Royal Free & Univ Coll Med Sch, Dept Mental Hlth Sci, London, England.	Stem Cells	2010	28	329-343
[Kim, Yun-Hee(reprint author)] Sungkyunkwan Univ, Dept Phys & Rehabil Med, Stroke & Cerebrovasc Ctr, Samsung Med Ctr,Sch Med, Seoul 135710, South Korea. [Park, Chang-hyun] Sungkyunkwan Univ, Sch Med, Samsung Med Ctr, Samsung Biomed Res Inst, Seoul, South Korea. [Kim, Sung Tae] Sungkyunkwan Univ, Samsung Med Ctr, Sch Med, Dept Diagnost Radiol & Imaging Sci, Seoul 135710, South Korea. [Bang, Oh Young] Sungkyunkwan Univ, Samsung Med Ctr, Sch Med, Dept Neurol, Seoul 135710, South Korea. [Ohn, Suk Hoon] Hallym Univ, Dept Phys Med & Rehabil, Coll Med, Seoul, South Korea. [Pascual-Leone, Alvaro] Beth Israel Deaconess Med Ctr, Berenson Allen Ctr Noninvas Brain Stimulat, Boston, MA 02215 USA.	Stroke	2011	42	1357-1362

Appendix Table 10-2. SCI Korean medical articles cited more than 100 times: 2010-2014
100회 이상 인용된 **SCI** 한국의학논문 중 교신저자의 소속기관이 한국치의학기관인 논문: 2010-2014

Rank	Title	ID	Subject category	Times cited*	Author
1	Gold nanoparticles surface-functionalized with paclitaxel drug and biotin receptor as theranostic agents for cancer therapy		Engineering, Biomedical; Materials Science, Biomaterials	101	Heo DN, Yang DH, Moon HJ, Lee JB, Bae MS, Lee SC, Lee WJ, Sun IC, Kwon IK (reprint author)

Institution	Journal	Year	Vol	Page
[Heo, Dong Nyoung; Yang, Dae Hyeok; Moon, Ho-Jin; Lee, Jung Bok; Bae, Min Soo; Lee, Sang Cheon; Kwon, Il Keun(reprint author)] Kyung Hee Univ, Dept Maxillofacial Biomed Engn, Sch Dent, Seoul 130701, South Korea. [Heo, Dong Nyoung; Yang, Dae Hyeok; Moon, Ho-Jin; Lee, Jung Bok; Bae, Min Soo; Lee, Sang Cheon; Kwon, Il Keun] Kyung Hee Univ, Inst Oral Biol, Sch Dent, Seoul 130701, South Korea. [Lee, Won Jun] Sogang Univ, Dept Chem & Biomol Engn, Interdisciplinary Program Integrated Biotechnol, Seoul 121742, South Korea. [Sun, In-Cheol] Korea Inst Sci & Technol, Biomed Res Ctr, Seoul 136791, South Korea.	Biomaterials	2012	33	856-866

Appendix Table 11. SCI Korean medical articles cited more than 100 times, by subject category and year
피인용 100회 이상 SCI 한국의학논문의 분포: 주제분야별, 연도별

ID	Subject category	1980–1984	1985–1989	1990–1994	1995–1999
Biomedical Research					
006	Biochemistry & Molecular Biology			1	10
009	Cell Biology			2	3
019	Genetics & Heredity				1
017	Engineering, Biomedical				
031	Medicine, Research & Experimental				
063	Cell & Tissue Engineering				
032	Microbiology				5
005	Biochemical Research Methods				
060	Virology				
010	Chemistry, Medicinal				
034	Nutrition & Dietetics				1
007	Biophysics			1	3
045	Physiology				1
002	Anatomy & Morphology				
014	Developmental Biology				
026	Medical Ethics				
027	Medical Informatics				
028	Medical Laboratory Technology				
030	Medicine, Legal				
040	Parasitology				
Clinical Medicine					
036	Oncology		2	3	14
008	Cardiac & Cardiovascular Systems			3	4
029	Medicine, General & Internal				
016	Endocrinology & Metabolism		1	2	4
049	Radiology, Nuclear Medicine & Medical Imaging		5	20	14
037	Ophthalmology			1	2
055	Surgery			1	2
018	Gastroenterology & Hepatology			1	6
056	Toxicology				
043	Peripheral Vascular Disease				1
033	Neurosciences	1		5	9
052	Respiratory System				1
022	Hematology				
044	Pharmacology & Pharmacy			1	
023	Immunology	1		2	9
053	Rheumatology				3
012	Critical Care Medicine				
011	Clinical Neurology				2
041	Pathology				2
035	Obstetrics & Gynecology		2	1	9
057	Transplantation				
024	Infectious Diseases				3
013	Dermatology				1
046	Psychiatry		1		
059	Urology & Nephrology				2
051	Reproductive Biology			1	1
048	Public, Environmental & Occupational Health	1		1	1
061	Dentistry, Oral Surgery & Medicine				
058	Tropical medicine	1			
054	Substance Abuse				
050	Rehabilitation				
047	Psychology				
042	Pediatrics				
039	Otorhinolaryngology				
038	Orthopedics				1
025	Integrative & Complementary Medicine				
021	Health Care Sciences & Services				
020	Geriatrics & Gerontology				
015	Emergency Medicine				
004	Anesthesiology				2
003	Andrology				
001	Allergy				
062	Nursing				
064	Primary Health Care				
Total		4	11	46	117

*2000-2004: Total number of articles were 56, however, some articles were classified in more than two subject categories. Therefore, we analyzed 71 records.
†2005-2009: Total number of articles were 122, however, some articles were classified in more than two subject categories. Therefore, we analyzed 198 records.
‡2010-2014: Total number of articles were 79, however, some articles were classified in more than two subject categories. Therefore, we analyzed 110 records.
Note: 교신저자의 소속기관이 한국이면서 Med, Hosp, Dent 또는 Nurs라는 단어가 들어간 논문들 중 피인용횟수 100회 이상인 논문 79편을 대상으로 주제분야별, 연도별 분포를 작성함.

2000-2004[*]	2005-2009[†]	2010-2014[‡]	2010	2011	2012	2013	2014
10	19	7	4		2	1	
1	13	8	5		1	2	
	3	5	3		2		
1	2	5	3	1	1		
3	5	4	1	2		1	
		3	3				
3	8	1		1			
		1	1				
		1			1		
2	4						
	1						
14	18	21	8	6	5	2	
2	14	8	3	1	4		
2	4	5	2	1	2		
	8	3	1	1		1	
3	5	4	3	1			
2		5	2	2	1		
2	6	4	4				
3	6	3	2	1			
	1	4	2		1	1	
4	5	4	1	2	1		
3	11						
	6	3		3			
3	6	3	3				
3	6	2	1	1			
3	12	1	1				
1	2	2				2	
	3	1		1			
	6	1		1			
1	3	1	1				
2		1		1			
	4						
	4	1		1			
	1	1		1			
	4						
3	3						
	1						
	1						
	1						
	3						
71	198	113	54	29	21	9	0

Appendix Table 12. SCI Korean medical articles cited more than 100 times, by subject category and citation
피인용 100회 이상 SCI 한국의학논문의 분포: 주제분야별, 피인용횟수별

ID	Subject category	100–109	110–119	120–129	130–139	140–149
Biomedical Research						
002	Anatomy & Morphology					
005	Biochemical Research Methods			1		
006	Biochemistry & Molecular Biology			2		1
007	Biophysics					
009	Cell Biology	2		1	1	1
010	Chemistry, Medicinal					
014	Developmental Biology					
017	Engineering, Biomedical	1	1			2
019	Genetics & Heredity		1	1	1	
026	Medical Ethics					
027	Medical Informatics					
028	Medical Laboratory Technology					
030	Medicine, Legal					
031	Medicine, Research & Experimental	1	1		1	1
032	Microbiology		1			
034	Nutrition & Dietetics					
040	Parasitology					
045	Physiology					
060	Virology				1	
063	Cell & Tissue Engineering	2				
Clinical Medicine						
001	Allergy					
003	Andrology					
004	Anesthesiology					
008	Cardiac & Cardiovascular Systems	3			2	1
011	Clinical Neurology	1				
012	Critical Care Medicine				1	
013	Dermatology					
015	Emergency Medicine					
016	Endocrinology & Metabolism		2			1
018	Gastroenterology & Hepatology		1	2		
020	Geriatrics & Gerontology					
021	Health Care Sciences & Services					
022	Hematology	1	1			
023	Immunology			1		
024	Infectious Diseases		1			
025	Integrative & Complementary Medicine					
029	Medicine, General & Internal					
033	Neurosciences					
035	Obstetrics & Gynecology	1				
036	Oncology	8	1	1	5	
037	Ophthalmology	2	1	1		
038	Orthopedics					
039	Otorhinolaryngology					
041	Pathology				1	
042	Pediatrics					
043	Peripheral Vascular Disease	1		1	1	
044	Pharmacology & Pharmacy		1			
046	Psychiatry					
047	Psychology					
048	Public, Environmental & Occupational Health					
049	Radiology, Nuclear Medicine & Medical Imaging	1	1			
050	Rehabilitation					
051	Reproductive Biology					
052	Respiratory System			1	2	
053	Rheumatology		2			
054	Substance Abuse					
055	Surgery	1	1			1
056	Toxicology	1			1	
057	Transplantation					
058	Tropical Medicine					
059	Urology & Nephrology					
061	Dentistry, Oral Surgery & Medicine					
062	Nursing					
064	Primary Health Care					
Total[*]		26	16	12	17	8

[*]Total number of articles were 79, however, some articles were classified in more than two subject categories. Therefore, we analyzed 113 records.
Note: 교신저자의 소속기관이 한국이면서 Med, Hosp, Dent 또는 Nurs라는 단어가 들어간 논문들 중 피인용횟수 100회 이상인 논문 79편을 대상으로 주제분야별, 피인용횟수별 분포임.

150-169	170-189	190-219	220-249	250-259	260-299	300-369	≥1,000	Total
								1
	1	2	1					7
		1	1	1				8
					1			5
1	1							5
								4
								1
								1
				1				3
1	1							8
								1
1								1
								3
								3
				1				3
								1
								1
1		1			1	1	1	5
								1
	2		2	1		1		21
1								5
								1
	1							4
					1			2
2								4
								3
								2
					1			4
1		1						4
7	7	5	4	4	4	2	1	113

Appendix Table 13. SCI Korean medical articles cited more than 100 times, by institution, specialty and year
피인용 100회 이상 SCI 한국의학논문의 분포: 기관별, 전공별, 연도별

Institution	Specialty	2010	2011	2012	2013	2014	Total
Ajou Univ		1					1
Catholic Univ Korea	Ophthalmol			1			1
	Pathol	1					1
CHA Univ	CHA Stem Cell Inst	1					1
Cheju Natl Univ			1				1
Chungbuk Natl Univ	Biochem		1				1
Dong A Univ	Internal Med			1			1
Ewha Womans Univ	Internal Med	1					1
Gachon Univ	Cardiol		1				1
	Lee Gil Ya Canc & Diabet Inst				1		1
	Vasc Med & Atherosclerosis Unit	1					1
Hanyang Univ	Biochem & Mol Biol		1				1
	Internal Med	1					1
	Rheumatol				1		1
Inha Univ							1
	Internal Med				1		1
Konkuk Univ	Biomed Sci & Technol	1					1
	Radiol		1				1
Korea Univ	Biomed Engn	1					1
	Ophthalmol		1				1
	Pathol		1				1
	Hematol Oncol		1				1
Korea Inst Sci & Technol	Biomed Res Ctr	2					2
Kyung Hee Univ	Maxillofacial Biomed Engn			1			1
	Pharmacol	1					1
Kyungpook Natl Univ	Internal Med				1		1
	Physiol	1					1
Natl Canc Ctr	Res Inst & Hosp	1		1			2
Pusan Natl Univ	Nanomed Engn		1				1
	Med Res Inst	1					1
Seoul Natl Univ	Coll Vet Med	1					1
	Ctr Cardiovasc	1	1				2
	Internal Med	2		3			5
	Pathol		1				1
	Radiat Oncol	1					1
	Radiol	1	1				2
	Surg	1					1
	Vet Virol			1			1
	Genom Med Inst	1					1
	Med Bioconvergence Res Ctr			1			1
	Med Res Ctr			1			1
		1					1
Seoul St Marys Hosp	Ophthalmol	1					1
	Surg	1					1
Sungkyunkwan Univ	Med		1	3			4
	Neurol	1					1
	Neurosurg				1		1
	Nucl Med	1					1
	Ophthalmol		1				1
	Phys & Rehabil Med		1				1
	Infect Dis		1				1
Univ Ulsan	Ctr Med Res & Informat		1				1
	Cardiol	2	1	2			5
	Internal Med	1					1
	Obstet & Gynecol		1				1
	Oncol	1	1				2
	Ophthalmol	1					1
	Pulm & Crit Care Med		1				1
Yonsei Univ	Internal Med		1				1
	Pathol	1					1
	Radiol	1					1
	Surg	1					1
	Cardiol			1			1
Total		36	22	16	5	0	79

Note: 교신저자의 소속기관이 한국이면서 Med, Hosp, Dent 또는 Nurs라는 단어가 들어간 논문들 중 피인용횟수 100회 이상인 논문 79편을 대상으로 기관별, 전공별, 연도별 분포를 작성함.

Appendix Table 14. SCI Korean medical articles cited more than 100 times, by corresponding author and year
피인용 100회 이상 SCI 한국의학논문의 분포: 교신저자명, 연도별

Corresponding author	2010	2011	2012	2013	2014	2010–2014
Bae, Jae-Sung	1					1
Bae, Suk-Chul		1				1
Bang, Oh Young	1					1
Bang, Yung-Jue	1		1			2
Cho, Nam Hoon	1					1
Choi, Cheol Soo				1		1
Chung, Jin-Haeng		1				1
Han, Dong Soo	1					1
Han, Kwang-Hyub		1				1
Hong, Myeong-Ki			1			1
Hong, Soon-Sun	1					1
Hong, Seung Woo	1					1
Hwang, Dong-Youn	1					1
Hyun, Jin Won		1				1
Hyun, Seung Hyup	1					1
Jang, Hak Chul	1					1
Kang, Duk-Hee	1					1
Kang, Duk-Hyun			1			1
Kang, Se Woong		1				1
Kang, Won Ki			1			1
Kang, Yoon-Koo		1				1
Kim, D. S.		1				1
Kim, Hyung-Ho	1					1
Kim, Hyo-Soo	1	1	1			3
Kim, In-Ah	1					1
Kim, Ja-Eun	1					1
Kim, Kwangmeyung	2					2
Kim, Myeong-Jin	1					1
Kim, Sunghoon			1			1
Kim, Seong-Sik	1					1
Kim, Sang-We	1					1
Kim, Yun-Hee		1				1
Kim, You-Sun	1					1
Kim, Yong-Sik		1				1
Koh, Kwang Kon	1	1				2
Kook, Michael S.	1					1
Kwon, Il Keun						1
Kwon, O. Jung		1				1
Lee, Han Chu	1					1
Lee, Jaebeom		1				1
Lee, Ji Hyun			1			1
Lee, Jeong Min	1					1
Lee, Jin Soo		1				1
Lee, Sug Hyung	1					1
Lee, Sang-Hoon	1					1
Lee, Sang-Hun		1				1
Lee, Seung-Jae	1					1
Lee, Won Ki			1			1
Lim, Ho Yeong			1			1
Moon, Won-Jin		1				1
Moon, Woo Kyung		1				1
Nam, Do-Hyun				1		1
Nam, Joo-Hyun		1				1
Oh, Byung-Hee	1					1
Oh, Jaeryung		1				1
Oh, Jae Hwan	1					1
Park, Bongkyun		1				1
Park, B. W.	1					1
Park, Do Joon			1			1
Park, Keun-Gyu				1		1
Park, Se Hoon			1			1
Park, Seung-Jung	2	2	1			5
Park, Won				1		1
Ryu, Doug-Young	1					1
Seo, Jeong-Sun	1		1			2
Song, Jae-Hoon		1				1
Song, Kyo Young	1					1
Yoo, Dae Hyun				1		1
Yoo, Young A.		1				1
Total	36	22	16	5	0	79

Note: 교신저자의 소속기관이 한국이면서 Med, Hosp, Dent 또는 Nurs라는 단어가 들어간 논문들 중 피인용횟수 100회 이상인 논문 79편을 대상으로 교신저자명, 연도별 분포를 작성함.

Appendix Table 15. Top 50 most cited in SCI Korean articles SCI: 1974-2014
SCI 한국의학논문 피인용횟수 상위 50편: 1974-2014

Rank	Title	ID	Subject category	Times cited*	Author
1	Trastuzumab in combination with chemotherapy versus chemotherapy alone for treatment of her2-positive advanced gastric or gastro-oesophageal junction cancer (toga): A phase 3, open-label, randomised controlled trial	029	Medicine, General & Internal	1,215	Bang YJ (reprint author), Van Cutsem E, Feyereislova A, Chung HC, Shen L, Sawaki A, Lordick F, Ohtsu A, Omuro Y, Satoh T, Aprile G, Kulikov E, Hill J, Lehle M, Ruschoff J, Kang YK, ToGa Trial Investigators
2	Assessment of mitral annulus velocity by doppler tissue imaging in the evaluation of left ventricular diastolic function	008	Cardiac & Cardiovascular Systems	1,028	Sohn DW (reprint author), Chai IH, Lee DJ, Kim HC, Kim HS, Oh BH, Lee MM, Park YB, Choi YS, Seo JD, Lee YW
3	Artificially engineered magnetic nanoparticles for ultra-sensitive molecular imaging		Biochemistry & Molecular Biology; Cell Biology; Medicine, Research & Experimental	1,019	Lee JH, Huh YM, Jun Y, Seo J, Jang J, Song HT, Kim S, Cho EJ, Yoon HG, Suh JS (reprint author), Cheon J
4	Causal relationship between the loss of runx3 expression and gastric cancer		Biochemistry & Molecular Biology; Cell Biology	717	Li QL, Ito K, Sakakura C, Fukamachi H, Inoue K, Chi XZ, Lee KY, Nomura S, Lee CW, Han SB, Kim HM, Kim WJ, Yamamoto H, Yamashita H, Yano T, Ikeda T, Itohara S, Inazawa J, Abe T, Hagiwara A, Yamagishi H, Ooe A, Kaneda A, Sugimura T, Ushijima T, Bae SC (reprint author), Ito Y
5	Characterization of two types of endothelial progenitor cells and their different contributions to neovasculogenesis		Hematology; Peripheral Vascular Disease	685	Hur J, Yoon CH, Kim HS (reprint author), Choi JH, Kang HJ, Hwang KK, Oh BH, Lee MM, Park YB
6	Isolation of etiologic agent of korean hemorrhagic-fever		Immunology; Infectious Diseases; Microbiology	674	LEE HW (reprint author), LEE PW, JOHNSON KM
7	Effects of intracoronary infusion of peripheral blood stem-cells mobilised with granulocyte-colony stimulating factor on left ventricular systolic function and restenosis after coronary stenting in myocardial infarction: The magic cell randomised clinical trial	029	Medicine, General & Internal	639	Kang HJ, Kim HS (reprint author), Zhang SY, Park KW, Cho HJ, Koo BK, Kim YJ, Lee DS, Sohn DW, Han KS, Oh BH, Lee MM, Park YB
8	Epidemic obesity and type 2 diabetes in asia	029	Medicine, General & Internal	559	Yoon KH (reprint author), Lee JH, Kim JW, Cho JH, Choi YH, Ko SH, Zimmet P, Son HY
9	Autologous mesenchymal stem cell transplantation in stroke patients		Clinical Neurology; Neurosciences	550	Bang OY (reprint author), Lee JS, Lee PH, Lee G
10	Predictive and prognostic impact of epidermal growth factor receptor mutation in non-small-cell lung cancer patients treated with gefitinib	036	Oncology	549	Han SW, Kim TY (reprint author), Hwang PG, Jeong S, Kim J, Choi IS, Oh DY, Kim LH, Kim DW, Chung DH, Im SA, Kim YT, Lee JS, Heo DS, Bang YJ, Kim NK
11	Characterization and expression analysis of mesenchymal stem cells from human bone marrow and adipose tissue		Cell Biology; Physiology	525	Lee RH, Kim B, Choi I, Kim H, Choi HS, Suh K, Bae YC, Jung JS (reprint author)
12	Runx2 is a common target of transforming growth factor beta 1 and bone morphogenetic protein 2, and cooperation between runx2 and smad5 induces osteoblast-specific gene expression in the pluripotent mesenchymal precursor cell line c2c12		Biochemistry & Molecular Biology; Cell Biology	520	Lee KS, Kim HJ, Li QL, Chi XZ, Ueta C, Komori T, Wozney JM, Kim EG, Choi JY, Ryoo HM, Bae SC (reprint author)
13	New sonographic criteria for recommending fine-needle aspiration biopsy of nonpalpable solid nodules of the thyroid	049	Radiology, Nuclear Medicine & Medical Imaging	478	Kim EK (reprint author), Park CS, Chung WY, Oh KK, Kim DI, Lee JT, Yoo HS
14	Microrna expression profiles in serous ovarian carcinoma	036	Oncology	439	Nam EJ, Yoon HJ, Kim SW, Kim HG, Kim YT, Kim JH, Kim JW, Kim SH (reprint author)
15	Vascular endothelial growth factor expression of intercellular adhesion molecule 1 (icam-1), vascular cell adhesion molecule 1 (vcam-1), and e-selectin through nuclear factor-kappa b activation in endothelial cells	006	Biochemistry & Molecular Biology	433	Kim I, Moon SO, Kim SH, Kim HJ, Koh YS, Koh GY (reprint author)
16	Fetal exposure to an intra-amniotic inflammation and the development of cerebral palsy at the age of three years	035	Obstetrics & Gynecology	416	Yoon BH (reprint author), Romero R, Park JS, Kim CJ, Kim SH, Choi JH, Han TR
17	A role for uric acid in the progression of renal disease	059	Urology & Nephrology	414	Kang DH (reprint author), Nakagawa T, Feng LL, Watanabe S, Han L, Mazzali M, Truong L, Harris R, Johnson RJ
18	Electrospinning of collagen nanofibers: Effects on the behavior of normal human keratinocytes and early-stage wound healing		Engineering, Biomedical; Materials Science, Biomaterials	391	Rho KS, Jeong L, Lee G, Seo BM, Park YJ, Hong SD, Roh S, Cho JJ, Park WH, Min BM (reprint author)
19	Angiopoietin-1 regulates endothelial cell survival through the phosphatidylinositol 3'-kinase/akt signal transduction pathway		Cardiac & Cardiovascular Systems; Hematology; Peripheral Vascular Disease	389	Kim I, Kim HG, So JN, Kim JH, Kwak HJ, Koh GY (reprint author)
20	Antibacterial activity and mechanism of action of the silver ion in staphylococcus aureus and escherichia coli		Biotechnology & Applied Microbiology; Microbiology	381	Jung WK, Koo HC (reprint author), Kim KW, Shin S, Kim SH, Park YH
21	Recurrence following curative resection for gastric carcinoma	055	Surgery	376	Yoo CH, Noh SH (reprint author), Shin DW, Choi SH, Min JS
22	Interleukin-6 concentrations in umbilical cord plasma are elevated in neonates with white matter lesions associated with periventricular leukomalacia	035	Obstetrics & Gynecology	376	Yoon BH (reprint author), Romero R, Yang SH, Jun JK, Kim IO, Choi JH, Syn HC
23	Nitric oxide as a bioregulator of apoptosis		Biochemistry & Molecular Biology; Biophysics	373	Chung HT (reprint author), Pae HO, Choi BM, Billiar TR, Kim YM
24	Phase I and pharmacokinetic study of genexol-pm, a cremophor-free, polymeric micelle-formulated paclitaxel, in patients with advanced malignancies	036	Oncology	371	Kim TY (reprint author), Kim DW, Chung JY, Shin SG, Kim SC, Heo DS, Kim NK, Bang YJ

Institution	Journal	Year	Vol	Page
Seoul Natl Univ, Coll Med, Seoul 110744, South Korea.(reprint author) Univ Hosp Gasthuisberg, B-3000 Leuven, Belgium. F Hoffmann La Roche, Basel, Switzerland. Yonsei Univ, Coll Med, Canc Metastasis Res Ctr, Yonsei Canc Ctr, Seoul, South Korea. Peking Univ, Beijing Canc Hosp, Beijing 100871, Peoples R China. Aichi Canc Ctr, Aichi, Japan. Natl Centrum Tumorerkrankungen, Heidelberg, Germany. East Hosp, Natl Canc Ctr, Kashiwa, Chiba, Japan. Komagome Gen Hosp, Tokyo Metropolitan Canc & Infect Dis Ctr, Tokyo, Japan. Kinki Univ, Sch Med, Osaka 589, Japan. Azienda Osped Univ, Udine, Italy. Reg Clin Oncol Dispensary, Ryazan, Russia. Roche Prod Ltd, Dee Why, NSW, Australia. Targos Mol Pathol, Kassel, Germany. Asan Med Ctr, Seoul, South Korea.	Lancet	2010	376	687-697
Seoul Natl Univ, Coll Med, Dept Bioengn, Seoul 110744, South Korea.(reprint author)	Journal of the American College of Cardiology	1997	30	474-480
Yonsei Univ, Coll Med, Dept Radiol, Seoul 120752, South Korea.(reprint author) Yonsei Univ, Coll Med, Res Inst Radiol Sci, Seoul 120752, South Korea. Yonsei Univ, Dept Chem, Seoul 120749, South Korea. Yonsei Univ, Nanomed Natl Core Res Ctr, Seoul 120749, South Korea. Yonsei Univ, Coll Med, Dept Biochem & Mol Biol, Seoul 120752, South Korea.	Nature Medicine	2007	13	95-99
Chungbuk Natl Univ, Coll Med, Dept Biochem, Inst Med Res, Cheongju 361763, South Korea.(reprint author) Kyoto Univ, Inst Virus Res, Dept Viral Oncol, Sakyo Ku, Kyoto 6068507, Japan. Kyoto Prefectural Univ Med, Dept Digest Surg, Kamigyo Ku, Kyoto 6020841, Japan. Univ Tokyo, Grad Sch Sci, Dept Biol Sci, Bunkyo Ku, Tokyo 1130033, Japan. Osaka Univ, Grad Sch Med, Dept Pathol, Suita, Osaka 5650871, Japan. Korea Res Inst Biosci & Biotechnol, Taejon 305600, South Korea. Chungbuk Natl Univ, Coll Med, Dept Urol, Cheongju 361763, South Korea. Kyoto Univ, Inst Virus Res, Lab Adv Biol Informat, Sakyo Ku, Kyoto 6068507, Japan. Natl Canc Ctr, Res Inst, Chuo Ku, Tokyo 1040045, Japan. Tokyo Med & Dent Univ, Med Res Inst, Bunkyo Ku, Tokyo 1138510, Japan.	Cell	2002	109	113-124
Seoul Natl Univ, Coll Med, Dept Internal Med, Seoul 110744, South Korea.(reprint author) Seoul Natl Univ Hosp, Clin Res Inst, Cardiovasc Lab, Seoul, South Korea.	Arteriosclerosis Thrombosis and Vascular Biology	2004	24	288-293
Korea Univ, Coll Med, Dept Microbiol, Seoul, South Korea.(reprint author) Middle Amer Res Unit, Balboa Hts, CZ USA.	Journal of Infectious Diseases	1978	137	298-308
Seoul Natl Univ Hosp, Dept Internal Med, Seoul 110744, South Korea.(reprint author) Seoul Natl Univ Hosp, Clin Res Inst, Cardiovasc Lab, Seoul 110744, South Korea. Seoul Natl Univ Hosp, Ctr Cardiovasc, Seoul 110744, South Korea. Seoul Natl Univ Hosp, Dept Nucl Med, Seoul 110744, South Korea. Seoul Natl Univ Hosp, Dept Lab Med, Seoul 110744, South Korea.	Lancet	2004	363	751-756
Catholic Univ Korea, Coll Med, Div Endocrinol & Metab, Seoul, South Korea.(reprint author) Int Diabet Inst, Melbourne, Vic, Australia.	Lancet	2006	368	1681-1688
Ajou Univ, Coll Med, Dept Neurol, Suwon 442749, South Korea.(reprint author) Ajou Univ, Sch Med, Brain Dis Res Ctr, Suwon 442749, South Korea.	Annals of Neurology	2005	57	874-882
Seoul Natl Univ Hosp, Dept Internal Med, Seoul 110744, South Korea.(reprint author) Seoul Natl Univ Hosp, Dept Pathol, Seoul 110744, South Korea. Seoul Natl Univ Hosp, Dept Thorac & Cardiovasc Surg, Seoul 110744, South Korea. Seoul Municipal Boramae Hosp, Dept Internal Med, Seoul, South Korea. Seoul Natl Univ, Bundang Hosp, Dept Internal Med, Seoul, South Korea. Seoul Natl Univ, Coll Med, Canc Res Inst, Seoul, South Korea. Petagen Inc, Seoul, South Korea.	Journal of Clinical Oncology	2005	23	2493-2501
Pusan Natl Univ, Coll Med, Dept Physiol, Pusan 602739, South Korea.(reprint author) Pohang Univ Sci & Technol, Div Mol & Life Sci, Pohang, South Korea. Pusan Natl Univ, Coll Med, Dept Orthopaed Surg, Pusan 602739, South Korea. Pusan Natl Univ, Coll Med, Dept Plast Surg, Pusan 602739, South Korea. Pusan Natl Univ, Inst Med Res, Pusan 602739, South Korea.	Cellular Physiology and Biochemistry	2004	14	311-324
Chungbuk Natl Univ, Sch Med, Dept Biochem, Cheongju 361763, South Korea.(reprint author) Chungbuk Natl Univ, Med Res Inst, Cheongju 361763, South Korea. Kyungpook Natl Univ, Sch Dent, Dept Biochem, Taegu 702701, South Korea. Kyungpook Natl Univ, Inst Med Res, Taegu 702701, South Korea. Osaka Univ, Sch Med, Dept	Molecular and Cellular Biology	2000	20	8783-8792
Yonsei Univ, Coll Med, Severance Hosp, Res Inst Radiol Sci, Dept Diagnost Radiol,Seodaemun Gu, Seoul 120752, South Korea.(reprint author) Yonsei Univ, Coll Med, Severance Hosp, Dept Gen Surg, Seoul 120752, South Korea.	American Journal of Roentgenology	2002	178	687-691
Yonsei Univ, Coll Med, Div Gynecol Oncol, Dept Obstet & Gynecol,Womens Canc Clin, Seoul 120752, South Korea.(reprint author) Yonsei Univ, Coll Med, Dept Pathol, Project Med Sci BK21, Seoul, South Korea. Kwandong Univ, Coll Med, Dept Obstet & Gynecol, Div Gynecol Oncol, Seoul, South Korea.	Clinical Cancer Research	2008	14	2690-2695
Chonbuk Natl Univ, Sch Med, Natl Creat Res Initiat Ctr Cardiac Regenerat, Chonju 560180, South Korea.(reprint author) Chonbuk Natl Univ, Sch Med, Dept Urol, Chonju 560180, South Korea.	Journal of Biological Chemistry	2001	276	7614-7620
Seoul Natl Univ, Coll Med, Dept Obstet & Gynecol, Seoul 110744, South Korea.(reprint author) Seoul Natl Univ, Coll Med, Dept Pathol, Seoul 110744, South Korea. Seoul Natl Univ, Coll Med, Dept Diagnost Radiol, Seoul 110744, South Korea. Seoul Natl Univ, Coll Med, Dept Pediat, Seoul 110744, South Korea. Seoul Natl Univ, Coll Med, Dept Rehabil Med, Seoul 110744, South Korea. Seoul Natl Univ, Seoul Natl Univ Hosp, Clin Res Inst, Lab Fetal Med Res, Seoul, South K	American Journal of Obstetrics and Gynecology	2000	182	675-681
Ewha Womans Univ Hosp, Div Nephrol, Ewha Med Res Ctr, Chongno Ku, Seoul 110126, South Korea.(reprint author) Univ Washington, Div Nephrol, Seattle, WA USA. Baylor Coll Med, Div Nephrol, Houston, TX USA. Baylor Coll Med, Div Pathol, Houston, TX USA. Vanderbilt Univ Sch Med, Div Nephrol, Nashville, TN USA.	Journal of the American Society of Nephrology	2002	13	2888-2897
Seoul Natl Univ, Coll Dent, Dept Oral Biochem & Craniomaxillofacial Reconstru, Dent Res Inst, Seoul 110749, South Korea.(reprint author) Seoul Natl Univ, Coll Dent, BK21 HLS, Seoul 110749, South Korea. Chungnam Natl Univ, Dept Text Engn, Taejon 305764, South Korea. Seoul Natl Univ, Coll Dent, IBEC, Seoul 110749, South Korea. Seoul Natl Univ, Coll Dent, Dept Oral & Maxillofacial Surg, Seoul 110749, South Korea. Seoul Natl Univ, Coll Dent, Dept Oral Pathol, Seoul 110749, South Korea.	Biomaterials	2006	27	1452-1461
Chonbuk Natl Univ, Sch Med, Natl Creat Res Initiat Ctr Cardiac Regenerat, Chonju 560180, South Korea. Chonbuk Natl Univ, Sch Med, Inst Cardiovasc Res, Chonju 560180, South Korea.(reprint author) Chonbuk Natl Univ, Sch Med, Dept Pathol, Chonju 560180, South Korea. Woosuk Univ, Dept Biotechnol, Chonju, South Korea.	Circulation Research	2000	86	24-29
Seoul Natl Univ, Dept Microbiol, KRF Zoonot Dis Prior Res Inst, Coll Vet Med, Seoul 151742, South Korea.(reprint author) Seoul Natl Univ, BK21 Program Vet Sci, Seoul 151742, South Korea. Seoul Natl Univ, Natl Instumentat Ctr Environm Management, Seoul 151742, South Kore.	Applied and Environmental Microbiology	2008	74	2171-2178
Yonsei Univ, Coll Med, Dept Surg, Seoul 120752, South Korea.(reprint author)	British Journal of Surgery	2000	87	236-242
Seoul Natl Univ, Dept Obstet & Gynecol, Coll Med, Seoul 110744, South Korea.(reprint author) Seoul Natl Univ, Dept Radiol, Coll Med, Seoul 110744, South Korea. Seoul Natl Univ, Dept Pediat, Coll Med, Seoul 110744, South Korea. Nichhd, Perinatol Branch, Bethesda, MD 20892.	American Journal of Obstetrics and Gynecology	1996	174	1433-1440
Wonkwang Univ, Sch Med, Dept Immunol & Microbiol, Iksan 570749, Chunbug, South Korea.(reprint author) Univ Pittsburgh, Sch Med, Dept Surg, Pittsburgh, PA 15261 USA. Kangweon Natl Univ, Coll Med, Dept Mol & Cellular Biochem, Chunchon, Kangwon Do, South Korea.	Biochemical and Biophysical Research Communications	2001	282	1075-1079
Seoul Natl Univ, Coll Med, Dept Internal Med, Seoul 110744, South Korea.(reprint author) Seoul Natl Univ, Coll Med, Dept Pharmacol, Seoul, South Korea. Seoul Natl Univ, Coll Med, Clin Pharmacol Unit, Seoul, South Korea. Samyang Res Corp, Salt Lake City, UT USA.	Clinical Cancer Research	2004	10	3708-3716

(continued)

Appendix Table 15. Top 50 most cited in SCI Korean articles SCI: 1974-2014 (continued)
SCI 한국의학논문 피인용횟수 상위 50편: 1974-2014 (계속)

Rank	Title	ID	Subject category	Times cited*	Author
25	Synergistic neovascularization by mixed transplantation of early endothelial progenitor cells and late outgrowth endothelial cells - the role of angiogenic cytokines and matrix metalloproteinases		Cardiac & Cardiovascular Systems; Peripheral Vascular Disease	369	Yoon CH, Hur J, Park KW, Kim JH, Lee CS, Oh IY, Kim TY, Cho HJ, Kang HJ, Chae IH, Yang HK, Oh BH, Park YB, Kim HS (reprint author)
26	Surface modification of poly(dimethylsiloxane) microchannels		Biochemical Research Methods; Chemistry, Analytical	365	Makamba H, Kim JH, Lim K, Park N, Hahn JH (reprint author)
27	PIK3CA gene is frequently mutated in breast carcinomas and hepatocellular carcinomas		Biochemistry & Molecular Biology; Oncology; Cell Biology; Genetics & Heredity	360	Lee JW, Soung YH, Kim SY, Lee HW, Park WS, Nam SW, Kim SH, Lee JY, Yoo NJ, Lee SH (reprint author)
28	Osteoconduction at porous hydroxyapatite with various pore configurations		Engineering, Biomedical; Materials Science, Biomaterials	360	Chang BS, Lee CK (reprint author), Hong KS, Youn HJ, Ryu HS, Chung SS, Park KW
29	Bevacizumab in combination with chemotherapy as first-line therapy in advanced gastric cancer: A randomized, double-blind, placebo-controlled phase iii study	036	Oncology	359	Ohtsu A, Shah MA, Van Cutsem E, Rha SY, Sawaki A, Park SR, Lim HY, Yamada Y, Wu J, Langer B, Starnawski M, Kang YK (reprint author)
30	Benign and malignant thyroid nodules: Us differentiation - multicenter retrospective study	049	Radiology, Nuclear Medicine & Medical Imaging	354	Moon WJ (reprint author), Jung SL, Lee JH, Na DG, Baek JH, Lee YH, Kim J, Kim HS, Byun JS, Lee DH
31	Nanofiber alignment and direction of mechanical strain affect the ecm production of human acl fibroblast		Engineering, Biomedical; Materials Science, Biomaterials	348	Lee CH, Shin HJ, Cho IH, Kang YM, Kim IA, Park KD, Shin JW (reprint author)
32	Probiotics and their fermented food products are beneficial for health		Biotechnology & Applied Microbiology; Microbiology	345	Parvez S, Malik KA, Kang SA, Kim HY (reprint author)
33	Adjuvant capecitabine and oxaliplatin for gastric cancer after D2 gastrectomy (classic): A phase 3 open-label, randomised controlled trial	029	Medicine, General & Internal	335	Bang YJ (reprint author), Kim YW, Yang HK, Chung HC, Park YK, Lee KH, Lee KW, Kim YH, Noh SI, Cho JY, Mok YJ, Kim YH, Ji JF, Yeh TS, Button P, Sirzen F, Noh SH, Classic Trial Investigators
34	Ygi: A potential anticancer drug targeting hypoxia-inducible factor 1	036	Oncology	335	Yeo EJ, Chun YS, Cho YS, Kim JH, Lee JC, Kim MS, Park JW (reprint author)
35	Uric acid-induced c-reactive protein expression: Implication on cell proliferation and nitric oxide production of human vascular cells	059	Urology & Nephrology	334	Kang DH (reprint author), Park SK, Lee IK, Johnson RJ
36	Differentiation of human adipose stromal cells into hepatic lineage in vitro and in vivo		Biochemistry & Molecular Biology; Biophysics	326	Seo MJ, Suh SY, Bae YC, Jung JS (reprint author)
37	Amyloid precursor protein, presenilins, and alpha-synuclein: Molecular pathogenesis and pharmacological applications in alzheimer's disease	044	Pharmacology & Pharmacy	323	Suh YH (reprint author), Checler F
38	Pregnancy after invitro fertilization of human follicular oocytes collected from nonstimulated cycles, their culture invitro and their transfer in a donor oocyte program		Obstetrics & Gynecology; Reproductive Biology	316	CHA KY (reprint author), CHOI DH, KOO JJ, HAN SY, KO JJ, YOON TK
39	Anti-obesity effects of alpha-lipoic acid mediated by suppression of hypothalamic amp-activated protein kinase		Biochemistry & Molecular Biology; Cell Biology; Medicine, Research & Experimental	314	Kim MS, Park JY, Namkoong C, Jang PG, Ryu JW, Song HS, Yun JY, Namgoong IS, Ha J, Park IS, Lee IK, Viollet B, Youn JH, Lee HK, Lee KU (reprint author)
40	Capecitabine/cisplatin versus 5-fluorouracil/cisplatin as first-line therapy in patients with advanced gastric cancer: A randomised phase iii noninferiority trial	036	Oncology	308	Kang YK (reprint author), Kang WK, Shin DB, Chen J, Xiong J, Wang J, Lichinitser M, Guan Z, Khasanov R, Zheng L, Philco-Salas M, Suarez T, Santamaria J, Forster G, McCloud PI
41	Antioxidant activity and free radical scavenging capacity between korean medicinal plants and flavonoids by assay-guided comparison		Biochemistry & Molecular Biology; Plant Sciences	308	Choi CW (reprint author), Kim SC, Hwang SS, Choi BK, Ahn HJ, Lee MY, Park SH, Kim SK
42	Frequency of and risk factors for stent thrombosis after drug-eluting stent implantation during long-term follow-up	008	Cardiac & Cardiovascular Systems	305	Park DW (reprint author), Park SW, Park KH, Lee BK, Kim YH, Lee CW, Hong MK, Kim JJ, Park SJ
43	Selective beta-cell loss and beta-cell expansion in patients with type 2 diabetes mellitus in korea	016	Endocrinology & Metabolism	305	Yoon KH (reprint author), Ko SH, Cho JH, Lee JM, Ahn YB, Song KH, Yoo SJ, Kang MI, Cha BY, Lee KW, Son HY, Kang SK, Kim HS, Lee IK, Bonner-Weir S
44	Heat shock protein 70 inhibits apoptosis downstream of cytochrome c release and upstream of caspase-3 activation	006	Biochemistry & Molecular Biology	305	Li CY, Lee JS, Ko YG, Kim JI, Seo JS (reprint author)
45	Preparation of chitosan self-aggregates as a gene delivery system		Chemistry, Multidisciplinary; Pharmacology & Pharmacy	304	Lee KY, Kwon IC, Kim YH, Jo WH, Jeong SY (reprint author)
46	A paclitaxel-eluting stent for the prevention of coronary restenosis	029	Medicine, General & Internal	300	Park SJ (reprint author), Shim WH, Ho DS, Raizner AE, Park SW, Hong MK, Lee CW, Choi DH, Jang YS, Lam R, Weissman NJ, Mintz GS
47	Nanoscale hydroxyapatite particles for bone tissue engineering		Engineering, Biomedical; Materials Science, Biomaterials	296	Zhou H, Lee J (reprint author)

Institution	Journal	Year	Vol	Page
Seoul Natl Univ, Coll Med, Dept Internal Med, Seoul 110744, South Korea.(reprint author) Seoul Natl Univ, Coll Med, Dept Surg, Seoul 110744, South Korea. Seoul Natl Univ Hosp, Cardiovasc Lab, Clin Res Inst, Seoul 110744, South Korea.	Circulation	2005	112	1618-1627
Pohang Univ Sci & Technol, Dept Chem, Div Mol & Life Sci, Natl Res Lab Adv Biotechnol & Biomed Microinstrum, Pohang 790784, South Korea.(reprint author)	Electrophoresis	2003	24	3607-3619
Catholic Univ Korea, Coll Med, Dept Pathol, Seoul 137701, South Korea.(reprint author)	Oncogene	2005	24	1477-1480
Seoul Natl Univ Hosp, Clin Res Inst, Seoul Natl Univ Coll Med, Dept Orthoped Surg,Chongno Ku, Seoul 110744, South Korea.(reprint author) Seoul Natl Univ, Coll Mat Sci & Engn, Kwanack Ku, Seoul 151742, South Korea. Sungkyunkwan Univ, Samsung Med Ctr, Dept Orthoped Surg, Kangnam Ku, Seoul 135230, South Korea.	Biomaterials	2000	21	1291-1298
Univ Ulsan, Dept Oncol, Asan Med Ctr, Coll Med, Seoul 138736, South Korea.(reprint author) East Hosp, Natl Canc Ctr, Kashiwa, Chiba, Japan. Aichi Canc Ctr Hosp, Nagoya, Aichi 464, Japan. Natl Canc Ctr, Tokyo, Japan. Mem Sloan Kettering Canc Ctr, New York, NY 10021 USA. Univ Hosp Gasthuisberg, B-3000 Louvain, Belgium. Yonsei Univ, Yonsei Canc Ctr, Coll Med, Seoul 120749, South Korea. Natl Canc Ctr, Goyang, South Korea. F Hoffmann La Roche, Dee Why, NSW, Australia. F Hoffmann La Roche & Co Ltd, CH-4002 Basel, Switzerland.	Journal of Clinical Oncology	2011	29	3968-3976
Sungkyunkwan Univ, Dept Radiol, Kangbuk Samsung Hosp, Sch Med, Seoul, South Korea.(reprint author) Konkuk Univ, Sch Med, Konkuk Univ Hosp, Dept Radiol, Seoul 143914, South Korea. Catholic Univ, Coll Med, Dept Radiol, Kangnam St Marys Hosp, Seoul, South Korea. Univ Ulsan, Coll Med, Asan Med Ctr, Dept Radiol, Seoul, South Korea. Seoul Natl Univ, Seoul Natl Univ Hosp, Dept Radiol, Seoul, South Korea. Daerim St Marys Hosp, Thyroid Ctr, Dept Radiol, Seoul, South Korea. Korea Univ, Anan Hosp, Dept Radiol, Seoul, South Korea. Yonsei Univ, Severance Hosp, Dept Radiol, Seoul 120749, South Korea. Eulji Univ, Sch Med, Nowon Eulji Hosp, Dept Radiol, Seoul, South Korea. Sungkyunkwan Univ, Sch Med, Samsung Med Ctr, Dept Radiol, Seoul, South Korea.	Radiology	2008	247	762-770
Inje Univ, Dept Biomed Engn, Gyeongnam 621749, South Korea.(reprint author) Ajou Univ, Dept Mol Sci & Technol, Suwon 442749, Kyunggi Do, South Korea.	Biomaterials	2005	26	1261-1270
Kyung Hee Univ, Inst Oriental Med, Helix Pharms Co Ltd, Seoul 130701, South Korea.(reprint author) Kyung Hee Univ, Grad Sch Interdepartmental Studies, Inst Oriental Med, Dept Biol Sci Oriental Med, Seoul 130701, South Korea. PAEC, Islamabad, Pakistan. Konkuk Univ, Biomol Informat Ctr, Dept Mol Biotechnol, Seoul, South Korea. NIBGE, Faisalabad, Pakistan.	Journal of Applied Microbiology	2006	100	1171-1185
Seoul Natl Univ, Coll Med, Dept Internal Med, Seoul 110744, South Korea.(reprint author) Seoul Natl Univ, Coll Med, Dept Surg, Seoul 110744, South Korea. Natl Canc Ctr, Res Inst & Hosp, Gastr Canc Branch, Goyang Si, Gyeonggi Do, South Korea. Yonsei Univ, Coll Med, Dept Surg, Seoul 120749, South Korea. Yonsei Univ, Coll Med, Metastasis Res Ctr, Yonsei Canc Ctr,Dept Med Oncol, Seoul 120749, South Korea. Chonnam Natl Univ, Hwasun Hosp, Dept Surg, Jeonnam, South Korea. Yeungnam Univ, Coll Med, Taegu, South Korea. Seoul Natl Univ, Bundang Hosp, Dept Internal Med, Songnam, Gyeonggi Do, South Korea. Kyung Hee Univ, Sch Med, Dept Surg, Seoul, South Korea. Seoul Vet Hosp, Dept Surg, Seoul, South Korea. Korea Univ, Coll Med, Dept Surg, Seoul 136705, South Korea. Korea Univ, Coll Med, Dept Internal Med, Seoul 136705, South Korea. Beijing Canc Hosp, Beijing, Peoples R China. Chang Gung Mem Hosp Linkou, Dept Surg, Taipei, Taiwan. Infopeople, Sydney, NSW, Australia. F Hoffmann La Roche, Basel, Switzerland.	Lancet	2012	379	315-321
Seoul Natl Univ, Coll Med, Dept Pharmacol, Chongno Gu, Seoul 110799, South Korea.(reprint author) Seoul Natl Univ, Coll Med, Human Genome Res Inst, Canc Res Inst,Chongno Gu, Seoul 110799, South Korea.	Journal of the National Cancer Institute	2003	95	516-525
Ewha Womans Univ, Coll Med, Div Nephrol, Seoul 120750, South Korea.(reprint author) Chonbuk Natl Univ, Sch Med, Dept Internal Med, Chonju, South Korea. Kyungpook Natl Univ, Sch Med, Dept Internal Med, Taegu 702701, South Korea. Univ Florida, Div Nephrol, Gainesville, FL USA.	Journal of the American Society of Nephrology	2005	16	3553-3562
Pusan Natl Univ, Dept Physiol, Coll Med, Pusan 602739, South Korea.(reprint author) Dong A Univ, Dept Microbiol, Coll Med, Pusan 602715, South Korea. Pusan Natl Univ, Dept Plast Surg, Coll Med, Pusan 602739, South Korea. Pusan Natl Univ, Med Res Inst, Pusan 602739, South Korea.	Biochemical and Biophysical Research Communications	2005	328	258-264
Seoul Natl Univ, Ctr Alzheimers Dementia, Natl Creat Res Initiat, Coll Med, Dept Pharmacol, Seoul 110799, South Korea.(reprint author) Seoul Natl Univ, MRC, Neurosci Res Inst, Seoul 110799, South Korea. CNRS, Inst Pharmacol Mol & Cellulaire, F-06560 Valbonne, France.	Pharmacological Reviews	2002	54	469-525
CHA WOMENS HOSP SEOUL,DEPT OBSTET & GYNECOL,650-9 YEOKSAM DONG,GANGNAM-GU,SEOUL,SOUTH KOREA.(reprint author)	Fertility and Sterility	1991	55	109-113
Univ Ulsan, Coll Med, Dept Internal Med, Seoul 138736, South Korea.(reprint author) Univ Ulsan, Coll Med, Asan Inst Life Sci, Seoul 138736, South Korea. Kyung Hee Univ, Coll Med, Dept Mol Biol, Seoul 130701, South Korea. Inha Univ, Coll Med, Dept Anat, Inchon 400103, South Korea. Keimyung Univ, Sch Med, Dept Internal Med, Taegu 700310, South Korea. Univ Paris 05, CNR, INSERM, Inst Cochin,Dept Genet Dev & Mol Pathol, F-75014 Paris, France. Univ So Calif, Dept Physiol & Biophys, Keck Sch Med, Los Angeles, CA 90089 USA. Seoul Natl Univ, Coll Med, Dept Internal Med, Seoul 110744, South Korea.	Nature Medicine	2004	10	727-733
Asan Med Ctr, Dept Internal Med, Div Oncol, Seoul 138736, South Korea.(reprint author) Samsung Med Ctr, Dept Med, Seoul, South Korea. Gil Med Ctr, Dept Internal Med, Inchon, South Korea. Jiangsu Canc Hosp, Dept Oncol, Nanjing, Jiangsu, Peoples R China. Jiangxi Med Coll, Affiliated Hosp 1, Dept Oncol, Nanchang, Jiangxi, Peoples R China. Shanghai Changzheng Hosp, Dept Oncol, Shanghai, Peoples R China. Russian Canc Res Ctr, Dept Oncol, Moscow, Russia. Sun Yat Sen Univ Med Sci, Dept Oncol, Guangzhou, Guangdong, Peoples R China. Republ Oncol Hosp, Dept Oncol, Kazan, Russia. Shanghai Xinhua Hosp, Dept Oncol, Shanghai, Peoples R China. Hosp Sabogal, Dept Oncol, Lima, Peru. Ctr Med Pensiones, Dept Oncol, Yucatan, Mexico. Inst Oncol Nacl, Dept Oncol, Ancon, Panama. Roche Pharmaceut, Dept Oncol, Taipei, Taiwan. Roche Prod Pty Ltd, Dept Oncol, Sydney, NSW, Australia.	Annals of Oncology	2009	20	666-673
Pai Chai Univ, Dept Biol & Med Sci, Seo Gu, Taejon 302735, South Korea.(reprint author) Pai Chai Univ, Biomed RRC, Seo Gu, Taejon 302735, South Korea. Konkuk Univ, Dept Anim Sci & Environm, Gwangjin Gu, Seoul 143701, South Korea.	Plant Science	2002	163	1161-1168
Univ Ulsan, Coll Med, Dept Med, Asan Med Ctr, Seoul, South Korea.(reprint author)	American Journal of Cardiology	2006	98	352-356
Catholic Univ Korea, Dept Internal Med, Div Endocrinol & Metab, Kangnam St Marys Hosp,Seocho Ku, 505 Banpo Dong, Seoul 137701, South Korea. Catholic Univ Korea,(reprint author) Inst Med Sci, Dept Endocrinol & Metab, Immunol & Cell Biol Core Lab, Seoul 137701, South Korea. Catholic Univ Korea, Coll ing, Seoul 137701, South Korea. Keimyung Univ, Dongsan Med Ctr, Taegu 700712, South Korea. Joslin Diabet Ctr, Boston, MA 02215 USA.	Journal of Clinical Endocrinology & Metabolism	2003	88	2300-2308
Seoul Natl Univ, Coll Med, Ilchun Inst Mol Med, Jongno Gu, Seoul 110799, South Korea.(reprint author) Seoul Natl Univ, Coll Med, Dept Biochem, Med Res Ctr,Jongno Gu, Seoul 110799, South Korea.	Journal of Biological Chemistry	2000	275	25665-25671
Korea Inst Sci & Technol, Biomed Res Ctr, Seoul 130650, South Korea.(reprint author) Seoul Natl Univ, Dept Fiber & Polymer Sci, Seoul 151742, South Korea.	Journal of Controlled Release	1998	51	213-220
Asan Med Ctr, Div Cardiol, Seoul 138736, South Korea.(reprint author) Yonsei Med Ctr, Seoul, South Korea. Univ Hong Kong, Hong Kong, Hong Kong, Peoples R China. Cardiovasc Angiog Anal Lab, Houston, TX USA. Washington Hosp Ctr, Cardiovasc Res Inst, Washington, DC 20010 USA. Cardiovasc Res Fdn, New York, NY USA.	New England Journal of Medicine	2003	348	1537-1545
Pusan Natl Univ, Dept Nanomed Engn, Coll Nanosci & Nanotechnol, Miryang 627706, South Korea.(reprint author)	Acta Biomaterialia	2011	7	2769-2781

(continued)

Appendix Table 15. Top 50 most cited in SCI Korean articles SCI: 1974-2014 (continued)
SCI 한국의학논문 피인용횟수 상위 50편: 1974-2014 (계속)

Rank	Title	ID	Subject category	Times cited*	Author
48	Characterization of porous collagen/hyaluronic acid scaffold modified by 1-ethyl-3-(3-dimethylaminopropyl)carbodiimide cross-linking		Engineering, Biomedical; Materials Science, Biomaterials	296	Park SN, Park JC, Kim HO, Song MJ, Suh H (reprint author)
49	Toxicity and tissue distribution of magnetic nanoparticles in mice	056	Toxicology	295	Kim JS, Yoon TJ, Kim BG, Park SJ, Kim HW, Lee KH, Park SB, Lee JK, Cho MH (reprint author)
50	Morbidity and mortality of laparoscopic gastrectomy versus open gastrectomy for gastric cancer an interim report-a phase iii multicenter, prospective, randomized trial (klass trial)	055	Surgery	292	Kim HH (reprint author), Hyung WJ, Cho G, S, Kim MC, Han SU, Kim W, Ryu SW, Lee HJ, Song KY

*The number of citations from the date of publication to the end of September, 2016.
Note: 피인용횟수 200회 이상인 한국의학기관 발표 SCI 논문 검색 802편 중 교신저자의 소속기관 주소가 South Korea인 논문은 333편 이었고, 이 중에서 교신저자의 소속기관에 Med, Hosp, Dent 또는 Nurs가 들어간 한국의학기관 발표 논문은 142편임. 142편 중 상위 50편에 해당하는 논문들만 나열함.

Institution	Journal	Year	Vol	Page
Yonsei Univ, Coll Med, Dept Med Engn, Seodaemun Ku, Seoul 120752, South Korea.(reprint author)	Biomaterials	2002	23	1205-1212
Seoul Natl Univ, Toxicol Lab, Coll Vet Med, Seoul 151742, South Korea.(reprint author) Seoul Natl Univ, Sch Agr Biotechnol, Seoul 151742, South Korea. Seoul Natl Univ, Mat Chem Lab, Seoul 151742, South Korea. Seoul Natl Univ, Biol Chem Lab, Sch Chem, Seoul 151742, South Korea. Korea Inst Radiol & Med Sci, Oncol Mol Lab, Seoul 139240, South Korea.	Toxicological Sciences	2006	89	338-347
Seoul Natl Univ, Bundang Hosp, Songnam, South Korea.(reprint author) Yonsei Univ, Coll Med, Seoul, South Korea. Soonchunhyang Univ, Coll Med, Puchon, South Korea. Dong A Univ, Coll Med, Pusan, South Korea. Ajou Univ, Coll Med, Suwon 441749, South Korea. Catholic Univ, Holy Family Hosp, Puchon, South Korea. Keimyung Univ, Coll Med, Taegu, South Korea. Seoul Natl Univ Hosp, Seoul 110744, South Korea. Catholic Univ, Kangnam St Marys Hosp, Seoul, South Korea.	Annals of Surgery	2010	251	417-420

Appendix Table 16. SCI articles by Korean medical institution, with 2014 SCI Journal Impact Factor more than 20
2014년도 SCI 학술지 영향력 지표값 20 이상인 학술지에 게재된 한국의학기관 발표 논문

No.	Title	Subject category	Times cited*	Author
1	Trastuzumab in combination with chemotherapy versus chemotherapy alone for treatment of her2-positive advanced gastric or gastro-oesophageal junction cancer (toga): A phase 3, open-label, randomised controlled trial	Medicine, General & Internal	1,215	Bang YJ (reprint author), Van Cutsem E, Feyereislova A, Chung HC, Shen L, Sawaki A, Lordick F, Ohtsu A, Omuro Y, Satoh T, Aprile G, Kulikov E, Hill J, Lehle M, Ruschoff J, Kang YK
2	Adjuvant capecitabine and oxaliplatin for gastric cancer after d2 gastrectomy (classic): A phase 3 open-label, randomised controlled trial	Medicine, General & Internal	333	Bang YJ (reprint author), Kim YW, Yang HK, Chung HC, Park YK, Lee KH, Lee KW, Kim YH, Noh SI, Cho JY, Mok YJ, Kim YH, Ji JF, Yeh TS, Button P, Sirzen F, Noh SH
3	Duration of dual antiplatelet therapy after implantation of drug-eluting stents	Medicine, General & Internal	260	Park SJ (reprint author), Park DW, Kim YH, Kang SJ, Lee SW, Lee CW, Han KH, Park SW, Yun SC, Lee SG, Rha SW, Seong IW, Jeong MH, Hur SH, Lee NH, Yoon J, Yang JY, Lee BK, Choi YJ, Chung WS, Lim DS, Cheong SS, Kim KS, Chae JK, Nah DY, Jeon DS, Seung KB, Jang JS, Park HS, Lee K
4	Open versus laparoscopic surgery for mid or low rectal cancer after neoadjuvant chemoradiotherapy (corean trial): Short-term outcomes of an open-label randomised controlled trial	Oncology	250	Kang SB, Park JW, Jeong SY, Nam BH, Choi HS, Kim DW, Lim SB, Lee TG, Kim DY, Kim JS, Chang HJ, Lee HS, Kim SY, Jung KH, Hong YS, Kim JH, Sohn DK, Kim DH, Oh JH (reprint author)
5	Leucyl-trna synthetase is an intracellular leucine sensor for the mtorc1-signaling pathway	Biochemistry & Molecular Biology; Cell Biology	216	Han JM, Jeong SJ, Park MC, Kim G, Kwon NH, Kim HK, Ha SH, Ryu SH, Kim S (reprint author)
6	Randomized trial of stents versus bypass surgery for left main coronary artery disease	Medicine, General & Internal	209	Park SJ (reprint author), Kim YH, Park DW, Yun SC, Ahn JM, Song HG, Lee JY, Kim WJ, Kang SJ, Lee SW, Lee CW, Park SW, Chung CH, Lee JW, Lim DS, Rha SW, Lee SG, Gwon HC, Kim HS, Chae IH, Jang Y, Jeong MH, Tahk SJ, Seung KB
7	Early surgery versus conventional treatment for infective endocarditis	Medicine, General & Internal	153	Kang DH (reprint author), Kim YJ, Kim SH, Sun BJ, Kim DH, Yun SC, Song JM, Choo SJ, Chung CH, Song JK, Lee JW, Sohn DW
8	Autophagy deficiency leads to protection from obesity and insulin resistance by inducing fgf21 as a mitokine	Biochemistry & Molecular Biology; Cell Biology; Medicine, Research & Experimental	145	Kim KH, Jeong YT, Oh H, Kim SH, Cho JM, Kim YN, Kim SS, Kim DH, Hur KY, Kim HK, Ko T, Han J, Kim HL, Kim J, Back SH, Komatsu M, Chen HC, Chan DC, Konishi M, Itoh N, Choi CS (reprint author), Lee MS
9	Structural and functional brain networks: From connections to cognition	Multidisciplinary Sciences	142	Park HJ (reprint author), Friston KJ
10	Phosphorylation of ezh2 activates stat3 signaling via stat3 methylation and promotes tumorigenicity of glioblastoma stem-like cells	Oncology; Cell Biology	135	Kim E, Kim M, Woo DH, Shin Y, Shin J, Chang N, Oh YT, Kim H, Rheey J, Nakano I, Lee C, Joo KM, Rich JN, Nam DH (reprint author), Lee J
11	Micrornas modulate the noncanonical transcription factor nf-kappa b pathway by regulating expression of the kinase ikk alpha during macrophage differentiation	Immunology	121	Li T, Morgan MJ, Choksi S, Zhang Y, Kim YS (reprint author), Liu ZG

Institution	Journal	Year	Vol	Page
[Bang, Yung-Jue (reprint author)] Seoul Natl Univ, Coll Med, Seoul 110744, South Korea. [Van Cutsem, Eric] Univ Hosp Gasthuisberg, B-3000 Leuven, Belgium. [Feyereislova, Andrea; Lehle, Michaela] F Hoffmann La Roche, Basel, Switzerland. [Chung, Hyun C.] Yonsei Univ, Coll Med, Canc Metastasis Res Ctr, Yonsei Canc Ctr, Seoul, South Korea. [Shen, Lin] Peking Univ, Beijing Canc Hosp, Beijing 100871, Peoples R China. [Sawaki, Akira] Aichi Canc Ctr, Aichi, Japan. [Lordick, Florian] Natl Centrum Tumorerkrankungen, Heidelberg, Germany. [Ohtsu, Atsushi] East Hosp, Natl Canc Ctr, Kashiwa, Chiba, Japan. [Omuro, Yasushi] Komagome Gen Hosp, Tokyo Metropolitan Canc & Infect Dis Ctr, Tokyo, Japan. [Satoh, Taroh] Kinki Univ, Sch Med, Osaka 589, Japan. [Aprile, Giuseppe] Azienda Osped Univ, Udine, Italy. [Kulikov, Evgeny] Reg Clin Oncol Dispensary, Ryazan, Russia. [Hill, Julie] Roche Prod Ltd, Dee Why, NSW, Australia. [Ruschoff, Josef] Targos Mol Pathol, Kassel, Germany. [Kang, Yoon-Koo] Asan Med Ctr, Seoul, South Korea.	Lancet	2010	376	687-697
[Bang, Yung-Jue (reprint author)] Seoul Natl Univ, Coll Med, Dept Internal Med, Seoul 110744, South Korea. [Yang, Han-Kwang] Seoul Natl Univ, Coll Med, Dept Surg, Seoul 110744, South Korea. [Kim, Young-Woo] Natl Canc Ctr, Res Inst & Hosp, Gastr Canc Branch, Goyang Si, Gyeonggi Do, South Korea. [Noh, Sung Hoon] Yonsei Univ, Coll Med, Dept Surg, Seoul 120749, South Korea. [Chung, Hyun Cheol; Cho, Jae Yong] Yonsei Univ, Coll Med, Metastasis Res Ctr, Yonsei Canc Ctr,Dept Med Oncol, Seoul 120749, South Korea. [Park, Young-Kyu] Chonnam Natl Univ, Hwasun Hosp, Dept Surg, Jeonnam, South Korea. [Lee, Kyung Hee] Yeungnam Univ, Coll Med, Taegu, South Korea. [Lee, Keun-Wook] Seoul Natl Univ, Bundang Hosp, Dept Internal Med, Songnam, Gyeonggi Do, South Korea. [Kim, Yong Ho] Kyung Hee Univ, Sch Med, Dept Surg, Seoul, South Korea. [Noh, Sang-Ik] Seoul Vet Hosp, Dept Surg, Seoul, South Korea. [Mok, Young Jae] Korea Univ, Coll Med, Dept Surg, Seoul 136705, South Korea. [Kim, Yeul Hong] Korea Univ, Coll Med, Dept Internal Med, Seoul 136705, South Korea. [Ji, Jiafu] Beijing Canc Hosp, Beijing, Peoples R China. [Yeh, Ta-Sen] Chang Gung Mem Hosp Linkou, Dept Surg, Taipei, Taiwan. [Button, Peter] Infopeople, Sydney, NSW, Australia. [Sirzen, Florin] F Hoffmann La Roche, Basel, Switzerland.	Lancet	2012	379	315-321
[Park, Seung-Jung (reprint author)] Univ Ulsan, Coll Med, Cardiac Ctr, Dept Cardiol,Asan Med Ctr, Seoul 138736, South Korea. [Yun, Sung-Cheol] Univ Ulsan, Coll Med, Div Biostat, Ctr Med Res & Informat,Asan Med Ctr, Seoul 138736, South Korea. [Rha, Seung-Woon] Korea Univ, Guro Hosp, Seoul, South Korea. [Lim, Do-Sun] Korea Univ, Coll Med, Seoul 136705, South Korea. [Lee, Keun] Seoul Vet Hosp, Seoul, South Korea. [Lee, Sang-Gon] Ulsan Univ Hosp, Ulsan, South Korea. [Seong, In-Whan] Chungnam Natl Univ Hosp, Taejon, South Korea. [Jeong, Myung-Ho] Chonnam Natl Univ Hosp, Kwangju, South Korea. [Hur, Seung-Ho] Keimyung Univ, Dongsan Med Ctr, Daugu, South Korea. [Kim, Kee-Sik] Daegu Catholic Univ, Med Ctr, Daugu, South Korea. [Park, Hun Sik] Kyung Pook Natl Univ Hosp, Daugu, South Korea. [Lee, Nae-Hee] Soonchunhyang Univ, Bucheon Hosp, Puchon, South Korea. [Yoon, Junghan] Yonsei Univ, Wonju Christian Hosp, Wonju, South Korea. [Yang, Joo-Young] Ilsan Hosp, Natl Hlth Insurance Corp, Ilsan, South Korea. [Lee, Bong-Ki] Kangwon Natl Univ Hosp, Chunchon, South Korea. [Choi, Young-Jin] Hallym Univ, Sacred Heart Hosp, Anyang, South Korea. [Chung, Wook-Sung] Catholic Univ Korea, St Marys Hosp, Yeoido, South Korea. [Cheong, Sang-Sig] GangNeung Asan Med Ctr, Kangnung, South Korea. [Chae, Jei Keon] Chonbuk Natl Univ Hosp, Jeonju, South Korea. [Nah, Deuk-Young] Donguk Univ, Gyeongju Hosp, Gyeongju, South Korea. [Jang, Jae-Sik] Inje Univ, Coll Med, Busan Paik Hosp, Pusan, South Korea.	New England Journal of Medicine	2010	362	1374-1382
[Kang, Sung-Bum; Kim, Duck-Woo; Lee, Taek-Gu] Seoul Natl Univ, Bundang Hosp, Coll Med, Dept Surg, Songnam, South Korea. [Kim, Jae-Sung] Seoul Natl Univ, Bundang Hosp, Coll Med, Dept Radiat Oncol, Songnam, South Korea. [Lee, Hye-Seung] Seoul Natl Univ, Bundang Hosp, Coll Med, Dept Pathol, Songnam, South Korea. [Kim, Jee Hyun] Seoul Natl Univ, Bundang Hosp, Coll Med, Dept Internal Med, Songnam, South Korea. [Park, Ji Won; Choi, Hyo Seong; Kim, Dae Yong; Chang, Hee Jin; Kim, Sun Young; Sohn, Dae Kyung; Kim, Dae-Hyun; Oh, Jae Hwan (reprint author)] Natl Canc Ctr, Res Inst & Hosp, Ctr Colorectal Canc, Goyang, South Korea. [Nam, Byung Ho] Natl Canc Ctr, Res Inst & Hosp, Ctr Clin Trials, Goyang, South Korea. [Jeong, Seung-Yong] Seoul Natl Univ, Coll Med, Seoul Natl Univ Hosp, Div Colorectal Surg,Dept Surg, Seoul, South Korea. [Lim, Seok-Byung] Univ Ulsan, Coll Med, Asan Med Ctr, Dept Colon & Rectal Surg, Seoul, South Korea. [Jung, Kyung Hae; Hong, Yong Sang] Univ Ulsan, Coll Med, Asan Med Ctr, Dept Oncol, Seoul, South Korea.	Lancet Oncology	2010	11	637-645
[Han, Jung Min; Jeong, Seung Jae; Park, Min Chul; Kim, Gyuyoup; Kwon, Nam Hoon; Kim, Hoi Kyoung; Kim, Sunghoon (reprint author)] Seoul Natl Univ, Med Bioconvergence Res Ctr, Seoul 151742, South Korea. [Ha, Sang Hoon; Ryu, Sung Ho] POSTECH, Div Mol & Life Sci, Pohang 790784, South Korea. [Kim, Sunghoon] Seoul Natl Univ, Grad Sch Convergence Sci & Technol, WCU Dept Mol Med & Biopharmaceut Sci, Suwon 443270, South Korea.	Cell	2012	149	410-424
[Park, Seung-Jung (reprint author); Kim, Young-Hak; Park, Duk-Woo; Ahn, Jung-Min; Song, Hae Geun; Lee, Jong-Young; Kim, Won-Jang; Kang, Soo-Jin; Lee, Seung-Whan; Lee, Cheol Whan; Park, Seong-Wook; Chung, Cheol-Hyun; Lee, Jae-Won] Univ Ulsan, Coll Med, Asan Med Ctr, Ctr Med Res & Informat,Heart Inst, Seoul 138736, South Korea. [Yun, Sung-Cheol] Univ Ulsan, Coll Med, Asan Med Ctr, Ctr Med Res & Informat,Div Biostat, Seoul 138736, South Korea. [Lim, Do-Sun] Korea Univ, Anam Hosp, Seoul, South Korea. [Rha, Seung-Woon] Korea Univ, Guro Hosp, Seoul, South Korea. [Gwon, Hyeon-Cheol] Sungkyunkwan Univ, Sch Med, Samsung Med Ctr, Seoul, South Korea. [Kim, Hyo-Soo] Seoul Natl Univ Hosp, Seoul 110744, South Korea. [Jang, Yangsoo] Yonsei Univ, Severance Hosp, Seoul 120749, South Korea. [Seung, Ki Bae] Catholic Univ Korea, St Marys Hosp, Seoul, South Korea. [Lee, Sang-Gon] Ulsan Univ Hosp, Ulsan, South Korea. [Chae, In-Ho] Seoul Natl Univ Hosp, Bundang, South Korea. [Jeong, Myung-Ho] Chonnam Natl Univ Hosp, Kwangju, South Korea. [Tahk, Seung-Jea] Ajou Univ, Med Ctr, Suwon 441749, South Korea.	New England Journal of Medicine	2011	364	1718-1727
[Kang, Duk-Hyun (reprint author)] Univ Ulsan, Asan Med Ctr, Div Cardiol, Coll Med, Seoul, South Korea. [Choo, Suk Jung; Chung, Cheol-Hyun; Lee, Jae-Won] Univ Ulsan, Asan Med Ctr, Div Cardiac Surg, Seoul, South Korea. [Kim, Sung-Han] Univ Ulsan, Asan Med Ctr, Div Infect Dis, Seoul, South Korea. [Yun, Sung-Cheol] Univ Ulsan, Asan Med Ctr, Div Biostat, Seoul, South Korea. [Kim, Yong-Jin; Sohn, Dae-Won] Seoul Natl Univ, Coll Med, Seoul Natl Univ Hosp, Ctr Cardiovasc, Seoul, South Korea.	New England Journal of Medicine	2012	366	2466-2473
[Kim, Kook Hwan; Jeong, Yeon Taek; Cho, Jae Min; Kim, Do Hoon; Hur, Kyu Yeon; Lee, Myung-Shik] Sungkyunkwan Univ, Sch Med, Samsung Med Ctr, Dept Med, Seoul, South Korea. [Kim, Kook Hwan; Kim, Seong Hun; Lee, Myung-Shik] Sungkyunkwan Univ, Sch Med, Samsung Adv Inst Hlth Sci & Technol, Seoul, South Korea. [Oh, Hyunhee; Kim, Yo-Na; Kim, Su Sung; Choi, Cheol Soo] Gachon Univ, Grad Sch Med, Korea Mouse Metab Phenotyping Ctr, Lee Gil Ya Canc & Diabet Inst, Inchon, South Korea. [Kim, Hyoung Kyu; Ko, TaeHee; Han, Jin] Inje Univ, FIRST Mitochondrial Res Grp, Natl Res Lab Mitochondrial Signaling, Dept Physiol,Coll Med,Cardiovasc & Metab Dis Ctr, Pusan, South Korea. [Kim, Hong Lim] Catholic Univ Korea, Coll Med, Integrat Res Support Ctr, Seoul, South Korea. [Kim, Jin] Catholic Univ Korea, Coll Med, Dept Anat, Seoul, South Korea. [Kim, Jin] Catholic Univ Korea, Coll Med, Cell Death Dis Res Ctr, Seoul, South Korea. [Back, Sung Hoon] Univ Ulsan, Sch Biol Sci, Ulsan 680749, South Korea. [Komatsu, Masaaki] Tokyo Metropolitan Inst Med Sci, Prot Metab Project, Tokyo 113, Japan. [Chen, Hsiuchen; Chan, David C.] CALTECH, Div Biol, Pasadena, CA 91125 USA. [Chan, David C.] CALTECH, Howard Hughes Med Inst, Pasadena, CA 91125 USA. [Konishi, Morichika] Kobe Pharmaceut Univ, Dept Microbial Chem, Kobe, Hyogo 658, Japan. [Itoh, Nobuyuki] Kyoto Univ, Grad Sch Pharmaceut Sci, Dept Genet Biochem, Kyoto, Japan. [Choi, Cheol Soo (reprint author)] Gachon Univ, Grad Sch Med, Gil Med Ctr, Dept Internal Med, Inchon, South Korea.	Nature Medicine	2013	19	83-92
[Park, Hae-Jeong (reprint author)] Yonsei Univ, Coll Med, Dept Nucl Med, Project Med Sci BK21,Severance Biomed Sci Inst, Seoul, South Korea. [Friston, Karl J.] UCL, Wellcome Trust Ctr Neuroimaging, London WC1N 3BG, England.	Science	2013	342	579-+
[Kim, Eunhee; Woo, Dong-Hun; Shin, Yongjae; Kim, Hong; Rich, Jeremy N.; Lee, Jeongwu] Cleveland Clin, Lerner Res Inst, Dept Stem Cell Biol & Regenerat Med, Cleveland, OH 44195 USA. [Kim, Misuk; Chang, Nakho; Oh, Young Taek; Rheey, Jingeun; Nam, Do-Hyun] Sungkyunkwan Univ, Dept Neurosurg, Sch Med, Seoul 135710, South Korea. [Kim, Misuk; Chang, Nakho; Oh, Young Taek; Rheey, Jingeun; Nam, Do-Hyun (reprint author)] Sungkyunkwan Univ, Samsung Med Ctr, Sch Med, Samsung Adv Inst Hlth Sci & Technol, Seoul 135710, South Korea. [Shin, Jihye; Lee, Cheolju] Korea Inst Sci & Technol, Div Life Sci, BRI, Seoul 136791, South Korea. [Nakano, Ichiro] James Canc Hosp, Dept Neurol Surg, Ctr Neurooncol, Columbus, OH 43210 USA. [Nakano, Ichiro] Ohio State Univ, Columbus, OH 43210 USA. [Joo, Kyeung Min] Sungkyunkwan Univ, Dept Anat & Cell Biol, Sch Med, Suwon 440746, Gyeonggi Do, South Korea.	Cancer Cell	2013	23	839-852
[Kim, You-Sun (reprint author)] Ajou Univ, Sch Med, Inst Med Sci, Suwon 441749, South Korea. [Li, Tao; Morgan, Michael J.; Choksi, Swati; Zhang, Yan; Liu, Zheng-gang] NCI, Cell & Canc Biol Branch, Ctr Canc Res, NIH, Bethesda, MD 20892 USA.	Nature Immunology	2010	11	799-U748

(continued)

Appendix Table 16. SCI articles by Korean medical institution, with 2014 SCI Journal Impact Factor more than 20 (continued)
2014년도 SCI 학술지 영향력 지표값 20 이상인 학술지에 게재된 한국의학기관 발표 논문 (계속)

No.	Title	Subject category	Times cited*	Author
12	Discovery of common asian copy number variants using integrated high-resolution array cgh and massively parallel DNA sequencing	Genetics & Heredity	119	Park H, Kim JI, Ju YS, Gokcumen O, Mills RE, Kim S, Lee S, Suh D, Hong D, Kang HP, Yoo YJ, Shin JY, Kim HJ, Yavartanoo M, Chang YW, Ha JS, Chong W, Hwang GR, Darvishi K, Kim H, Yang SJ, Yang KS, Kim H, Hurles ME, Scherer SW, Carter NP, Tyler-Smith C, Lee C, Seo JS (reprint author)
13	Gemcitabine and oxaliplatin with or without erlotinib in advanced biliary-tract cancer: A multicentre, open-label, randomised, phase 3 study	Oncology	105	Lee J, Park SH, Chang HM, Kim JS, Choi HJ, Lee MA, Jang JS, Jeung HC, Kang JH, Lee HW, Shin DB, Kang HJ, Sun JM, Park JO, Park YS, Kang WK, Lim HY (reprint author)
14	Low-dose abdominal ct for evaluating suspected appendicitis	Medicine, General & Internal	83	Kim K, Kim YH, Kim SY, Kim S, Lee YJ, Kim KP, Lee HS, Ahn S, Kim T, Hwang SS, Song KJ, Kang SB, Kim DW, Park SH, Lee KH (reprint author)
15	Molecular mechanism of pancreatic and salivary gland fluid and hco3- secretion	Physiology	83	Lee MG (reprint author), Ohana E, Park HW, Yang D, Muallem S
16	Korea's thyroid-cancer "epidemic" - screening and overdiagnosis	Medicine, General & Internal	78	Ahn HS (reprint author), Kim HJ, Welch HG
17	Rescue of delta f508-cftr trafficking via a grasp-dependent unconventional secretion pathway	Biochemistry & Molecular Biology; Cell Biology	74	Gee HY, Noh SH, Tang BL, Kim KH, Lee MG (reprint author)
18	T lymphocytes negatively regulate lymph node lymphatic vessel formation	Immunology	73	Kataru RP, Kim H, Jang C, Choi DK, Koh BI, Kim M, Gollamudi S, Kim YK, Lee SH (reprint author), Koh GY
19	Extensive genomic and transcriptional diversity identified through massively parallel DNA and rna sequencing of eighteen korean individuals	Genetics & Heredity	73	Ju YS, Kim JI, Kim S, Hong D, Park H, Shin JY, Lee S, Lee WC, Kim S, Yu SB, Park SS, Seo SH, Yun JY, Kim HJ, Lee DS, Yavartanoo M, Kang HP, Gokcumen O, Govindaraju DR, Jung JH, Chong H, Yang KS, Kim H, Lee C, Seo JS (reprint author)
20	O-glcnac regulates pluripotency and reprogramming by directly acting on core components of the pluripotency network	Cell & Tissue Engineering; Cell Biology	73	Jang H, Kim TW, Yoon S, Choi SY, Kang TW, Kim SY, Kwon YW, Cho EJ, Youn HD (reprint author)
21	Open versus laparoscopic surgery for mid-rectal or low-rectal cancer after neoadjuvant chemoradiotherapy (corean trial): Survival outcomes of an open-label, non-inferiority, randomised controlled trial	Oncology	59	Jeong SY, Park JW, Nam BH, Kim S, Kang SB, Lim SB, Choi HS, Kim DW, Chang HJ, Kim DY, Jung KH, Kim TY, Kang GH, Chie EK, Kim SY, Sohn DK, Kim DH, Kim JS, Lee HS, Kim JH, Oh JH (reprint author)
22	Aminoacyl-trna synthetases and tumorigenesis: More than housekeeping	Oncology	58	Kim S (reprint author), You S, Hwang D
23	Oxaliplatin, fluorouracil, and leucovorin versus fluorouracil and leucovorin as adjuvant chemotherapy for locally advanced rectal cancer after preoperative chemoradiotherapy (adore): An open-label, multicentre, phase 2, randomised controlled trial	Oncology	55	Hong YS, Nam BH, Kim KP, Kim JE, Park SJ, Park YS, Park JO, Kim SY, Kim TY, Kim JH, Ahn JB, Lim SB, Yu CS, Kim JC, Yun SH, Kim JH, Park JH, Park HC, Jung KH, Kim TW (reprint author)

Institution	Journal	Year	Vol	Page
[Park, Hansoo; Kim, Jong-Il; Ju, Young Seok; Kim, Sheehyun; Lee, Seungbok; Suh, Dongwhan; Hong, Dongwan; Kang, Hyunseok Peter; Yoo, Yun Joo; Shin, Jong-Yeon; Kim, Hyun-Jin; Yavartanoo, Maryam; Chang, Young Wha; Seo, Jeong-Sun (reprint author)] Seoul Natl Univ, Med Res Ctr, Genom Med Inst, Seoul, South Korea. [Park, Hansoo; Gokcumen, Omer; Mills, Ryan E.; Ha, Jung-Sook; Chong, Wilson; Hwang, Ga-Ram; Darvishi, Katayoon; Lee, Charles] Brigham & Womens Hosp, Dept Pathol, Boston, MA 02115 USA. [Park, Hansoo; Gokcumen, Omer; Mills, Ryan E.; Ha, Jung-Sook; Darvishi, Katayoon; Lee, Charles] Harvard Univ, Sch Med, Boston, MA USA. [Park, Hansoo; Kim, Jong-Il; Shin, Jong-Yeon; Seo, Jeong-Sun] Psoma Theraput Inc, Seoul, South Korea. [Kim, Jong-Il; Ju, Young Seok; Yavartanoo, Maryam; Seo, Jeong-Sun] Seoul Natl Univ, Coll Med, Dept Biochem & Mol Biol, Seoul, South Korea. [Kim, Sheehyun; Kim, HyeRan; Yang, Song Ju; Yang, Kap-Seok; Kim, Hyungtae; Seo, Jeong-Sun] Macrogen Inc, Seoul, South Korea. [Lee, Seungbok; Suh, Dongwhan; Kim, Hyun-Jin; Seo, Jeong-Sun] Seoul Natl Univ, Grad Sch, Dept Biomed Sci, Seoul, South Korea. [Hurles, Matthew E.; Carter, Nigel P.; Tyler-Smith, Chris] Wellcome Trust Sanger Inst, Cambridge, England. [Scherer, Stephen W.] Hosp Sick Children, Ctr Appl Genom, Toronto, ON M5G 1X8, Canada. [Scherer, Stephen W.] Hosp Sick Children, Program Genet & Genom Biol, Toronto, ON M5G 1X8, Canada. [Scherer, Stephen W.] Univ Toronto, Dept Mol Genet, Toronto, ON, Canada.	Nature Genetics	2010	42	400-U461
[Lee, Jeeyun; Park, Se Hoon; Sun, Jong-Mu; Park, Joon Oh; Park, Young Suk; Kang, Won Ki; Lim, Ho Yeong (reprint author)] Sungkyunkwan Univ, Samsung Med Ctr, Div Haematol Oncol, Dept Med,Sch Med, Seoul 135710, South Korea. [Chang, Heung-Moon] Univ Ulsan, Coll Med, Dept Internal Med, Div Oncol,Asan Med Ctr, Seoul, South Korea. [Kim, Jun Suk] Korea Univ, Guro Hosp, Seoul, South Korea. [Choi, Hye Jin] Yonsei Univ, Coll Med, Seoul, South Korea. [Lee, Myung Ah] Catholic Univ, Seoul St Marys Hosp, Seoul, South Korea. [Jang, Joung Soon] Chung Ang Univ, Coll Med, Seoul 156756, South Korea. [Jeung, Hei Cheul] Yonsei Univ, Coll Med, Gangnam Severance Hosp, Seoul, South Korea. [Kang, Jung Hun] Gyeongsang Natl Univ Hosp, Jinju, South Korea. [Lee, Hyun Woo] Ajou Univ, Sch Med, Suwon 441749, South Korea. [Shin, Dong Bok] Gachon Univ Gil Hosp, Inchon, South Korea. [Kang, Hye Jin] Korea Canc Ctr Hosp, Seoul, South Korea.	Lancet Oncology	2012	13	181-188
[Kim, Young Hoon; Kim, Suyoung; Lee, Yoon Jin; Lee, Kyoung Ho (reprint author)] Seoul Natl Univ, Bundang Hosp, Coll Med, Dept Radiol, Songnam 463707, Gyeonggi Do, South Korea. [Kim, Kyuseok; Kim, Taeyun] Seoul Natl Univ, Bundang Hosp, Coll Med, Dept Emergency Med, Songnam 463707, Gyeonggi Do, South Korea. [Lee, Hye Seung] Seoul Natl Univ, Bundang Hosp, Coll Med, Dept Pathol, Songnam 463707, Gyeonggi Do, South Korea. [Kang, Sung-Bum; Kim, Duck-Woo] Seoul Natl Univ, Bundang Hosp, Coll Med, Dept Surg, Songnam 463707, Gyeonggi Do, South Korea. [Ahn, Soyeon] Seoul Natl Univ, Bundang Hosp, Med Res Collaborating Ctr, Songnam 463707, Gyeonggi Do, South Korea. [Kim, Kwang Pyo] Kyung Hee Univ, Dept Nucl Engn, Gyeonggi Do, South Korea. [Kim, So Yeon; Park, Seong Ho] Univ Ulsan, Asan Med Ctr, Coll Med, Dept Radiol, Seoul, South Korea. [Kim, So Yeon; Park, Seong Ho] Univ Ulsan, Asan Med Ctr, Coll Med, Res Inst Radiol, Seoul, South Korea. [Song, Ki Jun] Yonsei Univ, Coll Med, Yonsei Univ Hosp, Dept Biostat, Seoul, South Korea. [Hwang, Seung-sik] Inha Univ, Sch Med, Dept Social & Prevent Med, Inchon, South Korea.	New England Journal of Medicine	2012	366	1596-1605
[Lee, Min Goo (reprint author)] Yonsei Univ, Coll Med, Dept Pharmacol, Seoul 120752, South Korea. Yonsei Univ, Coll Med, Brain Korea Project Med Sci 21, Seoul 120752, South Korea. [Muallem, Shmuel] Natl Inst Dent & Craniofacial Res, Epithelial Signaling & Transport Sect, Physiol & Theraput Branch, NIH, Bethesda, MD 20892 USA. Gachon Univ Med & Sci, Grad Sch Med, Dept Physiol, Inchon, South Korea.	Physiological Reviews	2012	92	39-74
[Ahn, Hyeong Sik (reprint author); Kim, Hyun Jung] Korea Univ, Coll Med, Dept Prevent Med, Seoul 136705, South Korea. [Welch, H. Gilbert] Dartmouth Inst Hlth Policy & Clin Practice, Hanover, NH USA.	New England Journal of Medicine	2014	371	1765-1767
[Gee, Heon Yung; Noh, Shin Hye; Kim, Kyung Hwan; Lee, Min Goo (reprint author)] Yonsei Univ, Dept Pharmacol, Brain Korea Project Med Sci 21, Severance Biomed Sci Inst,Coll Med, Seoul 120752, South Korea. [Tang, Bor Luen] Natl Univ Singapore, Dept Biochem, Yong Loo Lin Sch Med, Singapore 117597, Singapore.	Cell	2011	146	746-760
[Kataru, Raghu P.; Kim, Honsoul; Koh, Bong Ihn; Lee, Seung-Hyo (reprint author); Koh, Gou Young] Korea Adv Inst Sci & Technol, Grad Sch Med Sci & Engn, Taejon 305701, South Korea. [Kataru, Raghu P.; Kim, Honsoul; Jang, Cholsoon; Choi, Dong Kyu; Koh, Bong Ihn; Kim, Minah; Gollamudi, Sudheer; Koh, Gou Young] Korea Adv Inst Sci & Technol, Natl Res Lab Vasc Biol, Taejon 305701, South Korea. [Jang, Cholsoon; Choi, Dong Kyu; Kim, Minah; Gollamudi, Sudheer; Koh, Gou Young] Korea Adv Inst Sci & Technol, Dept Biol Sci, Taejon 305701, South Korea. [Koh, Gou Young] Korea Adv Inst Sci & Technol, Grad Sch Nanosci & Technol WCU, Taejon 305701, South Korea. [Kim, Yun-Keun] Pohang Univ Sci & Technol, Dept Life Sci, Pohang 790784, South Korea. [Kim, Yun-Keun] Pohang Univ Sci & Technol, Div Mol & Life Sci, Pohang 790784, South Korea.	Immunity	2011	34	96-107
[Ju, Young Seok; Kim, Jong-Il; Kim, Sheehyun; Hong, Dongwan; Park, Hansoo; Shin, Jong-Yeon; Lee, Seungbok; Lee, Won-Chul; Kim, Hyun-Jin; Lee, Dong-Sung; Yavartanoo, Maryam; Kang, Hyunseok Peter; Seo, Jeong-Sun (reprint author)] Seoul Natl Univ, Med Res Ctr, GMI, Seoul, South Korea. [Ju, Young Seok; Kim, Sheehyun; Jung, Jung Hee; Chong, Hyonyong; Yang, Kap-Seok; Kim, Hyungtae; Seo, Jeong-Sun] Macrogen Inc, Seoul, South Korea. [Kim, Jong-Il; Seo, Jeong-Sun] Seoul Natl Univ, Coll Med, Dept Biochem, Seoul, South Korea. [Kim, Jong-Il; Lee, Seungbok; Lee, Won-Chul; Kim, Hyun-Jin; Lee, Dong-Sung; Yavartanoo, Maryam; Seo, Jeong-Sun] Seoul Natl Univ, Grad Sch, Dept Biomed Sci, Seoul, South Korea. [Kim, Jong-Il; Shin, Jong-Yeon; Kim, Sujung; Yu, Saet-Byeol; Park, Sung-Soo; Seo, Seung-Hyun; Yun, Ji-Young; Seo, Jeong-Sun] Psoma Theraput Inc, Seoul, South Korea. [Park, Hansoo; Gokcumen, Omer; Govindaraju, Diddahally R.; Lee, Charles] Brigham & Womens Hosp, Dept Pathol, Boston, MA 02115 USA. [Park, Hansoo; Gokcumen, Omer; Govindaraju, Diddahally R.; Lee, Charles] Harvard Univ, Sch Med, Boston, MA USA. [Chong, Hyonyong; Seo, Jeong-Sun] Axeq Technol, Rockville, MD USA.	Nature Genetics	2011	43	745-U747
[Jang, Hyonchol; Kim, Tae Wan; Yoon, Sungho; Choi, Soo-Youn; Youn, Hong-Duk] Seoul Natl Univ, Coll Med, Dept Biomed Sci, Natl Res Lab Metab Checkpoint, Seoul 110799, South Korea. [Jang, Hyonchol; Kim, Tae Wan; Yoon, Sungho; Choi, Soo-Youn; Youn, Hong-Duk (reprint author)] Seoul Natl Univ, Coll Med, Dept Biochem & Mol Biol, Natl Res Lab Metab Checkpoint, Seoul 110799, South Korea. [Kang, Tae-Wook; Kim, Seon-Young] KRIBB, Med Genom Res Ctr, Taejon 305806, South Korea. [Kwon, Yoo-Wook] Seoul Natl Univ Hosp, Innovat Res Inst Cell Therapy, Natl Res Lab Cardiovasc Stem Cells, Seoul 110744, South Korea. [Cho, Eun-Jung] Sungkyunkwan Univ, Coll Pharm, Natl Res Lab Chromatin Dynam, Suwon 440746, South Korea. [Youn, Hong-Duk] Seoul Natl Univ, Grad Sch Convergence Sci, WCU Dept Mol Med & Biopharmaceut Sci, Seoul 110799, South Korea.	Cell Stem Cell	2012	11	62-74
[Jeong, Seung-Yong; Park, Ji Won] Seoul Natl Univ, Coll Med, Dept Surg, Colorectal Canc Ctr,Canc Hosp, Seoul, South Korea. [Kim, Tae-You] Seoul Natl Univ Hosp, Div Med Oncol, Seoul 110744, South Korea. [Kim, Tae-You] Seoul Natl Univ Hosp, Dept Internal Med, Seoul 110744, South Korea. [Kang, Gyeong Hoon] Seoul Natl Univ Hosp, Dept Pathol, Seoul 110744, South Korea. [Chie, Eui Kyu] Seoul Natl Univ Hosp, Dept Radiat Oncol, Seoul 110744, South Korea. [Jeong, Seung-Yong; Park, Ji Won] Seoul Natl Univ, Canc Res Inst, Seoul, South Korea. [Nam, Byung Ho; Kim, Sohee] Natl Canc Ctr, Res Inst & Hosp, Div Canc Epidemiol & Prevent, Biometr Res Branch, Goyang 410769, South Korea. [Choi, Hyo Seong; Chang, Hee Jin; Kim, Dae Yong; Kim, Sun Young; Sohn, Dae Kyung; Kim, Dae-Hyun; Oh, Jae Hwan (reprint author)] Natl Canc Ctr, Res Inst & Hosp, Ctr Colorectal Canc, Goyang 410769, South Korea. [Kang, Sung-Bum; Kim, Duck-Woo] Seoul Natl Univ, Coll Med, Bundang Hosp, Dept Surg, Songnam, South Korea. [Kim, Jae-Sung] Seoul Natl Univ, Coll Med, Bundang Hosp, Dept Radiat Oncol, Songnam, South Korea. [Lee, Hye Seung] Seoul Natl Univ, Coll Med, Bundang Hosp, Dept Pathol, Songnam, South Korea. [Kim, Jee Hyun] Seoul Natl Univ, Coll Med, Bundang Hosp, Dept Internal Med, Songnam, South Korea. [Lim, Seok-Byung] Univ Ulsan, Asan Med Ctr, Coll Med, Dept Colon & Rectal Surg, Seoul, South Korea. [Jung, Kyung Hae] Univ Ulsan, Asan Med Ctr, Coll Med, Dept Oncol, Seoul, South Korea.	Lancet Oncology	2014	15	767-774
[Kim, Sunghoon (reprint author)] Seoul Natl Univ, Med Bioconvergence Res Ctr, WCU Dept Mol Med & Biopharmaceut Sci, Seoul 151742, South Korea. [You, Sungyong; Hwang, Daehee] Pohang Univ Sci & Technol, Sch Interdisciplinary Biosci & Bioengn, Pohang 790784, South Korea. [You, Sungyong; Hwang, Daehee] Pohang Univ Sci & Technol, Dept Chem Engn, Pohang 790784, South Korea.	Nature Reviews Cancer	2011	11	708-718
[Hong, Yong Sang; Kim, Kyu-pyo; Kim, Jeong Eun; Park, Seong Joon; Jung, Kyung Hae; Kim, Tae Won (reprint author)] Univ Ulsan, Coll Med, Asan Med Ctr, Dept Oncol, Seoul 138736, South Korea. [Lim, Seok-Byung; Yu, Chang Sik; Kim, Jin Cheon] Univ Ulsan, Coll Med, Asan Med Ctr, Dept Colorectal Surg, Seoul 138736, South Korea. [Kim, Jong Hoon; Park, Jin-hong] Univ Ulsan, Coll Med, Asan Med Ctr, Dept Radiat Oncol, Seoul 138736, South Korea. [Nam, Byung-Ho] Natl Canc Ctr, Grad Sch Canc Sci & Policy, Dept Canc Control & Policy, Goyang, South Korea. [Kim, Sun Young] Natl Canc Ctr, Res Inst & Hosp, Ctr Colorectal Canc, Goyang, South Korea. [Park, Young Suk; Park, Joon Oh] Sungkyunkwan Univ, Sch Med, Samsung Med Ctr, Dept Med, Seoul, South Korea. [Yun, Seong Hyeon] Sungkyunkwan Univ, Sch Med, Samsung Med Ctr, Seoul, South Korea. [Park, Hee Chul] Sungkyunkwan Univ, Sch Med, Samsung Med Ctr, Dept Radiat Oncol, Seoul, South Korea. [Kim, Tae-You] Seoul Natl Univ, Seoul Natl Univ Hosp, Coll Med, Dept Internal Med, Seoul, South Korea. [Kim, Jee Hyun] Seoul Natl Univ, Bundang Hosp, Coll Med, Dept Internal Med, Songnam, South Korea. [Ahn, Joong Bae] Yonsei Univ, Coll Med, Yonsei Canc Ctr, Canc Metastasis Res Ctr,Dept Internal Med, Seoul 120749, South Korea.	Lancet Oncology	2014	15	1245-1253

(continued)

Appendix Table 16. SCI articles by Korean medical institution, with 2014 SCI Journal Impact Factor more than 20 (continued)
2014년도 SCI 학술지 영향력 지표값 20 이상인 학술지에 게재된 한국의학기관 발표 논문 (계속)

No.	Title	Subject category	Times cited*	Author
24	Adjuvant capecitabine plus oxaliplatin for gastric cancer after d2 gastrectomy (classic): 5-year follow-up of an open-label, randomised phase 3 trial	Oncology	49	Noh SH (reprint author), Park SR, Yang HK, Chung HC, Chung IJ, Kim SW, Kim HH, Choi JH, Kim HK, Yu W, Lee JI, Shin DB, Ji JF, Chen JS, Lim Y, Ha S, Bang YJ
25	Chlorinated persistent organic pollutants, obesity, and type 2 diabetes	Endocrinology & Metabolism	48	Lee DH (reprint author), Porta M, Jacobs DR, Vandenberg LN
26	S-1 plus oxaliplatin versus capecitabine plus oxaliplatin for first-line treatment of patients with metastatic colorectal cancer: A randomised, non-inferiority phase 3 trial	Oncology	41	Hong YS, Park YS (reprint author), Lim HY, Lee J, Kim TW, Kim KP, Kim SY, Baek JY, Kim JH, Lee KW, Chung IJ, Cho SH, Lee KH, Shin SJ, Kang HJ, Shin DB, Jo SJ, Lee JW
27	Epidermal growth factor receptor tyrosine kinase inhibitors vs conventional chemotherapy in non-small cell lung cancer harboring wild-type epidermal growth factor receptor a meta-analysis	Medicine, General & Internal	35	Lee JK, Hahn S, Kim DW (reprint author), Suh KJ, Keam B, Kim TM, Lee SH, Heo DS
28	Tmc-1 encodes a sodium-sensitive channel required for salt chemosensation in c. Elegans	Multidisciplinary Sciences	34	Chatzigeorgiou M, Bang S, Hwang SW (reprint author), Schafer WR
29	Impact of circadian nuclear receptor rev-erb alpha on midbrain dopamine production and mood regulation	Biochemistry & Molecular Biology; Cell Biology	32	Chung S, Lee EJ, Yun S, Choe HK, Park SB, Son HJ, Kim KS, Dluzen DE, Lee I, Hwang O, Son GH (reprint author), Kim K
30	A common missense variant in nudt15 confers susceptibility to thiopurine-induced leukopenia	Genetics & Heredity	32	Yang SK, Hong M, Baek J, Choi H, Zhao WT, Jung YS, Haritunians T, Ye BD, Kim KJ, Park SH, Park SK, Yang DH, Dubinsky M, Lee I, McGovern DPB, Liu JJ, Song K (reprint author)
31	Inverse agonist of estrogen-related receptor gamma controls salmonella typhimurium infection by modulating host iron homeostasis	Biochemistry & Molecular Biology; Cell Biology; Medicine, Research & Experimental	30	Kim DK, Jeong JH, Lee JM, Kim KS, Park SH, Kim YD, Koh M, Shin M, Jung YS, Kim HS, Lee TH, Oh BC, Kim JI, Park HT, Jeong WI, Lee CH, Park SB, Min JJ, Jung SI, Choi SY, Choy HE (reprint author), Choi HS
32	Resumption of imatinib to control metastatic or unresectable gastrointestinal stromal tumours after failure of imatinib and sunitinib (right): A randomised, placebo-controlled, phase 3 trial	Oncology	29	Kang YK (reprint author), Ryu MH, Yoo C, Ryoo BY, Kim HJ, Lee JJ, Nam BH, Ramaiya N, Jagannathan J, Demetri GD
33	New mtor targets grb attention	Multidisciplinary Sciences	18	Yea SS (reprint author), Fruman DA
34	Integrin alpha 5 beta 1 activates the nlrp3 inflammasome by direct interaction with a bacterial surface protein	Immunology	15	Jun HK, Lee SH, Lee HR, Choi BK (reprint author)
35	Inhibition of mutated braf in melanoma	Medicine, General & Internal	9	Kim T (reprint author), Kim J, Lee MG
36	Antibody depletion by bortezomib through blocking of antigen presentation	Medicine, General & Internal	7	Park SJ (reprint author), Cheong HI, Shin JI
37	Blindness after fat injections	Medicine, General & Internal	5	Park YH (reprint author), Kim KS
38	Overdiagnosis and screening for thyroid cancer in korea	Medicine, General & Internal	5	Lee JH, Shin SW (reprint author)
39	Epilepsy: New genes, new technologies, new insights	Clinical Neurology	5	Lee BI (reprint author), Heo K
40	Purple urine bag syndrome	Medicine, General & Internal	4	Ga H (reprint author), Kojima T

Institution	Journal	Year	Vol	Page
[Noh, Sung Hoon (reprint author)] Yonsei Univ, Coll Med, Dept Surg, Seoul 120752, South Korea. [Park, Sook Ryun] Res Inst & Hosp, Natl Canc Ctr, Gastr Canc Branch, Goyang, South Korea. [Yang, Han-Kwang] Seoul Natl Univ, Coll Med, Dept Surg, Seoul, South Korea. [Chung, Hyun Cheol] Yonsei Univ, Coll Med, Dept Med Oncol, Yonsei Canc Ctr, Seoul, South Korea. [Chung, Ik-Joo] Chonnam Natl Univ, Hwasun Hosp, Dept Internal Med, Jeonnam, South Korea. [Kim, Sang-Woon] Yeungnam Univ, Coll Med, Dept Surg, Taegu, South Korea. [Kim, Hyung-Ho] Seoul Natl Univ, Bundang Hosp, Dept Surg, Songnam, South Korea. [Choi, Jin-Hyuk] Ajou Univ Hosp, Dept Hematol Oncol, Suwon, South Korea. [Kim, Hoon-Kyo] St Vincents Hosp, Dept Internal Med, Suwon, South Korea. [Yu, Wansik] Kyungpook Natl Univ, Med Ctr, Dept Surg, Taegu, South Korea. [Lee, Jong Inn] Korea Canc Ctr, Inst Radiol & Med Sci, Seoul, South Korea. [Shin, Dong Bok] Gachon Univ, Gil Med Ctr, Dept Hematol Oncol, Inchon, South Korea. [Ji, Jiafu] Beijing Canc Hosp, Beijing, Peoples R China. [Chen, Jen-Shi] Chang Gung Mem Hosp, Dept Internal Med, Taoyuan, Taiwan. [Chen, Jen-Shi] Chang Gung Univ Taipei, Taoyuan, Taiwan. [Lim, Yunni; Ha, Stella] Roche Korea, Div Clin Res, Seoul, South Korea. [Bang, Yung-Jue] Seoul Natl Univ, Coll Med, Dept Internal Med, Seoul 151, South Korea.	Lancet Oncology	2014	15	1389-1396
[Lee, Duk-Hee (reprint author)] Kyungpook Univ, Sch Med, Dept Prevent Med, Taegu 700422, South Korea. [Lee, Duk-Hee] Kyungpook Natl Univ, Dept Biomed Sci, Plus KNU Biomed Convergence Program BK21, Taegu, South Korea. [Porta, Miquel] Univ Autonoma Barcelona, Sch Med, Hosp Mar Inst Med Res, E-08193 Barcelona, Spain. Ctr Invest Biomed Red Epidemiol & Salud Publ, Barcelona 08193, Spain. [Jacobs, David R., Jr.] Univ Minnesota, Sch Publ Hlth, Div Epidemiol, Minneapolis, MN 55455 USA. [Jacobs, David R., Jr.] Univ Oslo, Dept Nutr, N-0313 Oslo, Norway. [Vandenberg, Laura N.] Univ Massachusetts, Sch Publ Hlth, Div Environm Hlth Sci, Amherst, MA 01003 USA.	Endocrine Reviews	2014	35	557-601
[Park, Young Suk (reprint author); Lim, Ho Yeong; Lee, Jeeyun] Sungkyunkwan Univ, Div Haematol Oncol, Dept Med, Samsung Med Ctr,Sch Med, Seoul 135710, South Korea. [Hong, Yong Sang; Kim, Tae Won; Kim, Kyu-pyo] Univ Ulsan, Coll Med, Asan Med Ctr, Dept Oncol, Seoul, South Korea. [Kim, Sun Young; Baek, Ji Yeon] Natl Canc Ctr, Ctr Colorectal Canc, Goyang, South Korea. [Kim, Jee Hyun; Lee, Keun-Wook] Seoul Natl Univ, Bundang Hosp, Coll Med, Dept Internal Med, Songnam, South Korea. [Chung, Ik-Joo; Cho, Sang-Hee] Chonnam Natl Univ, Hwasun Hosp, Dept Internal Med, Sch Med, Jeollanamdo, South Korea. [Lee, Kyung Hee] Yeungnam Univ, Coll Med, Dept Internal Med, Yeungnam Univ Hosp, Taegu, South Korea. [Shin, Sang Joon] Yonsei Univ, Coll Med, Dept Internal Med, Canc Metastasis Res Ctr,Yonsei Canc Ctr, Seoul, South Korea. [Kang, Hye Jin] Korea Canc Ctr Hosp, Korea Inst Radiol & Med Sci, Dept Internal Med, Seoul, South Korea. [Shin, Dong Bok] Gachon Univ, Gil Hosp, Dept Internal Med, Inchon, South Korea. [Jo, Sook Jung; Lee, Jae Won] Korea Univ, Dept Stat, Seoul, South Korea.	Lancet Oncology	2012	13	1125-1132
[Lee, June-Koo; Kim, Dong-Wan (reprint author); Suh, Koung Jin; Keam, Bhumsuk; Kim, Tae Min; Lee, Se-Hoon; Heo, Dae Seog] Seoul Natl Univ Hosp, Dept Internal Med, Seoul 110744, South Korea. [Hahn, Seokyung] Seoul Natl Univ Hosp, Med Res Collaborating Ctr, Seoul 110744, South Korea. [Hahn, Seokyung] Seoul Natl Univ, Coll Med, Dept Med, Seoul, South Korea. [Kim, Dong-Wan; Keam, Bhumsuk; Kim, Tae Min; Lee, Se-Hoon; Heo, Dae Seog] Seoul Natl Univ, Coll Med, Canc Res Inst, Seoul, South Korea.	Jama-Journal of the American Medical Association	2014	311	1430-1437
[Chatzigeorgiou, Marios; Schafer, William R.] MRC Lab Mol Biol, Div Cell Biol, Cambridge CB2 0QH, England. [Bang, Sangsu; Hwang, Sun Wook (reprint author)] Korea Univ, Coll Med, Dept Biomed Sci, Seoul 136705, South Korea.	Nature	2013	494	95-99
[Chung, Sooyoung; Lee, Eun Jeong; Yun, Seongsik; Choe, Han Kyoung; Kim, Kyungjin] Seoul Natl Univ, Frontier Program Neurosci 21, Dept Biol Sci, Seoul 151742, South Korea. [Chung, Sooyoung; Lee, Eun Jeong; Yun, Seongsik; Choe, Han Kyoung; Kim, Kyungjin] Seoul Natl Univ, Frontier Program Neurosci 21, Brain Res Ctr, Seoul 151742, South Korea. [Park, Seong-Beom; Kim, Kyungjin] Seoul Natl Univ, Dept Brain & Cognit Sci, Seoul 151742, South Korea. [Son, Hyo Jin; Hwang, Onyou] Univ Ulsan, Coll Med, Dept Biochem & Mol Biol, Seoul, South Korea. [Kim, Kwang-Soo] Harvard Univ, Sch Med, Harvard Stem Cell Inst,Mol Neurobiol Lab, McLean Hosp,Dept Psychiat & Program Neurosci, Belmont, MA 02478 USA. [Dluzen, Dean E.] Northeastern Ohio Univ Coll Med & Pharm, Coll Med, Dept Anat & Neurobiol, Rootstown, OH 44272 USA. [Son, Gi Hoon (reprint author)] Korea Univ, Coll Med, Dept Legal Med, Seoul 136705, South Korea.	Cell	2014	157	858-868
[Yang, Suk-Kyun; Ye, Byong Duk; Kim, Kyung-Jo; Park, Sang Hyoung; Park, Soo-Kyung; Yang, Dong-Hoon] Univ Ulsan, Coll Med, Asan Med Ctr, Dept Gastroenterol, Seoul, South Korea. [Hong, Myunghee; Baek, Jiwon; Choi, Hyunchul; Jung, Yusun; Song, Kyuyoung (reprint author)] Univ Ulsan, Coll Med, Dept Biochem & Mol Biol, Seoul, South Korea. [Zhao, Wanting; Liu, Jianjun] Genome Inst Singapore, Human Genet Grp, Singapore, Singapore. [Haritunians, Talin; McGovern, Dermot P. B.] F Widjaja Fdn Inflammatory Bowel & Immunobiol Res, Cedars Sinai Med Ctr, Los Angeles, CA 90048 USA. [Dubinsky, Marla] Cedars Sinai Med Ctr, Pediat Inflammatory Bowel Dis Ctr, Los Angeles, CA 90048 USA. [Lee, Inchul] Univ Ulsan, Coll Med, Asan Med Ctr, Dept Pathol, Seoul, South Korea.	Nature Genetics	2014	46	1017-+
[Kim, Don-Kyu; Lee, Ji-Min; Kim, Yong Deuk; Shin, Minsang; Jung, Yoon Seok; Choi, Hueng-Sik] Chonnam Natl Univ, Sch Biol Sci & Technol, Natl Creat Res Initiat, Ctr Nucl Receptor Signals, Kwangju, South Korea. [Kim, Don-Kyu; Lee, Ji-Min; Kim, Yong Deuk; Shin, Minsang; Jung, Yoon Seok; Choi, Hueng-Sik] Chonnam Natl Univ, Sch Biol Sci & Technol, Hormone Res Ctr, Kwangju, South Korea. [Jeong, Jae-Ho; Kim, Kwang Soo; Lee, Tae-Hoon; Min, Jung-Joon; Jung, Sook-In; Choy, Hyon E.] Chonnam Natl Univ, Sch Med, Dept Microbiol, Kwangju, South Korea. [Jeong, Jae-Ho; Kim, Kwang Soo; Lee, Tae-Hoon; Min, Jung-Joon; Jung, Sook-In; Choy, Hyon E.] Chonnam Natl Univ, Grad Sch, Dept Mol Med BK21plus, Kwangju, South Korea. [Park, Seung-Hwan; Min, Jung-Joon] Chonnam Natl Univ, Sch Med, Dept Nucl Med, Kwangju, South Korea. [Koh, Minseob; Park, Seung Bum] Seoul Natl Univ, Coll Nat Sci, Dept Chem, Seoul 151742, South Korea. [Kim, Hyung-Seok] Chonnam Natl Univ, Sch Med, Dept Forens Med, Kwangju, South Korea. [Lee, Tae-Hoon] Chonnam Natl Univ, Dent Sci Res Inst, Dept Oral Biochem, Kwangju, South Korea. [Oh, Byung-Chul] Gachon Univ, Grad Sch Med, Lee Gil Ya Canc & Diabet Inst, Inchon, South Korea. [Kim, Jae II] Gwangju Inst Sci & Technol, Sch Life Sci, Kwangju, South Korea. [Kim, Jae II] AnyGen, Jeonnam NanoBioRes Ctr, Jangseong Gun, South Korea. [Park, Hwan Tae] Dong A Univ, Coll Med, Mitochondria Hub Regulat Ctr, Dept Physiol, Pusan, South Korea. [Jeong, Won-Il] Korea Adv Inst Sci & Technol, Grad Sch Med Sci & Engn, Taejon 305701, South Korea. [Lee, Chul-Ho] Korea Res Inst Biosci & Biotechnol, Taejon, South Korea. [Park, Seung Bum] Seoul Natl Univ, Coll Nat Sci, Dept Biophys & Chem Biol, Seoul 151742, South Korea. [Jung, Sook-In] Chonnam Natl Univ, Sch Med, Dept Infect Dis, Kwangju, South Korea. [Choi, Seok-Yong] Chonnam Natl Univ, Sch Med, Dept Biomed Sci, Kwangju, South Korea.	Nature Medicine	2014	20	419-+
[Kang, Yoon-Koo (reprint author); Ryu, Min-Hee; Yoo, Changhoon; Ryoo, Baek-Yeol] Univ Ulsan, Dept Oncol, Asan Med Ctr, Coll Med, Seoul 138736, South Korea. [Kim, Hyun Jin] Univ Ulsan, Dept Radiol, Asan Med Ctr, Coll Med, Seoul 138736, South Korea. [Lee, Jong Jin] Univ Ulsan, Dept Nucl Med, Asan Med Ctr, Coll Med, Seoul 138736, South Korea. [Nam, Byung-Ho] Natl Canc Ctr, Biometr Res Branch, Goyang, South Korea. [Ramaiya, Nikhil; Jagannathan, Jyothi; Demetri, George D.] Dana Farber Canc Inst, Ludwig Ctr, Boston, MA 02115 USA. [Ramaiya, Nikhil; Jagannathan, Jyothi; Demetri, George D.] Harvard Univ, Sch Med, Boston, MA USA.	Lancet Oncology	2013	14	1175-1182
[Yea, Sung Su] Inje Univ, Coll Med, Dept Biochem, Pusan 614735, South Korea. [Fruman, David A.] Univ Calif Irvine, Dept Mol Biol & Biochem, Irvine, CA 92697 USA.	Science	2011	332	1270-1271
[Jun, Hye-Kyoung; Lee, Hae-Ri; Choi, Bong-Kyu (reprint author)] Seoul Natl Univ, Sch Dent, Dept Oral Microbiol & Immunol, Seoul, South Korea. [Choi, Bong-Kyu] Seoul Natl Univ, Sch Dent, Dent Res Inst, Seoul, South Korea. [Lee, Sung-Hoon] Dankook Univ, Coll Dent, Dept Oral Microbiol & Immunol, Cheonan, South Korea.	Immunity	2012	36	755-768
[Kim, Taegyun (reprint author); Kim, Jihyun; Lee, Min-Geol] Yonsei Univ, Coll Med, Seoul, South Korea.	New England Journal of Medicine	2010	363	2261-2261
[Park, Se Jin (reprint author)] Ajou Univ, Sch Med, Suwon 441749, South Korea. [Cheong, Hae Il] Seoul Natl Univ Hosp, Seoul 110744, South Korea. [Shin, Jae II] Yonsei Univ, Coll Med, Seoul, South Korea.	New England Journal of Medicine	2013	368	1364-1365
[Park, Young-Hoon (reprint author); Kim, Kyu Seop] Seoul St Marys Hosp, Seoul, South Korea.	New England Journal of Medicine	2011	365	2220-2220
[Lee, Jae-Ho] Catholic Univ Korea, Dept Family Med, Coll Med, Seoul, South Korea. [Shin, Sang Won (reprint author)] Korea Univ, Coll Med, Dept Internal Med, Seoul 136705, South Korea.	Lancet	2014	384	1848-1848
[Lee, Byung In (reprint author); Heo, Kyoung] Yonsei Univ, Coll Med, Epilepsy Res Inst, Dept Neurol, Seoul 20752, South Korea.	Lancet Neurology	2014	13	7-9
[Ga, Hyuk (reprint author)] Incheon Eun Hye Hosp, Inst Geriatr Med, Inchon, South Korea. [Kojima, Taro] Univ Tokyo, Dept Geriatr Med, Tokyo, Japan.	Jama-Journal of the American Medical Association	2012	307	1912-1913

(continued)

Appendix Table 16. SCI articles by Korean medical institution, with 2014 SCI Journal Impact Factor more than 20 (continued)
2014년도 SCI 학술지 영향력 지표값 20 이상인 학술지에 게재된 한국의학기관 발표 논문 (계속)

No.	Title	Subject category	Times cited*	Author
41	Hbv infection as a risk factor for non-hodgkin lymphoma	Oncology	3	Jeong SH (reprint author)
42	Quadruple or triple therapy to eradicate h pylori	Medicine, General & Internal	3	Lee BH, Kim N (reprint author)
43	Renaming schizophrenia in south korea	Medicine, General & Internal	2	Lee YS, Kim JJ, Kwon JS (reprint author)
44	Ocular syphilis characterised by severe scleritis in a patient infected with hiv	Infectious Diseases	2	Lee SB, Kim KS (reprint author), Lee WK, Kim YJ, Kong MW
45	A role for IL-17 in age-related macular degeneration	Immunology	2	Shin JI (reprint author), Bayry J
46	Trastuzumab for gastric cancer treatment reply	Medicine, General & Internal	1	Bang YJ (reprint author), Van Cutsem E, Lehle M, Hill J
47	Radiation proctitis	Medicine, General & Internal	1	Lee HL (reprint author)
48	A novel antibody associated with autoimmune pancreatitis	Medicine, General & Internal	1	Park DH (reprint author), Hwang JY, Kim MH
49	Standard- vs high-dose clopidogrel after percutaneous coronary intervention	Medicine, General & Internal	1	Jeong YH (reprint author), Park Y, Kim IS
50	Lingual zoster	Medicine, General & Internal	1	Lee CK (reprint author), Baek BJ
51	Hutchinson's nail sign	Medicine, General & Internal	1	Yun SJ (reprint author), Kim SJ
52	Porcelain aorta	Medicine, General & Internal	1	Kang MK (reprint author), Ha JW
53	Regorafenib for metastatic colorectal cancer	Medicine, General & Internal	1	Hyun MH, Shin MR, Kim YH (reprint author)
54	In need of something better than sleep	Medicine, General & Internal	1	Kim HJ, Jeon BS (reprint author), Yang HJ, Cho JY
55	Riociguat for pulmonary hypertension	Medicine, General & Internal	1	Oh J (reprint author), Youn JC, Pang SM
56	Clopidogrel with aspirin in minor stroke or transient ischemic attack	Medicine, General & Internal	1	Jeong YH (reprint author)
57	Symmetric lipomatosis of the tongue	Medicine, General & Internal	1	Kang JW (reprint author), Kim JH
58	Second-line chemotherapy for patients with oesophagogastric adenocarcinoma	Oncology	1	Park SH (reprint author)
59	Ivabradine and outcomes in chronic heart failure	Medicine, General & Internal	-	Kang SM (reprint author), Won H, Hong N, Oh J
60	High-dose allopurinol in patients with stable angina pectoris	Medicine, General & Internal	-	Kim T, Kim J, Oh J (reprint author), Kang SM, Lee MG
61	High-dose versus low-dose losartan in patients with heart failure	Medicine, General & Internal	-	Kang SM (reprint author), Oh J, Hong N
62	Laparoscopic surgery for rectal cancer reply	Oncology	-	Oh JH (reprint author), Kang SB, Jeong SY, Nam BH, Park JW
63	Dietary therapy in hypertension	Medicine, General & Internal	-	Oh J (reprint author), Hong N, Kang SM
64	Duration of clopidogrel therapy with drug-eluting stents reply	Medicine, General & Internal	-	Park SJ (reprint author), Park DW
65	Glomus tympanicum	Medicine, General & Internal	-	Lee CK (reprint author), Park KH
66	Multiple beau's lines	Medicine, General & Internal	-	Park J (reprint author), Li K
67	Diphyllobothrium latum during colonoscopy	Medicine, General & Internal	-	Kim JH (reprint author), Lee JH
68	Stents versus cabg for left main coronary artery disease reply	Medicine, General & Internal	-	Park SJ (reprint author), Kim YH, Yun SC
69	Early surgery for infective endocarditis reply	Medicine, General & Internal	-	Kang DH (reprint author), Yun SC
70	Low-dose abdominal ct for diagnosing appendicitis reply	Medicine, General & Internal	-	Park SH (reprint author), Kim YH, Lee KH
71	Mechanistic links between copd and lung cancer: A role of microrna let-7?	Oncology	-	Il Shin J (reprint author), Brusselle GG
72	Internal carotid artery in the middle ear	Medicine, General & Internal	-	Moon IS (reprint author), Lee WS

*The number of citations from the date of publication to the end of September, 2016.
Note: 공저자들 중 최소 한명의 소속기관주소가 South Korea인 621편 중 교신저자 (reprint author)가 한국인이면서 교신저자의 소속기관주소가 South Korea인 논문은 180편이며, 이 중 교신저자의 소속기관주소에 Med, Hosp, Dent 또는 Nurs가 들어간 한국의학기관 논문은 논문은 총 72편임.

Institution	Journal	Year	Vol	Page
[Jeong, SH (reprint author)] Seoul Natl Univ, Bundang Hosp, Dept Internal Med, Songnam 463707, Gyeonggi Do, South Korea.	Lancet Oncology	2010	11	806-806
[Lee, Byoung Hwan; Kim, Nayoung (reprint author)] Seoul Natl Univ, Coll Med, Bundang Hosp, Dept Internal Med, Songnam, Gyeonggi Do, South Korea. [Kim, Nayoung] Seoul Natl Univ, Coll Med, Dept Internal Med, Seoul 110744, South Korea. [Kim, Nayoung] Seoul Natl Univ, Coll Med, Liver Res Inst, Seoul 110744, South Korea.	Lancet	2011	377	877-878
[Lee, Yu Sang] Yong In Mental Hosp, Dept Psychiat, Yongin, South Korea. [Kim, Jae-Jin] Yonsei Univ, Coll Med, Dept Psychiat, Seoul, South Korea. [Kwon, Jun Soo (reprint author)] Seoul Natl Univ, Coll Med, Dept Psychiat, Seoul 110744, South Korea.	Lancet	2013	382	683-684
[Lee, Seung Bum] Seoul St Marys Eye Hosp, Suwon, Gyeonggi Do, South Korea. [Kim, Kyu Seop (reprint author); Lee, Won Ki] Catholic Univ Korea, Coll Med, Seoul St Marys Hosp, Dept Ophthalmol, Seoul 137701, South Korea. [Kim, Yoon Jeong; Kong, Moon Won] Catholic Univ Korea, Coll Med, Seoul St Marys Hosp, Div Infect Dis,Dept Internal Med, Seoul 137701, South Korea.	Lancet Infectious Diseases	2013	13	994-994
[Shin, Jae Il (reprint author)] Yonsei Univ, Coll Med, Dept Pediat, Seoul 120752, South Korea. [Bayry, Jagadeesh] INSERM, U872, F-75006 Paris, France. [Bayry, Jagadeesh] Univ Paris 06, Ctr Rech Cordeliers, Equipe Immunopathol & Therapeut Immunointervent 1, F-75006 Paris, France. [Bayry, Jagadeesh] Univ Paris 05, UMR S 872, F-75006 Paris, France.	Nature Reviews Immunology	2013	13	
[Bang, Yung-Jue (reprint author)] Seoul Natl Univ, Coll Med, Seoul 110744, South Korea. [Van Cutsem, Eric] Univ Hosp Gasthuisberg, B-3000 Louvain, Belgium. [Lehle, Michaela] F Hoffmann La Roche, Basel, Switzerland. [Hill, Julie] RocheProducts, Dee Why, NSW, Australia.	Lancet	2010	376	1735-1736
[Lee, HL (reprint author)] Hanyang Univ Hosp, Seoul, South Korea.	New England Journal of Medicine	2010	363	1163-1163
[Park, Do Hyun (reprint author); Kim, Myung-Hwan] Univ Ulsan, Coll Med, Seoul, South Korea. [Hwang, J. Yoonoo] Asan Med Ctr, Seoul, South Korea.	New England Journal of Medicine	2010	362	759-760
[Jeong, Young-Hoon (reprint author)] Gyeongsang Natl Univ Hosp, Div Cardiol, Jinju, South Korea. [Park, Yongwhi; Kim, In-Suk] Gyeongsang Natl Univ Hosp, Dept Lab Med, Jinju, South Korea.	Jama-Journal of the American Medical Association	2011	305	2520-2520
[Lee, Chi-Kyou (reprint author); Baek, Byoung Joon] Soonchunhyang Univ, Sch Med, Cheonan, South Korea.	New England Journal of Medicine	2011	365	1726-1726
[Yun, Sook Jung (reprint author); Kim, Seong-Jin] Chonnam Natl Univ, Sch Med, Kwangju, South Korea.	New England Journal of Medicine	2011	364	E38-E38
[Kang, Min-Kyung (reprint author); Ha, Jong-Won] Yonsei Univ, Coll Med, Seoul, South Korea.	New England Journal of Medicine	2012	366	E40-E40
[Hyun, Myung Han; Shin, Mi Ran; Kim, Yeul Hong (reprint author)] Korea Univ, Anam Hosp, Seoul 136705, South Korea.	Lancet	2013	381	1537-1538
[Kim, Han-Joon; Jeon, Beom S. (reprint author); Yang, Hui-Jun] Seoul Natl Univ Hosp, Dept Neurol, Seoul 110744, South Korea. [Kim, Han-Joon; Jeon, Beom S.; Yang, Hui-Jun] Seoul Natl Univ Hosp, Movement Disorder Ctr, Parkinson Dis Study Grp, Seoul 110744, South Korea. [Kim, Han-Joon; Jeon, Beom S.; Yang, Hui-Jun] Seoul Natl Univ Hosp, Neurosci Res Inst, Seoul 110744, South Korea. [Cho, Joong-Yang] Inje Univ, Ilsan Paik Hosp, Dept Neurol, Gyeonggi Do, South Korea.	Lancet	2013	381	598-598
[Oh, Jaewon (reprint author); Youn, Jong-Chan; Pang, Seok-Min] Yonsei Univ, Coll Med, Seoul, South Korea.	New England Journal of Medicine	2013	369	2267-2267
[Jeong, YH (reprint author)] Gyeongsang Natl Univ Sch Med, Jinju, South Korea.	New England Journal of Medicine	2013	369	1376-1376
[Kang, Ju Wan (reprint author)] Yonsei Univ, Coll Med, Seoul, South Korea. [Kim, Jeong Hong] Jeju Natl Univ, Sch Med, Cheju, South Korea.	New England Journal of Medicine	2013	369	E5-E5
[Park, SH (reprint author)] Sungkyunkwan Univ, Samsung Med Ctr, Div Hematol Oncol, Dept Med, Seoul, South Korea.	Lancet Oncology	2014	15	8-10
[Kang, Seok-Min (reprint author); Won, Hoyoun; Hong, Namki; Oh, Jaewon] Yonsei Univ, Coll Med, Seoul 120752, South Korea.	Lancet	2010	376	2069-2069
[Kim, Taegyun; Kim, Jihyun; Oh, Jaewon (reprint author); Kang, Seok-Min; Lee, Min-Geol] Yonsei Univ, Med Ctr, Coll Med, Seoul 120752, South Korea.	Lancet	2010	376	1298-1298
[Kang, Seok-Min (reprint author); Oh, Jaewon; Hong, Namki] Yonsei Univ, Med Ctr, Coll Med, Seoul 120752, South Korea.	Lancet	2010	375	1079-1079
[Oh, Jae Hwan (reprint author); Park, Ji Won] Natl Canc Ctr, Res Inst & Hosp, Ctr Colorectal Canc, Goyang, South Korea. [Kang, Sung-Bum] Seoul Natl Univ, Coll Med, Seoul Natl Univ Bundang Hosp, Songnam, South Korea. [Jeong, Seung-Yong] Seoul Natl Univ, Coll Med, Seoul Natl Univ Hosp, Div Colorectal Surg,Dept Surg, Seoul, South Korea. [Nam, Byung Ho] Natl Canc Ctr, Res Inst & Hosp, Ctr Clin Trials, Goyang, South Korea.	Lancet Oncology	2010	11	920-921
[Oh, Jaewon (reprint author); Hong, Namki; Kang, Seok-Min] Yonsei Univ, Coll Med, Seoul, South Korea.	New England Journal of Medicine	2010	363	1582-1582
[Park, Seung-Jung (reprint author); Park, Duk-Woo] Asan Med Ctr, Seoul, South Korea.	New England Journal of Medicine	2010	363	490-490
[Lee, Chi-Kyou (reprint author); Park, Kye Hoon] Soonchunhyang Univ, Sch Med, Cheonan, South Korea.	New England Journal of Medicine	2010	362	
[Park, Juhee (reprint author); Li, Kapsok] Chung Ang Univ Hosp, Seoul, South Korea.	New England Journal of Medicine	2010	362	
[Kim, Jae Hak (reprint author); Lee, Jin Ho] Dongguk Univ, Coll Med, Goyang, South Korea.	New England Journal of Medicine	2010	362	
[Park, Seung-Jung (reprint author); Kim, Young-Hak; Yun, Seung-Cheol] Asan Med Ctr, Seoul, South Korea.	New England Journal of Medicine	2011	365	181-182
[Kang, Duk-Hyun (reprint author); Yun, Sung-Cheol] Asan Med Ctr, Seoul, South Korea.	New England Journal of Medicine	2012	367	1366-1367
[Park, Seong Ho (reprint author)] Asan Med Ctr, Seoul, South Korea. [Kim, Young Hoon; Lee, Kyoung Ho] Seoul Natl Univ, Bundang Hosp, Songnam, South Korea.	New England Journal of Medicine	2012	367	478-479
[Il Shin, Jae (reprint author)] Yonsei Univ, Coll Med, Dept Pediat, Seoul 120752, South Korea. [Brusselle, Guy G.] Ghent Univ Hosp, Dept Resp Med, B-9000 Ghent, Belgium. [Brusselle, Guy G.] Erasmus MC, Dept Epidemiol, NL-3000 CA Rotterdam, Netherlands. [Brusselle, Guy G.] Erasmus MC, Dept Resp Med, NL-3000 CA Rotterdam, Netherlands.	Nature Reviews Cancer	2014	14	
[Moon, In Seok (reprint author); Lee, Won-Sang] Yonsei Univ, Coll Med, Seoul, South Korea.	New England Journal of Medicine	2014	371	E5-E5

Appendix Table 17. SCI Korean medical journals: number of articles & number of citations: 2010-2014
SCI 한국의학학술지에 게재된 논문수와 피인용횟수: 2010-2014

No.	Journal	No. of papers [P]					Times cited [TC]					Total	
	Year	2010	2011	2012	2013	2014	2010	2011	2012	2013	2014	[P]	[TC]
1	Allergy Asthma & Immunology Research*	40	49	64	69	92	407	680	456	329	288	314	2,160
2	Annals of Dermatology*	105	223	109	133	197	652	655	451	244	145	767	2,147
3	Annals of Laboratory Medicine*	114	57	87	88	96	356	334	428	268	169	271	865
4	Annals of Surgical Treatment and Research*	164	176	132	113	118	103	452	362	205	152	703	1,274
5	Archives of Pharmacal Research	255	262	254	180	187	2,354	1,910	1,633	938	563	1,138	7,398
6	Asian Nursing Research*	22	29	28	30	45	64	72	86	73	45	154	340
7	Biomolecules & Therapeutics*	60	71	82	70	82	191	182	409	432	239	365	1,453
8	BMB Reports*	130	128	120	99	110	1,022	893	983	595	420	587	3,913
9	Cancer Research and Treatment*	40	41	42	46	55	330	366	440	427	302	224	1,865
10	Clinical and Experimental Otorhinolaryngology*	42	40	66	52	67	272	177	195	105	80	267	829
11	Experimental and Molecular Medicine*	87	81	83	69	58	1,148	858	931	701	318	378	3,956
12	Genes & Genomics	80	96	84	86	89	255	241	181	140	62	435	879
13	Gut and Liver*	111	90	82	117	103	788	545	638	402	298	503	2,671
14	International Neurourology Journal*			38	37	39			87	53	70	114	210
15	Journal of Advanced Prosthodontics*	30	40	44	73	78	141	178	122	147	74	265	662
16	Journal of Breast Cancer*	63	71	78	70	60	95	481	370	287	125	342	1,358
17	Journal of Clinical Neurology*	35	41	51	47	63	330	405	343	182	173	237	1,433
18	Journal of Gynecologic Oncology*	56	52	55	59	64	390	244	310	298	172	286	1,414
19	Journal of Korean Academy of Nursing*,†	89	88	111	82	74	173	186	126	104	34	444	623
20	Journal of Korean Medical Science*	355	281	301	324	330	2,535	1,733	1,286	933	485	1,591	6,972
21	Journal of Korean Neurosurgical Society*	209	190	196	188	189	867	597	502	269	111	972	2,346
22	Journal of Medicinal Food	215	227	153	157	177	1,972	1,667	1,004	625	390	929	5,658
23	Journal of Microbiology	133	160	164	138	147	924	1,132	805	412	327	742	3,600
24	Journal of Microbiology and Biotechnology	254	187	246	236	214	1,970	1,005	941	719	426	1,137	5,061
25	Journal of Neurogastroenterology and Motility*		88	90	100	85		691	443	339	145	363	1,618
26	Journal of Periodontal and Implant Science*		46	44	50	47		128	94	114	44	187	380
27	Journal of Stroke*				23	30				6	60	53	66
28	Journal of the Korean Medical Association*,†,‡	126	151	135	131	-	102	142	112	60	-	543	416
29	Korean Circulation Journal*		157	170	158	77		234	227	202	75	562	738
30	Korean Journal of Internal Medicine*			90	138	136			284	351	153	364	788
31	Korean Journal of Orthodontics*	44	43	44	41	46	77	67	154	93	53	218	444
32	Korean Journal of Parasitology*	63	75	69	120	108	321	284	274	308	136	435	1,323
33	Korean Journal of Pathology*,‡	110	129	99	101	-	100	105	316	267	-	339	
34	Korean Journal of Physiology & Pharmacology*	64	58	69	75	73	376	296	327	194	202	339	1,395
35	Korean Journal of Radiology*	104	108	140	156	126	761	685	606	425	146	634	2,623
36	Molecular & Cellular Toxicology	164	50	50	51	51	207	148	157	156	83	366	751
37	Molecules and Cells	159	152	148	151	121	2,143	1,595	1,062	875	255	731	5,930
38	Nutrition Research and Practice*	74	76	74	72	98	516	453	368	243	186	394	1,766
39	Psychiatry Investigation*	50	59	66	65	77	551	304	287	200	151	317	1,493
40	Tissue Engineering and Regenerative Medicine	86	92	54	63	74	133	169	152	132	96	369	682
41	Yonsei Medical Journal*	166	163	185	236	248	1,174	882	946	631	427	998	4,060
Total		3,899	4,127	4,197	4,294	4,131	23,800	21,176	18,898	13,484	7,680	20,038	83,560

Total 41 journals.
*Thirty-three KAMJE journals.
†Two journals in Korean.
‡J Korean Med Assoc (SCI Coverage: 2008-2013, 2015-); Korean J Pathol (SCI Coverage: 2007-2013).
Notes: *InCites Journal Citation Reports 2014*에서 대상 학술지 선정. Web of Science에서 논문수, 피인용횟수 검색 (Date of search: Sep 12, 2016).

Appendix Table 18. SCI articles and citations: 2010-2014, Korea
SCI 논문수와 피인용횟수: 2010-2014, Korea

ID	Subject category	No. of papers [P]				
		2010	2011	2012	2013	2014
Biomedical Research						
002	Anatomy & Morphology	51	53	57	53	59
005	Biochemical Research Methods	500	616	536	586	673
006	Biochemistry & Molecular Biology	2,641	2,609	2,849	2,790	2,833
007	Biophysics	639	601	667	718	791
009	Cell Biology	1,219	1,307	1,516	1,437	1,489
010	Chemistry, Medicinal	845	946	872	848	869
014	Developmental Biology	121	153	105	130	92
017	Engineering, Biomedical	609	566	695	667	736
019	Genetics & Heredity	438	478	544	549	623
026	Medical Ethics	4	1	4	1	4
027	Medical Informatics	65	52	81	87	73
028	Medical Laboratory Technology	188	149	249	163	181
030	Medicine, Legal	18	28	35	32	33
031	Medicine, Research & Experimental	526	582	738	894	886
032	Microbiology	769	838	1,004	962	983
034	Nutrition & Dietetics	348	433	434	501	466
040	Parasitology	98	132	137	119	135
045	Physiology	248	267	263	258	259
060	Virology	129	173	175	196	186
063	Cell & Tissue Engineering	169	184	260	164	298
Subtotal		9,625	10,168	11,221	11,155	11,669
Clinical Medicine						
001	Allergy	172	210	229	279	261
003	Andrology	21	21	22	11	17
004	Anesthesiology	100	137	156	180	150
008	Cardiac & Cardiovascular Systems	966	1,202	1,377	1,409	1,196
011	Clinical Neurology	1,494	1,362	1,632	1,695	1,746
012	Critical Care Medicine	139	149	157	156	149
013	Dermatology	737	648	755	630	1,003
015	Emergency Medicine	56	85	120	126	99
016	Endocrinology & Metabolism	589	557	637	770	854
018	Gastroenterology & Hepatology	919	1,153	1,433	1,196	1,523
020	Geriatrics & Gerontology	66	113	127	283	164
021	Health Care Sciences & Services	122	141	205	161	225
022	Hematology	490	417	464	438	556
023	Immunology	757	846	1,102	1,112	1,113
024	Infectious Diseases	242	256	294	307	336
025	Integrative & Complementary Medicine	165	274	343	444	380
029	Medicine, General & Internal	88	110	163	157	128
033	Neurosciences	1,265	952	1,336	1,178	1,387
035	Obstetrics & Gynecology	444	454	402	500	489
036	Oncology	1,922	2,005	2,324	2,543	2,630
037	Ophthalmology	280	295	371	467	543
038	Orthopedics	401	480	518	594	526
039	Otorhinolaryngology	231	270	331	353	335
041	Pathology	460	448	488	499	375
042	Pediatrics	249	248	247	351	269
043	Peripheral Vascular Disease	474	466	418	664	522
044	Pharmacology & Pharmacy	1,676	1,758	1,983	1,793	1,844
046	Psychiatry	522	383	630	625	605
047	Psychology	90	96	84	276	140
048	Public, Environmental & Occupational Health	348	537	360	403	440
049	Radiology, Nuclear Medicine & Medical Imaging	1,035	1,038	1,172	1,302	1,440
050	Rehabilitation	120	217	337	421	452
051	Reproductive Biology	298	337	205	282	210
052	Respiratory System	447	400	313	557	490
053	Rheumatology	186	241	351	360	430
054	Substance Abuse	34	19	54	29	79
055	Surgery	1,698	1,821	1,998	2,195	2,336
056	Toxicology	590	512	489	552	475
057	Transplantation	316	348	460	624	674
058	Tropical Medicine	44	46	35	43	41
059	Urology & Nephrology	534	537	704	604	709

	Times cited [TC]				Total		Increase or decrease	
2010	2011	2012	2013	2014	[P]	[C]	2010-2014	%
321	321	191	133	91	273	1,057	8	16%
6,680	7,820	4,986	3,489	2,331	2,911	25,306	173	35%
35,116	28,979	28,188	17,775	10,919	13,722	120,977	192	7%
8,350	6,487	5,205	4,570	2,509	3,416	27,121	152	24%
17,242	14,941	15,717	10,477	6,268	6,968	64,645	270	22%
9,808	7,968	6,121	4,188	2,682	4,380	30,767	24	3%
1,161	1,221	569	601	221	601	3,773	-29	-24%
7,949	6,748	5,652	3,614	2,457	3,273	26,420	127	21%
11,298	7,607	10,293	4,958	3,758	2,632	37,914	185	42%
17	29	16	7	7	14	74	0	0%
492	254	528	179	186	358	1,639	8	12%
947	925	948	548	259	930	3,627	-7	-4%
193	166	249	147	126	146	881	15	83%
5,744	6,652	7,297	4,806	2,773	3,626	27,272	360	68%
10,822	9,294	9,154	4,748	3,167	4,556	37,185	214	28%
4,559	4,380	3,473	2,462	1,677	2,182	16,551	118	34%
1,474	1,400	1,060	590	364	621	4,888	37	38%
3,038	3,166	2,144	1,555	1,002	1,295	10,905	11	4%
2,085	1,956	1,656	1,192	658	859	7,547	57	44%
2,166	2,153	2,034	957	797	1,075	8,107	129	76%
129,462	112,467	105,481	66,996	42,250	53,838	456,656	2,044	21%
1,063	855	969	697	516	1,151	4,100	89	52%
102	111	135	34	39	92	421	-4	-19%
821	941	655	633	308	723	3,358	50	50%
7,674	8,019	6,809	4,751	2,576	6,150	29,829	230	24%
9,257	8,454	6,852	5,534	3,114	7,929	33,211	252	17%
1,231	1,264	1,221	867	319	750	4,902	10	7%
2,772	2,780	1,920	1,306	881	3,773	9,659	266	36%
279	490	557	518	206	486	2,050	43	77%
6,700	7,994	6,726	5,244	2,818	3,407	29,482	265	45%
8,860	8,218	7,217	4,791	3,388	6,224	32,474	604	66%
898	793	923	825	658	753	4,097	98	148%
604	614	860	627	266	854	2,971	103	84%
4,927	3,379	3,304	2,754	1,439	2,365	15,803	66	13%
9,988	8,306	7,948	5,023	3,082	4,930	34,347	356	47%
3,035	2,800	2,498	1,701	1,275	1,435	11,309	94	39%
1,802	2,468	2,461	1,856	961	1,606	9,548	215	130%
284	2,028	491	344	237	646	3,384	40	45%
12,871	10,294	10,225	7,661	4,037	6,118	45,088	122	10%
3,191	2,426	1,655	1,266	634	2,289	9,172	45	10%
25,747	20,430	21,211	15,486	10,150	11,424	93,024	708	37%
3,134	2,909	3,028	1,949	1,294	1,956	12,314	263	94%
3,596	3,507	2,936	2,399	983	2,519	13,421	125	31%
1,481	1,448	1,336	1,090	533	1,520	5,888	104	45%
2,325	2,282	2,634	1,985	832	2,270	10,058	-85	-18%
1,767	1,142	928	770	450	1,364	5,057	20	8%
3,384	3,677	2,551	2,175	1,436	2,544	13,223	48	10%
19,109	16,067	13,866	9,705	5,331	9,054	64,078	168	10%
2,962	3,004	2,135	2,013	1,321	2,765	11,435	83	16%
574	400	376	448	247	686	2,045	50	56%
3,329	2,642	4,357	1,715	2,053	2,088	14,096	92	26%
9,278	8,456	8,685	5,807	3,337	5,987	35,563	405	39%
995	1,062	1,117	1,368	994	1,547	5,536	332	277%
1,916	1,563	814	737	421	1,332	5,451	-88	-30%
3,396	3,624	2,796	1,897	1,528	2,207	13,241	43	10%
2,205	1,771	2,240	1,372	783	1,568	8,371	244	131%
97	135	139	75	82	215	528	45	132%
13,390	11,505	10,188	7,363	4,007	10,048	46,453	638	38%
7,153	5,026	4,256	3,631	1,560	2,618	21,626	-115	-19%
2,277	1,683	1,736	1,000	546	2,422	7,242	358	113%
569	643	329	224	82	209	1,847	-3	-7%
3,472	3,296	2,403	2,039	1,233	3,088	12,443	175	33%

(continued)

Appendix Table 18. SCI articles and citations: 2010-2014, Korea (continued)
SCI 논문수와 피인용횟수: 2010-2014, Korea (계속)

ID	Subject category	No. of papers [P]				
		2010	2011	2012	2013	2014
061	Dentistry, Oral Surgery & Medicine	358	426	395	462	502
062	Nursing	205	204	264	243	276
064	Primary Health Care	3	2	3	4	5
Subtotal		21,353	22,221	25,488	27,278	28,124
Sixty four subject categories		30,978	32,389	36,709	38,433	39,793

*Subject category that includes Korean journals.
†Journals that are indexed in KoreaMed.

Times cited [TC]					Total		Increase or decrease	
2010	2011	2012	2013	2014	[P]	[C]	2010-2014	%
3,735	3,060	2,366	1,632	1,000	2,143	11,793	144	40%
771	706	662	455	272	1,192	2,866	71	35%
24	7	25	7	8	17	71	2	67%
193,045	172,279	156,540	113,774	67,237	124,464	124,518	6,771	32%
322,507	284,746	262,021	180,770	109,487	178,302	581,174	8,815	28%

Appendix Table 19. S&E articles in all fields, by country: 1997-2011
연구 업적 비교 대상 국가의 **S&E** 논문수: **1997-2011**

Country	1997	1998	1999	2000	2001	2002	2003
United States	189,751.9	190,431.4	188,004.1	192,745.6	190,597.4	190,496.1	196,463.7
Japan	51,462.4	53,838.3	55,273.8	57,101.2	56,081.7	56,346.5	57,231.2
United Kingdom	45,883.9	46,141.3	46,787.9	48,216.1	45,588.2	44,642.9	45,232.1
Germany	41,414.6	42,955.0	42,962.9	43,509.6	42,677.7	42,436.0	42,230.4
China	12,171.6	13,781.3	15,714.7	18,478.7	21,134.1	23,269.1	28,767.9
France	30,321.9	31,393.1	31,345.4	31,427.1	30,601.5	30,530.9	30,307.0
Canada	22,780.9	22,200.7	22,125.4	22,701.3	21,945.2	22,341.5	23,554.8
Italy	19,401.6	20,056.0	20,327.1	21,409.4	22,092.9	22,482.6	23,764.5
Spain	13,075.3	13,719.5	14,513.7	14,796.2	15,324.0	16,062.3	16,100.8
Australia	13,815.7	14,307.4	14,341.1	14,588.6	14,484.0	14,255.2	14,933.6
Russia	18,133.4	17,165.6	17,145.4	17,180.1	15,657.9	15,847.2	15,147.8
South Korea	5,802.2	7,056.6	8,478.2	9,571.8	11,007.7	11,734.5	13,402.9
India	9,617.6	9,944.8	10,190.4	10,276.4	10,800.5	11,664.7	12,462.2
Netherlands	12,444.3	12,500.4	12,168.2	12,340.7	12,117.4	12,481.3	12,661.5
Taiwan	6,016.1	6,355.3	6,642.7	7,190.1	7,911.8	8,123.3	8,928.7
Sweden	9,655.1	9,835.0	9,889.7	9,883.4	10,022.3	9,872.2	9,676.5
Brazil	4,497.6	5,234.1	5,859.3	6,407.3	7,052.3	7,881.1	8,330.2
Switzerland	7,863.9	7,983.9	8,194.5	8,503.8	7,949.9	7,878.8	8,133.9
Poland	4,565.5	4,785.8	5,100.2	5,505.6	5,629.4	6,019.3	6,581.8
Turkey	2,480.7	2,795.0	3,222.7	3,484.1	4,150.9	5,226.1	6,038.8
Singapore	1,338.5	1,584.2	1,897.2	2,361.0	2,434.3	2,631.9	2,939.4

Notes: Article counts are from the set of journals covered by the Science Citation Index (SCI) and Social Sciences Citation Index (SSCI). Articles are classified by their year of publication and are assigned to a region/country/economy on the basis of the institutional address(es) listed in the article. Articles are credited on a fractional-count basis (i.e., for articles with collaborating institutions from multiple countries/economies, each country/economy receives fractional credit on the basis of the proportion of its participating institutions). Detail may not add to total because of rounding.
Science and Engineering Indicators 2014 (Appendix Table 5-26)

2004	2005	2006	2007	2008	2009	2010	2011	Total
202,105.8	205,565.0	209,278.5	209,916.4	212,907.6	208,755.3	209,542.1	212,394.2	3,008,955.1
56,538.4	55,527.3	54,469.4	52,910.6	51,842.0	49,631.9	47,043.1	47,105.7	802,403.5
45,491.6	45,658.1	46,751.3	47,139.7	46,333.2	45,689.0	45,978.0	46,035.4	691,568.7
43,016.8	44,194.1	44,549.8	44,428.7	44,915.1	45,017.3	45,337.8	46,258.8	655,904.6
34,845.6	41,603.6	49,575.1	56,811.2	65,300.5	74,034.4	79,991.3	89,894.4	625,373.5
29,892.8	30,340.2	31,220.5	30,752.6	31,982.8	31,756.6	31,367.6	31,685.0	464,925.5
24,234.3	25,861.6	27,206.9	27,833.9	28,636.7	29,031.5	29,022.3	29,113.7	378,590.7
24,759.4	24,663.2	25,804.9	26,561.3	26,853.7	26,769.7	26,347.6	26,503.4	357,797.3
17,027.0	18,345.7	19,526.8	20,993.3	21,509.1	21,547.5	22,019.9	22,910.3	267,471.4
15,588.9	15,974.4	17,217.1	17,833.8	18,776.5	18,932.0	19,516.7	20,602.6	245,167.6
14,921.8	14,424.5	13,561.6	13,953.7	13,970.2	14,057.2	13,500.4	14,150.9	228,817.7
15,255.6	16,395.8	17,909.9	18,470.1	21,090.8	22,280.3	24,106.4	25,592.7	228,155.5
13,368.7	14,635.3	16,743.3	18,202.9	18,987.5	19,924.3	20,881.8	22,480.5	220,180.9
13,240.7	13,894.1	13,991.7	14,215.7	14,637.2	14,868.4	15,506.2	15,508.3	202,576.1
10,133.4	10,845.4	12,371.8	12,741.7	13,775.4	14,002.1	14,329.3	14,809.3	154,176.4
9,853.6	10,016.5	10,105.3	9,917.5	9,681.7	9,480.1	9,418.5	9,472.9	146,780.3
9,573.0	9,896.7	10,799.5	11,890.8	12,909.3	12,307.3	12,529.5	13,148.1	138,316.1
8,674.1	8,766.8	9,234.0	9,195.6	9,334.4	9,472.2	9,626.8	10,018.6	130,831.2
6,672.3	6,853.8	7,232.3	7,137.5	7,529.1	7,358.6	7,157.2	7,564.2	95,692.6
7,434.3	7,816.5	8,180.5	8,640.7	8,543.0	8,307.1	7,950.0	8,328.4	92,598.8
3,384.3	3,611.2	3,838.0	3,793.3	4,069.3	4,187.8	4,377.3	4,542.8	46,990.5